부상은 피하고 컨디션은 올리는 축구 의학·과학 팁

닥터풋볼

저자 : 정태석

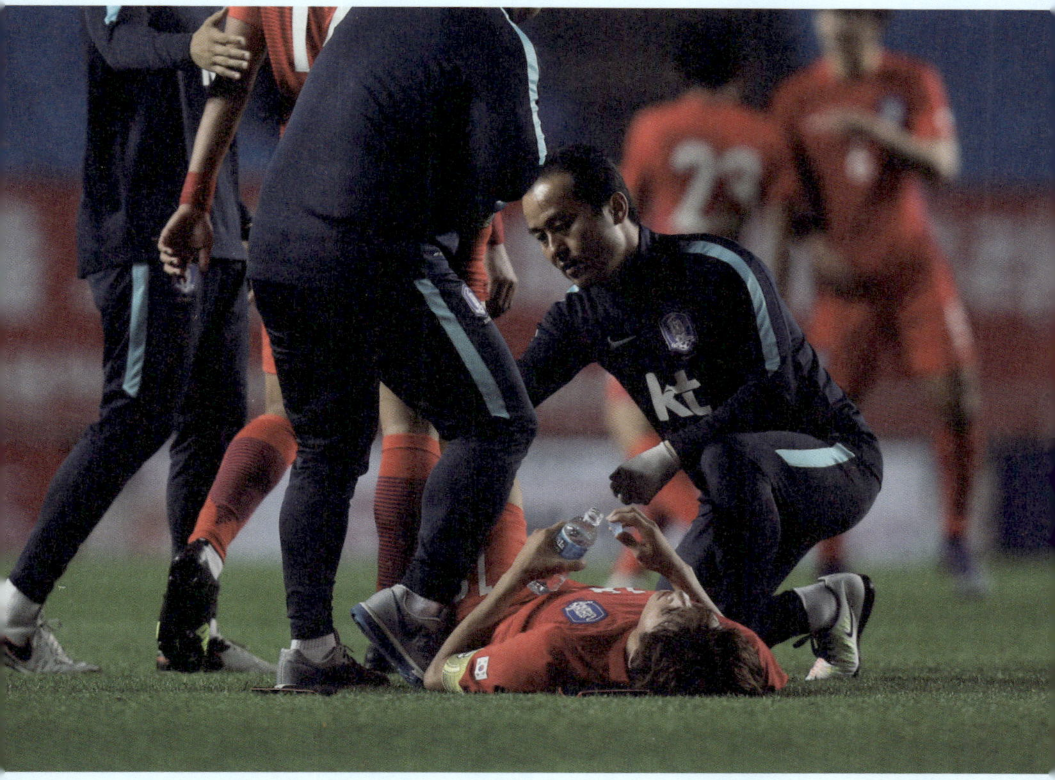

영창출판사

닥터풋볼

초판 인쇄 / 2022년 12 월 13 일
초판 발행 / 2022년 12 월 20 일
2쇄 발행 / 2024년 01 월 05 일

저 자 : 정 태 석
발 행 인 : 한 동 훈
발 행 처 : 영창출판사 / www.orthobook.com
서울시 영등포구 63로 32, 1114호
(여의도동, 라이프콤비빌딩)
Tel. 02) 926-3223 Fax. 02) 924-3227
등 록 : 제 2012-000028호
일러스트 : 민 정 진, 이 가 영
사 진 : FAphotos 등
편 집 : 민 정 진
I S B N : 978-89-92676-06-9
정 가 : 20,000원

부상은 피하고 컨디션은 올리는 축구 의학·과학 팁

닥터풋볼

저자 : 정태석

추천서1

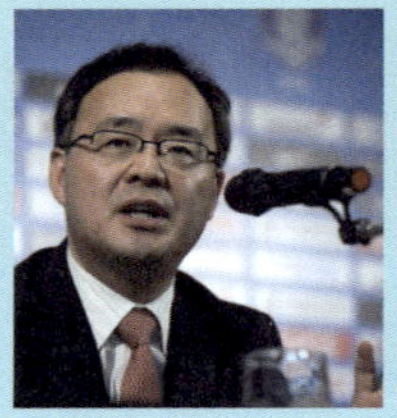

이용수 교수

(현 세종대 교수/한국축구과학회 회장, KFA 부회장 겸 국가대표전력강화 위원장)

2010년 1월 연구년을 맞아 리버풀 존무어 대학을 방문할 기회를 얻었을 때 리버풀에서 정태석 박사를 처음 만났습니다. 존무어 대학교에서 운동생리학 박사 과정을 공부하고 있었는데 의사이고, 축구가 좋아 영국축구협회 체력 전문 지도자 자격 코스를 이수하고 스포츠서울의 현지 객원 통신원 역할까지 맡고 있다고 해서 축구에 미친 사람이라고 생각했습니다.

리버풀에 머무는 1개월여 동안 축구와 연관된 학문과 스포츠 비즈니스를 배우고자 리버풀에 와 있던 한국 학생들과 토론도 하고 축구 발전을 위한 다양한 이야기를 나누었습니다. 비가 추적추적 내리는 리버풀에서 맨체스터 유나이티드, 리버풀FC, 에버튼FC 등의 경기를 관전하는 것 외에 특별한 낙이 없는 상황에서 정태석 박사와의 만남과 축구 관련 토론 등 많은 이야기를 나누는 시간은 비구름을 뚫고 마음속에 비추는 한 줄기 빛과 같았습니다. 과학적, 논리적 생각을 하고 스포츠 과학과 트레이닝을 이해하고 축구를 너무 좋아하여 아들을 유소년 축구 클럽에 열심히 데리고 다니는 한국 의사 선생님을 만나는 것은 행운 중에서도 큰 행운이었기 때문입니다.

그 후 학위를 마치고 귀국해서 정 박사님은 축구 발전을 위해 현장에서 열심히 뛰어 왔습니다. 2013년 FIFA U20 월드컵 대표팀 팀 닥터 역할에서, 대한축구협회 미래전략기획단 위원, 그리고 기술 위원 등으로 활동하면서 대표팀의 경기력 향상, 부상 선수들의 회복과 재활, 그리고 축구협회의 미래 비전 및 장기 발전 프로그램 계획에 이르기까지 다양한 분야에서 축구 발전을 위해 헌신적으로 노력해 왔습니다. 뿐만 아니라, 한국축구과학회의 창립에도 함께하여 2011년부터 지금까지 국제 컨퍼런스와 학회 워크숍을 통해 축구와 과학을 연결하는 역할에 중심적으로 활동하고 있습니다.

『닥터풋볼』은 정태석 박사가 의사로서 경험하였던 축구 선수들의 다양한 부위별 부상 형태에 따른 재활 및 관리 방법과 부상 예방에 대한 자세한 내용을 포함하고 있어, 우수 선수로 성장하는 데 가장 큰 방해 요인이 될 수 있는 부상을 극복할 수 있도록 과학적 정보를 제공할 것입니다. 또한, 운동(축구)생리학 박사이며 잉글랜드 축구협회(the FA)가 인증한 피지컬 코치 자격(FA Fitness Trainer's Award)을 가진 정태석 박사는 이 책을 통해 근력, 파워, 스피드 등 우수 선수에게 필요한 체력 트레이닝 방법까지 자세하게 설명하고 있어 학생 선수, 학부모, 지도자에 이르기까지 우수 선수 육성에 관계된 모든 분들이 꼭 알아야 할 과학적 지식과 경험을 재미있게 정리한 책입니다.

훌륭한 책을 준비해 주신 정태석 박사께 축구인의 마음을 모아 감사함을 전하며 축구와 연관된 모든 분들에게 일독을 권하고 싶습니다.

2022. 10.

추천서2

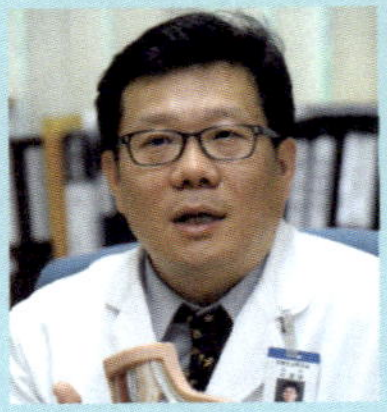

이경태 박사

(현 K리그 의무위원장/제주유나이티드FC 주치의, 전 대한스포츠의학회 회장)

대한민국에는 아직 자타가 인정하는 '스포츠 의학 전문 의사'가 많지는 않습니다. 그 이유는 여러 가지가 있겠지만, 아마도 국내 스포츠가 엘리트위주로 편향되었던 점, 스포츠 의학의 진정한 교육 기관 (의과대학 내 스포츠의학과, 스포츠전문학회)의 부재로 인한 스포츠 의학 지식의 습득 부족, 그리고 현장 의학인 스포츠 의학에서 스포츠 현장의 경험 부족 등이 원인으로 생각됩니다. 『닥터풋볼』 저자인 정태석 박사는 스포츠 의학 지식을 전문화하고자, 의사로서 영국 리버풀 존무어스 대학에서 스포츠과학(특히 축구생리학)을 현장의 경험과 함께 약 4년이라는 긴 시간을 투자하여 유학하고 돌아온, 우리나라에서는 아주 드문 '스포츠 의·과학 융합 인재'입니다. 귀국 후 국가 대표팀, 프로 축구팀 주치의 경험과 대한축구협회 기술위원, K리그 의무분과위원, 대한핸드볼협회 의무분과위원으로 활동하면서 다양한 분야에서 자문과 왕성한 활동을 해 오고 있습니다, 현재 임상적으로도 직접 운동선수의 부상 복귀를 위한 다양한 치료와 재활 훈련에 매진하고 있습니다.

제가 을지대학 을지병원 재직 시 정태석 박사가 전공의 수련을 받으면서 '스포츠 의학 의사가 되고자 하는 꿈을 차근차근 이루어 가는 모습을 보면서, 앞으로 대한민국 스포츠 의학을 이끌어 갈 리더가 될 거라 생각했는데, 그 기대를 저버리지 않고 많은 활약을 하고 있습니다. 누군가 무릇 전문가라는 소리를 들으려면 자기 책 한 권은 있어야 한다고 했습니다. 그동안 쌓아 온 많은 경험을 세상에 알리고 후학들을 위해 정리해 책을 쓰는 일은 이제 정태석 원장에게 시의적절하고 빛나는 일이라고 생각됩니다. 책을 쓰는 일은 매우 힘들고 어찌 보면 고통스러운 일입니다만, 이제 대한민국의 자체 지식으로 만들어진 선수와 학부모, 지도자가 쉽게 읽을 수 있는 축구 의학 책(『닥터 풋볼』)을 대하면서 무한한 감사와 축하를 드립니다.

책의 내용도 스포츠 의학에서 임상적으로 흔히 보는 손상들의 치료와 재활에 관한 이야기뿐만 아니라, 동시에 스포츠 과학자 입장에서 본 다양한 축구 전문 이슈들이 잘 녹아 있어 특별합니다. 모쪼록 이 책을 통해 어린 선수들과 학부모, 지도자들에게 적절히 부상을 대처하고 예방하는 팁을 얻기를 기대함은 물론, 앞으로 축구 선수들을 치료하기를 원하는 많은 젊은 의사들을 포함한 메디컬 스태프를 꿈꾸는 분들의 지식 향상과 정태석 박사의 살아 있는 경험을 나눌 수 있는 큰 계기가 되기를 진심으로 기원합니다.

2022. 10.

프롤로그

과학 없이 축구 없다

축구는 고정된 패턴 없이 스프린트, 빨리 달리기, 조깅, 방향 전환, 점프, 드리블, 킥, 헤더, 태클 등이 짧은 회복과 함께 간헐적으로 반복되는 고강도성 팀 스포츠다. 경기 중 수준 높은 경기력을 발휘하기 위한 우선 조건으로, 뛰어난 기술은 물론 팀 전술 이해력과 함께 심리적으로 강한 정신력과 끈끈한 팀워크 등이 꼽힌다. 하지만, 신체적 건강 없이는 그 어떤 선수도 타고난 재능과 훈련된 기술을 그라운드 위에서 발휘할 수 없다. 다시 말하면, 건강한 신체에서 나오는 뛰어난 체력이 있어야 다른 모든 축구 재능을 돋보이게 할 수 있다. 부상 없이 건강을 유지하면서 축구 재능과 체력을 향상시켜 뛰어난 경기력을 보여 주기 위해서 바로 '과학'이 필요하고, 부상 후에도 빠른 회복과 안전한 복귀를 위해서는 '의학'이 필요하다.

과학은 사전적 의미로 '보편적인 진리나 법칙의 발견을 목적으로 하는 체계적으로 검증된 지식'을 일컫는다. 현대 축구에서 과학(지식)은 '더 나은 경기력 발휘'라는 오랜 '진리'를 목적으로 발전되고 적용되며, 축구에 적용되는 과학적인 방법은 고가의 장비나 최신 기술과 지식을 활용하는 것에 국한되지는 않는다. 선수나 팀의 경기력을 '보고(observe)', '기록하고(report)', '분석하고(analyze)', '해석해서(interpret)' 다시 적용하는 일련의 '되먹임(feedback)' 과정이라 할 수 있다. 그래서 이제는 축구에서 과학을 떼어 놓고 이야기하기가 어렵다. 축구 선수의 경기력 향상을 위한 과학은 먹고, 마시고, 잠자는 것과 같은 기초적인 몸 관리에서부터 출발한다. 그리고 목적에 맞는 체계적인 훈련과 적절한 회복은 선수들의 경기력을 향상시킬 수 있는 또 하나의 과학이라고 할 수 있다. 부상 후 치료와 재활을 포함하는 의학은 경기장으로 복귀하기 위해 모든 과학이 가장 집약된 과정이라고 할 수 있다.

『닥터풋볼』은 저자가 의학 분야의 전문의(재활의학과 전문의/스포츠의학 인정전문의)가 되고 난 후, 2006년부터 새롭게 학문적으로 축구를 탐구하는 과정에서 얻은 '축구 과학' 지식들을 나름대로 풀어서 정리를 한 결과물이다. 또한, 2016년부터 [스피크]라는 스포츠의학 전문클리닉과 퍼포먼스센터(저자만의 축구 현장이라 부른다)를 운영하면서 부상 선수들과 부대끼며 생활하고 있는 '축구 의학' 경험도 덧붙였다. 부디 '과학'과 '의학'이 필요한 축구 선수, 지도자, 학부모를 포함해 많은 분들에게 유용하게 읽히기 바라는 마음이다.

목차

Part1 건강하게 컨디션 유지하기

Part 2 축구 선수 컨디셔닝(체력 훈련)

Part 3 축구 부상과 관리

Part 4 축구 부상 예방하기

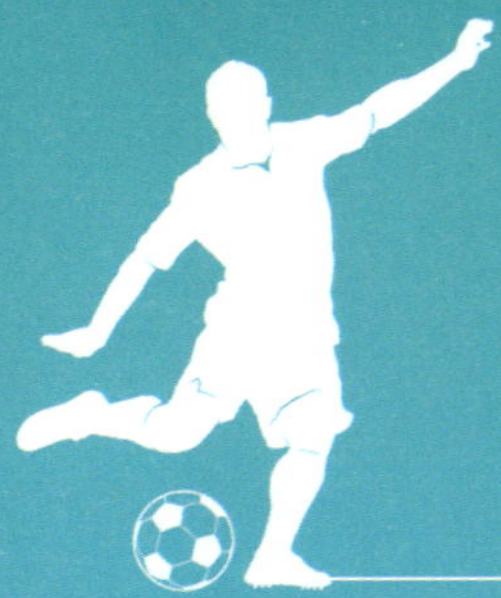

Part 1

건강하게 컨디션 유지하기

과학은 현대 축구와 늘 함께하고 있습니다.
과학을 통해 지도자들의 경험은
더욱 강한 논리를 가지게 되고,
선수들은 타고난 재능을
더 효율적으로 발전시킬 수 있기 때문이죠.
경험과 재능이 '요리의 재료'라면,
과학은 '재료를 요리하는 도구'라고 할 수 있습니다.
과학과 좀 더 친하게 지낸다면
뛰어난 축구 선수로 성장하기 위한
어려운 길을 좀 더 쉽게 갈 수 있을 겁니다.

1. 축구는 과학이 아니지만, 과학은 축구를 발전시킬 수 있다

축구는 공을 중심으로 사람이 벌이는 원초적인 운동입니다. 누가 잘 뛰고, 잘 차고, 잘 막느냐에 따라 승부가 결정되죠. 지난 수십 년 동안 축구는 게임의 스피드가 빨라지면서, 축구 관련 종사자라면 누구라도 선수들이 90분간 더 많이 뛰고, 보다 빠르고 폭발적으로 공격하고, 더 완벽하게 상대를 방어하게 만드는 방법들에 많은 관심을 기울이게 되었습니다. 조금이라도 도움이 된다면 뭐든 활용하려고 노력했습니다. 심지어 도핑 제도를 만들어 낸 금지 약물까지도 관심의 대상이 됐죠. 이 모두가 더 좋은 경기력으로 이기고 싶어 하는 열망이 만들어 낸 현상입니다. 이 과정에서 과학은 자연스럽게 축구에 스며들었습니다. 축구 과학자이자 유벤투스 피지컬 코치로 활동한 덴마크의 쟝스 방스보(Jens Bangsbo) 박사는 "축구는 과학이 아니다. 그러나 과학은 축구를 발전시킬 수 있다."라는 말로 축구와 과학의 관계를 표현했습니다.

먼저, 우리 주변에서 가장 가까이에 있는 것들부터 살펴볼까요? 여러분이 현재 사용하는 축구 관련 용품은 과학의 결정체입니다. 거대 스포츠 기업들은 월드컵이나 유러피언 챔피언십(유로)에 맞춰 새로운 제품을 개발·출시하고 있습니다. 판매를 늘리려 미디어와 연계해 새로운 제품과 그에 담긴 기술에 관해 대대적인 홍보를 벌이며 일반인들에게 축구 과학의 벽을 낮춰 주는 역할을 하기도 합니다. 매 대회 때마다 출시되는 공인구와 축구화는 스포츠 과학과 의학을 담고 있습니다. 축구공이나 축구화의 경우 파워, 충격 흡수 능력, 반발력이나 회전력과 같은 기능들은 공학적인 개념은 물론이고, 생체 역학(biomechanics)이나 동작 분석(motion analysis) 등과 같은 스포츠 과학을 바탕으로 발전하고 있죠. 특히, 축구공은 월드컵 때마다 출시되는 제품에 따라 선수들의 경기력에 지대한 영향을 미치고 있습니다. 축구공 표면을 감싸는 갑피 수, 배열, 재질에 따라 공의 공기 저항, 회전수, 궤적이 달라 경기력에 변화가 생깁니다. 유니폼 개발에 있어서 체온 조절이나 땀 흡수, 발산 같은 기능은 생리학(physiology)을 근간으로 하고 있습니다. 초경량화된 유니폼도 경기력을 향상시키고 있으니까요.

최근 엄청난 발전 속도를 보이는 경기력 분석 분야도 스포츠 과학입니다. 여러분도 유튜브나 여러 채널에서 분석 동영상을 많이 보시죠? 이런 작업은 비디오 분석(video analysis) 혹은 경기 분석(match analysis)으로 불리다가 최근에는 경기력 분석(performance analysis)으로 개념이 확장되었는데, 이런 작업에도 '축구 과학'이 숨어 있습니다. FIFA의 전자경기력추적장치(EPTS: electronic performance tracking system)

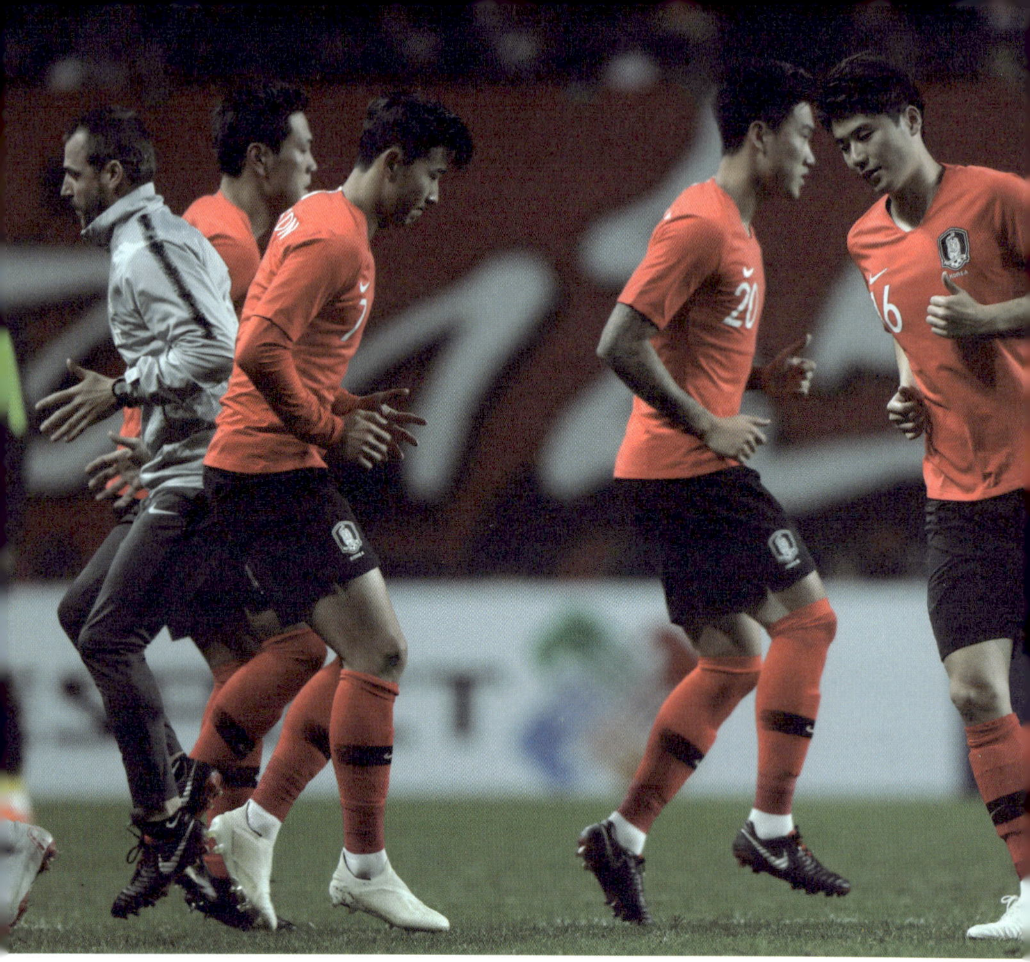

인증제 시행과 함께 나날이 발전하는 분야입니다. 축구 중계방송 중에 흔히 보는 팀의 볼 점유율과 같은 단순 자료에서부터, 선수들의 포지션별 활동 영역이나 움직임 패턴에 따른 이동 거리 등을 자세히 분석한 자료를 제공하죠. 다중 카메라 비디오트래킹을 기반으로 한 Amisco, Prozone, BePro와 같은 시스템부터, Catapult, STATsports, Fittogether 등과 같은 인공위성 항법 장치를 이용한 GPS(global positioning system)에 이르기까지 많은 테크놀로지가 적용되고 있습니다. 이런 복

잡한 시스템은 아니더라도, 시중에 나와 있는 비디오 작성 프로그램 하나만으로도 과학적인 지도자나 팀이 될 수 있습니다. 간단한 편집을 통해 우리 팀 경기를 분석하고 해석하여 팀 전술 훈련에 바로 적용하고, 선수 개인에게도 다양한 피드백(feedback)을 주는 과정이야말로 바로 과학이기 때문이죠.

운동할 때마다 마시고 먹는 스포츠 음료나 보조제도 과학 분야라는 건 더 이상 비밀이 아닙니다. 마라톤, 트라이애슬론 등과 같이 기록을 위한 개인 운동을 즐겨 하는 생활 체육 동호인은 이미 오래전부터 스포츠 음료나 보조제를 대회 준비를 위한 필수품으로 여기고 있습니다. 스포츠 음료는 축구에서도 에너지 재충전이나 수분 보충 혹은 전해질 균형을 목적으로 발전하고 있는 분야입니다. 스포츠 보조제 역시 그 성분에 따라 운동 후 회복과 운동 중 경기력 향상을 위해 개발되고 있고요. 이 분야 역시 스포츠 영양학(nutrition)이나 생리학 등과 같은 학문을 바탕으로 진화하고 있습니다.

이외에도 각종 연구들을 통해 수없이 쏟아지는 과학적 결과물이 축구 현장에의 적용을 시도하고 있습니다. 피지컬 코치들은 더 효율적인 훈련 효과를 얻기 위해 심박수 측정 장치와 GPS 장치를 이용하고 있고, 과학적인 체력 훈련 방법론을 여러 형태로 개발하면서 발전하고 있습니다. 시즌에 따라 주기화된 각종 고강도 훈련법, 플라이오메트릭(점프) 훈련, 콤플렉스 훈련 등이 그것이죠. 선수들의 회복 과정에도 다양한 물리적인 방법이 함께하고 있습니다. 선수들의 빠른 회복을 위해 이미 잘 알려진 찬물 목욕, 압박 의류, 전기 자극 등 헤아릴 수 없는 방법들이 제시되고 있죠. 물론, 부상 선수들의 치료와 재활을 위한 스포츠 의학은 두말할 나위 없는 과학의 총체입니다.

이처럼 과학은 현대 축구와 늘 함께하고 있습니다. 축구는 지도자의 경험이나 선수들의 타고난 소질이나 재능만으로도 잘할 수 있습니다. 하지만, 과학은 더 나은 과정과 결과를 만들어 줍니다. 과학을 통해 지도자들의 경험은 더욱 강한 논리를 가지게 되고, 선수들은 타고난 재능(기술과 체력)을 더 효율적으로 발전시킬 수 있기 때문이죠. 경험과 재능이 '요리의 재료'라면, 과학은 '재료를 요리하는 도구'라고 할 수 있습니다.

축구에서 과학은 더 나은 축구를 위한 수단임은 분명합니다. 그렇지만, 과학을 이용한다고 해서 모든 팀이 FC바르셀로나나 리버풀FC와 같은 경기력을 보일 수는 없습니다. 또, 모든 선수가 갑자기 리오넬 메시나 크리스티아누 호날두가 될 수 있는 건 아닙니다. 다만 과학과 좀 더 친하게 지낸다면 어려운 길을 좀 더 쉽게 갈 수는 있을 겁니다. 아는 건 힘이니까요. 물론 걱정할 건 없습니다. 앞으로도 계속 이야기하겠지만 과학은 절대 어렵지 않습니다.

2. 몸이 재산이다!

축구를 잘하려면 가장 먼저 갖춰야 할 것은 무엇일까요? 아마 많은 분들이 실력이 가장 기본적이면서도 가장 중요한 것이라고 생각하실 겁니다. 그런데 기본보다 더 중요한 기초가 되는 게 있어요. 바로 건강한 몸입니다. "몸이 재산이다."라는 말, 들어 보셨죠? 괜히 생겨난 말이 아닙니다. 아무리 기술이 좋아도 몸 관리를 잘하지 못하거나 계속해서 부상을 당한다면 그라운드에 나가서 공을 찰 수 없습니다. 아무리 기술이 좋다 한들, 경기장에서 보여 주지 못한다면 무슨 소용이 있을까요?

우등상보다 개근상이 나은 이유

구단이 바라는 선수는 당연히 '우등생'일 겁니다. 그런데 개근하지 못하는 우등생을 바라는 팀은 없을 거예요. 유럽 빅 리그에 소속된 팀은 리그와 컵 대회 그리고 유럽 대항전을 치러야 합니다. 적어도 한 시즌에 50경기 이상을 해야 하죠. 그렇기 때문에 한 경기에서 10골을 넣고 나머지

49경기를 뛸 수 없는 선수보다는 30경기 이상 출전하면서 10골 이상 터뜨리는 선수가 선호될 수밖에 없습니다. 한 선수가 쓰러지면 다른 선수도 영향을 받게 되고, 구단이 지닌 계획도 틀어질 수 있거든요.

이런 내용은 기록으로도 증명됩니다. 2014년 영국스포츠의학저널(British Journal of Sports Medicine)에 발표된 한 연구 논문은 선수들의 가용성(availability)이 팀 성적과 직결된다는 오래된 명제가 사실이라는 걸 증명했습니다. 2001~2012 시즌 유럽축구연맹 챔피언스리그(UEFA Champions League, UCL)에 참가한 24개 톱 클럽의 부상 자료를 분석한 결과, 부상 발생률이 높고 부상으로 인한 결장 일이 많은 팀일수록 UCL 시즌 순위가 하위권에 속했습니다. 반면, 선수 가용성이 높은 팀일수록 UCL에서 좋은 순위를 기록했습니다. 즉, 뛸 수 있는 선수를 많이 보유한 팀이 더 좋은 경기력을 유지하며 좋은 성적을 거둔다는 이야기죠.

선수들이 뛰지 못하면 성적에만 나쁜 영향을 미치는 게 아닙니다. 선수 가용성이 떨어지면 구단 재정도 나빠집니다. 확실한 숫자를 보여 드릴게요. 영국의 컨설팅 기업 '21st Club'의 보고서에 따르면, 2018/19 시즌 동안 잉글리시 프리미어리그 팀들이 부상 선수들에게 지급한 연봉은 전체 연봉의 14%에 해당하는 1억 6천6백만 파운드(약 2600억 원)에 달했습니다. 그중 맨체스터 Utd와 맨체스터시티는 각각 약 2천1백만 파운드(약 327억 원), 2천2백만 파운드(약 343억 원)를 부상으로 결장한 선수들에게 지급했죠. 이 금액은 두 팀 모두 팀 전체 연봉의 약 20%를 차지할 정도의 규모였습니다. 특히, 맨체스터 Utd. 소속 알렉스 산체스 선수의 경우 2018/19 시즌 중 15경기에 결장한 128일간의 부상 기간 동안 무려 6백40만 파운드(약 100억 원)라는 급여가 지급되었다고 하네요. 팀 경기력에 기여도가 높은 스타 플레이어를 보유한 빅 클럽일수록 부상으로 인해 구단이 겪는 재정적 부담은 클 수밖에 없습니다. 시간이 갈수록 주요 선수들의 몸값은 천문학적으로 오르고 있기 때문에, 선수들이 그라운드 위에서 훈련하고 경기할 수 있는 가용 시간의 현재 가치도 몇 년 전과 비교할 수 없이 높아지고 있습니다.

부상도 피할 수 있다

여기까지 들으면 이런 질문이 생길 수도 있습니다. "몸 관리가 중요하다는 사실은 알겠는데, 부상은 피할 수 없는 거 아니야?" 물론 충돌과 같은 사고성의 부상은 피하기가 어렵습니다. 그래도 피하거나 예방할 수 있는 부상도 충분히 많습니다. 리오넬 메시와 크리스티아누 호날두같이 많은 선수들로부터 견제받는 선수들이 부상을 덜 당한다는 사실을 알고 있을 거예요. 이들은 부상을 피하기 위해 엄청난 노력과 준비를 하고 있거든요. 선수 개인은 물론이고 구단과 각 대륙 연맹 그리고 국제축구연맹(FIFA)도 부상을 줄이려는 노력을 기울이고 있습니다.

부상을 줄이는 노력은 크게 두 가지 방향으로 나눌 수 있어요. 그중 하나는, FIFA 차원에서 경기 규칙을 강화해서 부상 위험을 줄이는 방법입니다. 예를 들어, 헤딩 경합 중에 고의적으로 팔꿈치로 상대를 가격하

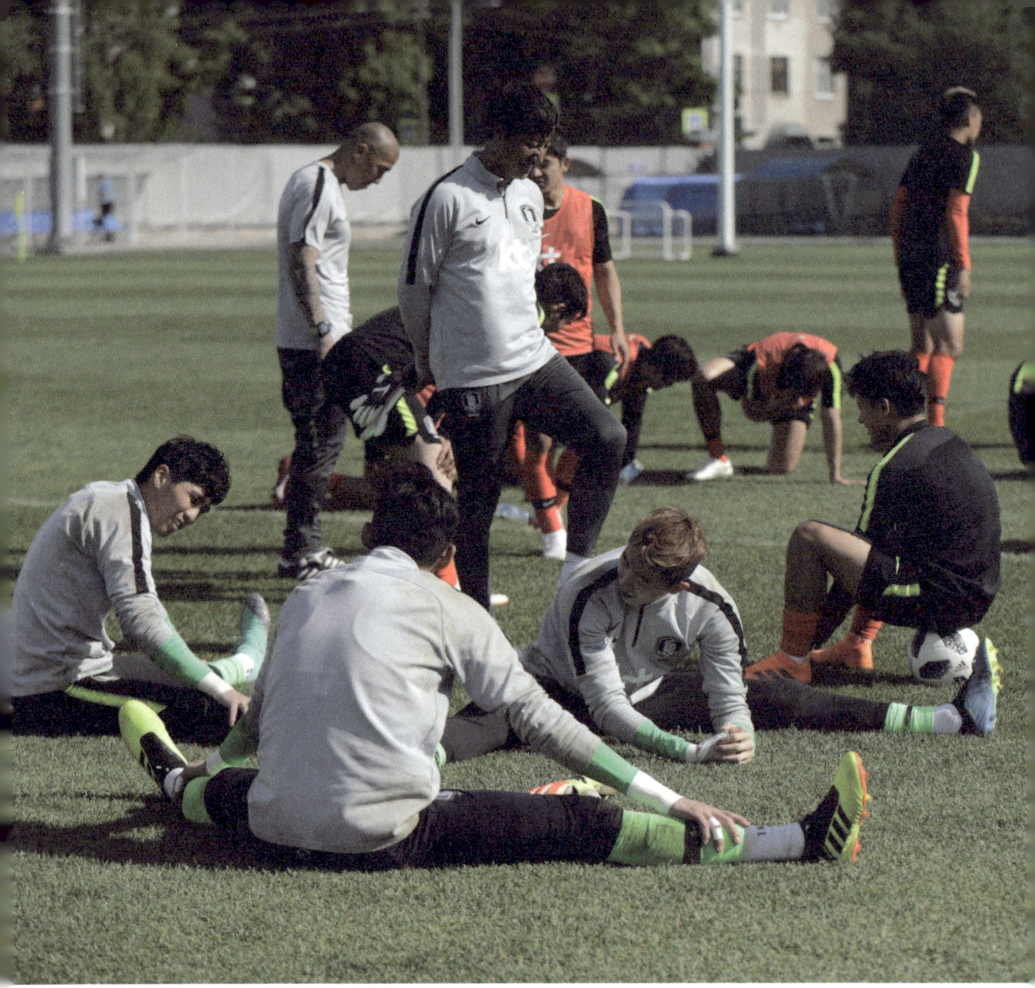

거나, 드리블하는 상대를 백태클하는 경우에 경고 없이 곧바로 레드카드를 주고 퇴장시킬 수 있도록 경기 규칙을 개정함으로써 부상을 줄이는 노력을 하고 있죠. 또 다른 하나는 예방 훈련을 통해 부상 빈도 자체를 줄이는 겁니다. 대표적인 부상 예방 프로그램은 'FIFA 11+'입니다. FIFA 산하 기관인 F-MARC에서 2003년 개발해서 세계 각국을 대상으로 점진적으로 실행 범위를 넓히고 있고, 동시에 연구를 통해 부상 예방 효과도 입증하고 있지요. 이 프로그램은 팀웜업의 한 종류로써 톱 클래스 선수보다는 유스 선수들에게 유용하게 쓰이고 있습니다. 세계적인 선수를 보유한 프로팀들은 선택과 집중을 통해 예방 가능한 근육 부상을 줄이려는 노력을 하고 있습니다. 햄스트링, 대퇴사두근, 내전근, 종아리 근육의 부상 저항성을 증가시키기 위해 특수 장비를 개발하고 있고, 새로운 훈련법도 도입하고 있죠. K리그도 마찬가지입니다. 점점 더 부상 방지에 큰 노력을 기울이고 있습니다. 전북현대를 비롯한 몇몇 K리그 구단들은 높은 수준의 피지컬 트레이너를 고용하고, 클럽하우스 내에 회복과 재활 시설을 갖췄습니다. 프로 선수들도 비시즌에 전문적인 트레이닝 센터를 찾아 몸 관리를 하는 것은 물론이고요.

몸 관리는 습관, 어렸을 때부터

성공한 선수들도 종종 인터뷰에서 "나는 운이 좋았다."라고 말하곤 합니다. 겸손한 표현이라 생각할 수도 있지만, 여기에 생략된 부분을 넣으면 더 중요한 메시지가 나옵니다. "운이 좋아서 큰 부상 없이 선수 생활을 마무리할 수 있었다."라고요. 분데스리가와 유럽 무대를 제패하며 한국과 아시아 축구를 전 세계에 알렸던 차범근 전 국가 대표팀 감독, 맨체스터유나이티드에서 맹활약했던 박지성, 현재 한국 최고 선수인 손흥민은 모두 몸 관리에 철저한 것으로 유명합니다. 차 전 감독은 근육에 악영향을 미치는 술은 물론이고, 탄산음료도 입에 대지 않았을 정도입니다.

몸은 하루아침에 만들어지지 않습니다. 어렸을 때부터 좋은 식습관과 함께 부상 방지 예방에 노력을 기울여야 합니다. 처음에는 힘들고 어렵겠지만, 자신만의 좋은 습관을 만든다면 나중에는 분명히 쉬워질 겁니다. 땀과 몸은 거짓말하지 않으니까요. 실력은 건강한 몸에서 나온다는 사실을 기억해야 합니다.

아마 여러분이 프로가 됐을 때는 계약 형태도 달라질 가능성도 있습니다. 실제로 계약 단계에서 선수가 입게 될 부상으로 인한 비용 손실을 구단과 선수가 분담하려는 움직임이 있습니다. 현재 축구계에서는 FIFA 규정으로 금지되어 있기는 합니다만, 부상 위험이 아주 크다고 예측되는 선수들은 출전 경기 수 대비 수당으로 연봉을 지급하는 계약 형태, 즉 'pay per play'가 바람직하다는 제안도 나오고 있는 상황이에요. 샐러리캡 제도를 쓰는 미국 미식축구의 내셔널풋볼리그(NFL)는 더 현실적입니다. 시즌 중 부상 선수에게 부상으로 뛸 수 없는 기간에 해당하는 계약 연봉 일부를 지급하면 계약을 해지할 수 있는 옵션 조항을 넣고 있지요. 물론, 양자 간 '부상 합의(injury settlement)'를 통해 부상 기간이 정해지고, 이에 따라 보상 금액이 정해지는 방식이지만요.

축구는 물론이고, 모든 운동을 할 때는 '밖'이 아닌 '안'부터 바라봐야 합니다. 여러분의 영광과 성공은 몸 안에서 시작되니까요. 다시 한 번 말하지만, 몸은 가장 중요한 자산입니다. 내게도, 팀에게도요. 이제부터 건강한 몸을 유지하기 위한 구체적인 방법을 함께 알아봅시다!

3. 잘 먹어야 잘 뛴다

봄이 되면 본격적으로 축구 시즌이 시작됩니다. 프로도 그렇고, 학교를 포함한 아마추어도 마찬가지입니다. 꽉 짜인 일정 속에서 온전한 경기력을 발휘하기 위해서는 체력 관리가 무엇보다 중요합니다. 체력을 관리하려면 평소에 영양을 어떻게 섭취해야 할까요?

축구는 간헐적인 고강도 운동(intermittent high intensity exercise)입니다. 90분 경기에서 8~13㎞의 거리를 커버하는 동안 선수들의 신체는 무작위적으로 일어나는 스프린팅, 조깅, 킥, 헤딩, 태클 등과 같은 다양한 동작들을 위해 많은 에너지를 요구합니다. 물론 리그 또는 개인의 플레이 수준에 따라 차이가 있지만, 체중 75㎏의 전형적인 유럽 선수의 경우, 경기 중에 약 1600㎉ 정도의 에너지를 소모한다고 합니다. 이를 충족시키기 위해서 대부분의 유럽 클럽들은 나름대로 치밀한 에너지 충전 전략을 가지고 있지요.

국제축구연맹(FIFA)은 2006 독일 월드컵을 앞둔 2005년 9월, 스위스 취리히에서 '축구 선수들의 영양에 관한 국제학술대회(the FIFA/

F-MARC International Consensus Conference on Nutrition for Football)'를 개최하고, 발표된 논문을 바탕으로 축구 영양학 가이드북을 발간했습니다(2006, FIFA/F-MARC). 오래되긴 했지만, 아직까지 중요한 가이드북으로 인정받고 있습니다. 이 책은 "경기 중이나 전·후에 무엇을, 어떻게 먹고 마시는가에 따라서 체력 유지, 기술 발휘 혹은 피로감 등에 영향을 줌으로, 적절한 영양과 수분 섭취 전략이 선수들을 강도 높은 훈련에 적응시키고 실전에서 최상의 경기력을 유지시키는 데 도움이 된다."고 강조하고 있습니다.

식이에 관하여 축구 선수가 가장 먼저 고려해야 할 부분은 충분한 고탄수화물의 섭취입니다. 탄수화물은 훈련과 경기 중에 근육과 뇌에 필요한 에너지를 제공하기 위한 주 연료로 사용되고, 경기 후반으로 갈수록 나타나는 피로와 운동 후 회복과도 직접 연관되어 있죠. 실제로 근육 내 탄수화물의 저장 형태인 글리코겐(glycogen)은 경기 전에 비해 경기 직후에 약 70% 이상 소모되는 것으로 보고됐습니다. 하지만, 일반적인 훈련 후에는 약 30% 정도만 소모됩니다. 따라서 탄수화물의 섭취를 위한 전략은 훈련의 강도나 빈도 혹은 경기에 따라 다르게 계획되어야 합니다. 탄수화물 섭취에 관한 주요 내용은 다음과 같습니다.

1. 운동 직후 4시간 동안에는 매시간마다 체중 1㎏당 약 1g 정도 탄수화물을 일정 간격을 두고 자주 먹는 것이 좋다(예: 체중 70㎏ 선수: 70g/hr).

2. 낮은 강도로 적당한 시간 정도의 훈련 양이라면 회복을 위해서 하루에 체중 1㎏당 5~7g의 탄수화물을 섭취하도록 한다(예: 체중 70㎏ 선수: 350~490g/day).

3. 고강도 지구력 훈련 후의 회복이나 경기를 위한 탄수화물 보충을 위해서라면 하루에 체중 1㎏당 7~10g의 탄수화물을 먹을 것을 제시하고 있다(예: 체중 70㎏ 선수: 490~700g/day).

* 참고: 쌀밥 1공기의 탄수화물 양=약 60~70g, 바나나 1개의 탄수화물 양=25~30g

근육 내에서 소실된 글리코겐을 빨리 보충시켜 컨디션을 회복시키기 위해서는 훈련이나 경기 직후 처음 1시간 내의 탄수화물 섭취가 매우 중요합니다. 이때 목표 탄수화물 양을 효율적으로 섭취하기 위해서는 바나나, 감자 혹은 빵(떡)과 같은 고형 음식이 유리합니다. 고형물 형태는 위장관에서 서서히 소화되면서 장시간 탄수화물이라는 에너지 소스를 제공할 수 있기 때문이지요.

단백질이 풍부한 음식의 섭취는 운동에 의해 손상된 근육 회복이나 근육을 키우기 위해서 중요합니다. 또, 탄수화물과 동시에 섭취하면 탄수화물의 흡수 속도를 향상시키기 때문에, 단백질은 운동 후 회복기에 필수이죠. 하지만, 채식 위주의 제한적인 식단만 아니라면 매일 골고루 섭취하는 다양한 음식을 통해 필요한 양 이상의 충분한 단백질이 공급되고 있으므로 추가적인 섭취를 위한 특별한 전략은 필요하지 않다는 게 FIFA 권고 사항입니다.

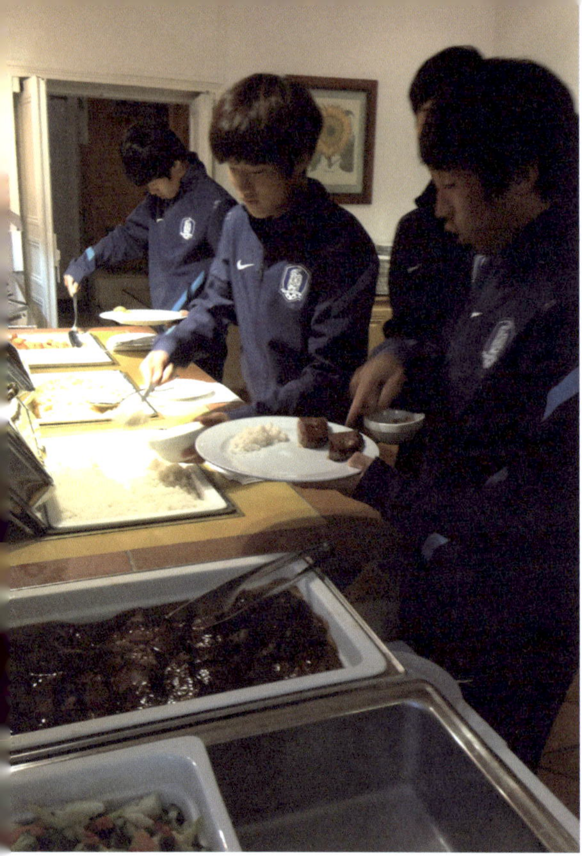

축구 선수들에게 필요한 하루 단백질 양은 체중 1kg당 1.2~1.6g이고, 이는 하루 계란 2개 혹은 우유 300㎖ 정도만으로도 충당할 수 있을 정도입니다. 따라서 경기를 앞두고 선수들을 위한 '고기 파티'나 특별히 준비된 고단백 '보양식'보다는 평소 식단에서 질 좋은 단백질(흰색 육류, 생선 등)이 제공될 수 있도록 하는 것이 중요하지요.

언론에 따르면, 대부분의 우리나라 축구 선수들은 장어 즙, 붕어 즙, 개소주 등을 비롯한 다양한 보양식들뿐만 아니라, 값비싼 '보약'을 먹고 있거나 먹은 경험이 있다고 합니다. 여러분도 이미 나만의 보양식을 가지고 있을지도 모릅니다. 그러나 이런 섭취물들이 축구의 경기력이나 체력 향상에 도움이 된다는 과학적이고 객관적인 보고는 그 어디에도 없답니다. 게다가 과학적인 근거 논란과는 별개로, 비용 대비 효과라는 효용성의 측면에서도 그리 탁월한 효과를 보이지도 못하고요. 영양 섭취를 확실히 하는 게 더 저렴하고 확실한 경기력 증진 방법이라고 할 수 있습니다. 아는 게 힘입니다.

4. 수분 섭취도 전략이다

지구는 70%가 물로 덮여 있는 것과 비슷하게, 인체는 약 60%가 수분으로 돼 있습니다. 물은 공기만큼 당연하기에 중요하게 여겨지지 않고 있지요. 이제는 누구나 "수분 섭취가 중요하다."는 말 정도는 알고 있지만, 예전에는 "경기 중 물을 마시면 약해진다."라고 말하는 지도자도 있었습니다. 국제축구연맹(FIFA)은 '1994 미국 월드컵'부터 사이드라인에서 선수들이 자유롭게 음료수를 마실 수 있게 허용했고, '2014 브라질 월드컵'부터는 경기 중에 주심 재량으로 물을 마실 수 있는 '쿨링 타임(codling time)'까지 시행하기 시작했습니다. 탈수가 경기력을 떨어뜨리고 건강까지 위협할 수 있다는 걸 잘 알게 된 것이죠. 앞서도 언급했지만, 과학을 아는 게 중요한 이유가 여기에 있습니다.

수분 섭취가 중요하다는 건 누구나 알고 있지만, 물과 음료수를 먹는 것도 전략이라는 걸 아는 사람은 많지 않습니다. 그냥 물을 많이 마시면 되는 거 아니냐고요? 그렇게 간단한 문제는 아닙니다. 물론 아주 어려운 이론도 아니니 천천히 같이 알아보면 됩니다. 뭐든 일정한 법칙이 있으니까요.

스포츠 과학 측면에서 보면, 수분 섭취는 영양 섭취만큼이나 중요합니다. 축구는 많이 달리는 격렬한 운동입니다. 축구 경기 및 훈련은 서늘한 기후에서도 땀을 낼 정도입니다. 42.195㎞를 달리는 마라톤은 땀을 약 4L 정도 흘리는데, 축구 경기 중에는 약 3L 정도의 땀이 배출됩니다. 이렇게 운동하면서 흘리는 땀은 탈수(dehydration) 현상을 유발하고, 이는 곧 운동 수행 능력의 저하로 이어집니다. 탈수로 인해 체수분이 체중의 2% 정도 소실되면 스프린트와 같은 고강도 운동 수행 능력이 30% 정도 감소하고 판단력도 떨어지면서 피로감을 쉽게 느끼게 됩니다. 만약 탈수 정도가 체중의 3% 정도까지 심해지면 고강도 운동 수행 능력은 45%나 감소하고, 유산소 지구력은 약 5% 저하된다고 합니다. 또한, 탈수는 경기나 훈련 시에 발생하는 근육 경련(일명 쥐남)의 가장 강력한 위험 요인의 하나로 간주되기도 합니다. 모든 축구 선수들이 인지하면서도 미리 대처하지 못하고 있는 현상이기도 하죠. 당연히 운동 후에도 회복을 더디게 만들어 몸을 무겁게 만듭니다.

팀 차원에서는 무더운 날씨에 중요한 시합을 앞뒀다면 선수들의 수분 상태를 체크해야 합니다. 가장 쉬운 방법은 체중 변화를 보는 것입니다. 규칙적으로 운동하는 엘리트 선수라면 체중은 일정하게 유지되죠. 특히 운동 후 체중 감소는 대부분 탈수에 의한 현상입니다. 갑작스런 체지방 감소로 인한 살 빠짐이 절대 아닙니다. 체중 측정은 더운 날씨가 아니더라도 매일 할 수 있다는 장점이 있죠. 또 소변 색을 보고 탈수 여부를 검사할 수도 있습니다. 예를 들어, 소변 색이 옅은 노란색이나 투명한 무색에 가까울수록 체내 수분 상태가 긍정적이지만, 짙은 갈색에 가깝다면 탈수가 꽤 심각한 편에 속합니다. 하지만 변기에 물이 고인 상태에서는 소변 색이 희석될 수 있기 때문에 따로 종이컵 등을 활용해야 정확하겠죠. 아침에 눈을 뜨자마자 손목이나 목 주변의 맥박을 측정해 보는 것도 좋습니다. 평소보다 분당 더 빠른 맥박이 느껴지면 탈수를 의심해 볼 수 있습니다.

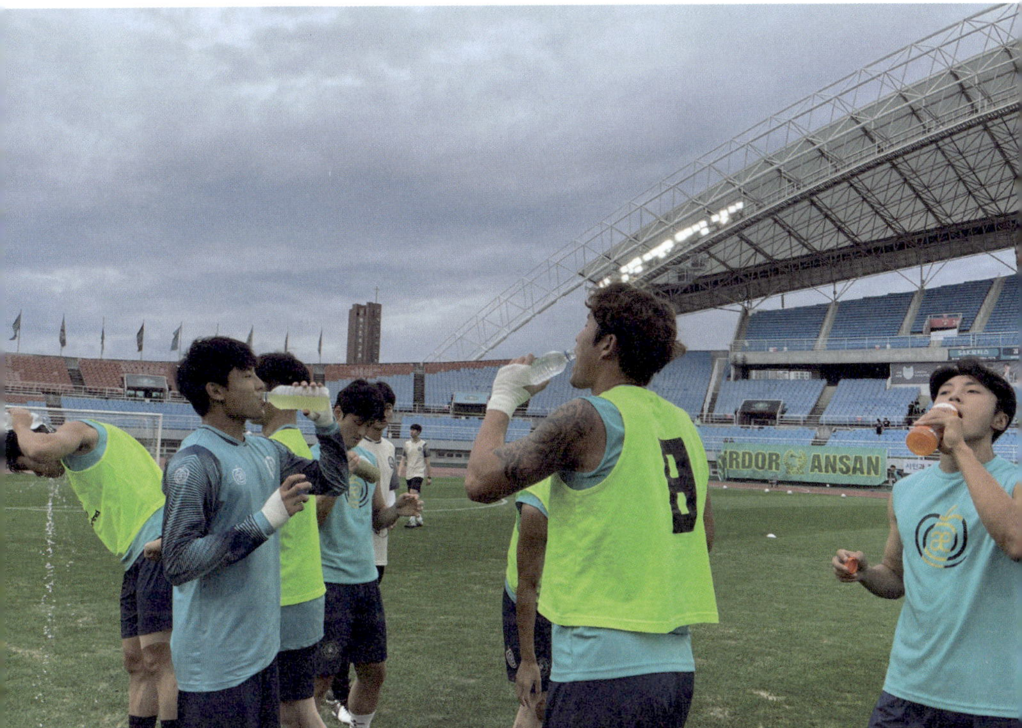

수분 섭취를 위해서는 물을 포함한 음료의 선택이 중요합니다. 최근에는 과학적으로 만들어진 스포츠 음료가 권장되고 있습니다. 영국은 1993년 탈수를 막고 운동 수행 능력 유지를 위한 수분 섭취를 위해서는 생수보다 전해질이 함유된 탄수화물 음료가 더 효과적이라는 선언문을 채택했습니다. 물과 달리 스포츠 음료는 주로 인체 혈액과 동일하게 6~7% 탄수화물 농도를 가진 등장성 음료(isotonic drink), 혈액보다 상대적으로 희석된 4% 이하의 저장성 음료(hypertonic drink)로 분류됩니다. 등장성 음료는 수분 보충은 물론, 포함된 탄수화물이 주로 고갈된 에너지를 재보충하기 위해 개발된 기능성 음료입니다. 저장성 음료는 체내로의 흡수 속도가 빨라 에너지 재충전보다는 수분 보충 기능에 보다 초점을 맞췄죠.

시중에서 쉽게 구할 수 있는 게토레이나 포카리스웨트 음료군은 대체로 등장성 음료에 속합니다. 반면, 국내 시판 중인 파워에이드 제품군은 다양한 스펙트럼을 가집니다. 제품 중 아쿠아파워는 등장성 음료이고, 에너지펀치, 퍼플스톰, 마운틴블라스트 제품군은 약 3%, 골드러쉬는 약 1.5%의 탄수화물 농도를 가지는 저장성 음료에 해당하죠. 또 제로 제품은 탄수화물 첨가 없이 전해질만 포함된 음료에 해당합니다. 수분 섭취를 위한 음료는 아니지만, 경기 후 빠른 회복을 위해 탄수화물과 단백질이 혼합된 물에 타서 먹을 수 있는 분말 제품도 존재합니다. 이 중 어떤 음료를 선택할지는 아래의 표에 기술된 것처럼 훈련 형태에 따라 달라집니다.

[표 1-1] 훈련 형태에 따른 음료 선택

훈련 형태	음료 선택
훈련이 없는 날	물
저-중간 강도 훈련	물
고강도 훈련 중 훈련 후	저장성 음료 저장성 혹은 등장성 음료
경기 중	저장성 혹은 등장성 음료
회복 훈련	저장성 혹은 등장성 음료 회복 전용 음료

수분 섭취를 위해서는 음료를 잘 마시는 방법도 있습니다. 경기 전 60~90분 전까지는 충분한 양의 음료를 섭취한 후, 남는 수분이 소변으로 배출될 수 있는 시간을 버는 것이 좋지요. 하프타임을 포함해 경기 중에는 매 15~20분마다 수분을 섭취하고, 경기나 훈련이 끝난 직후 1~2시간 내에 적극적으로 수분 보충을 해야 합니다. 무엇보다, 언제든 갈증을 느낀다면 그때는 이미 탈수 상태에 있음을 뜻하므로 갈증을 느끼기 전에 미리미리 충분한 수분을 섭취해야 합니다. 훈련이나 경기 후의 체중 변화는 탈수가 원인이기 때문에 감소된 체중의 1.5배에 해당하는 수분을 천천히 섭취하는 것이 권장됩니다. 통계에 따르면, 실제 프로 선수들도 경기 후 수분 재섭취율이 소실량의 50% 정도밖에 되지 않는다고 합니다. 그만큼 실천하는 데 어려움이 따른다는 것이죠. 어렸을 때부터 충분히, 적절히 수분을 섭취하는 습관을 들이는 게 중요한 이유입니다.

[표 1-2] 훈련/경기 전후의 수분 섭취량

훈련/경기 시점	음료량
훈련/경기 전(최소 2시간 전부터)	500㎖
훈련/경기 중	15분마다 250㎖
훈련/경기 후(다음 날까지)	1.5L X 소실된 체중(kg)
훈련 없는 날	1.5~2L

수분 섭취뿐 아니라, 적절한 음료나 보충제를 먹으면 경기력을 끌어올릴 수 있습니다. 하지만, 섭취 시 주의해야 할 몇 가지 사항이 있습니다. 음료의 형태는 아니지만, 경기 전이나 하프타임에 많이 섭취하는 탄수화물 보충제인 에너지겔은 격렬한 운동을 하는 동안 근육에 에너지를 공급해 줍니다. 다만, 섭취할 시기를 잘 골라야 하지요. 탄수화물 에너지겔은 단당류로 구성되어 당 지수가 높습니다. 섭취 후 곧바로 혈액으로 흡수돼 혈당이 갑자기 올라가게 되죠. 이로 인해 분비가 촉진된 인슐린이 혈당을 급격히 낮추면서 일시적 저혈당(transient hypoglycemia) 상태가 됩니다. 섭취 후 약 5~10분간 어지럽고 멍한 상태가 나타나는 이유가 여기에 있습니다. 이런 증상을 피하려면, 탄수화물 에너지겔은 경기 시작 최소 30분~1시간 전에 섭취하는 것이 좋습니다. 하프타임에 먹고 싶다면 라커룸에 들어오면서 바로 먹어야 후반 초반에 일시적 저혈당을 피할 수 있어요.

각각 도움을 주는 음료라 해도 함께 마시면 좋지 않은 결과를 내는 경우도 있습니다. 홍삼액과 레드불과 같은 에너지 음료는 함께 마시는 게 좋지 않습니다. 홍삼액은 신진대사를 높이는 효과를 보이는 사포닌을 함유하고 있어 많은 선수들이 애용하는 보조 음료지만, 민감한 선수들에게는 심장 두근거림(palpitation) 증상을 유발하기도 하는데요, 에너지 음료에 포함된 카페인 역시 심장을 빨리 뛰게 하는 부작용을 나타내죠. 모두 교감 신경 활성 물질을 포함하고 있기 때문입니다. 따라서 두 가지를 함께 섭취하는 일은 피해야 합니다.

카페인을 함유한 커피와 에너지 음료도 함께 마실 때 주의해야 합니다. 에너지 음료는 일반적으로 활력을 향상시키는 영양소를 포함하고 있기도 하지만, 커피 2~3잔에 포함된 정도의 카페인이 운동선수들에게 실제로 도움을 줍니다. 카페인은 유산소 운동 중에 글리코겐과 함께 에너지로 이용되는 지방의 연소율을 향상시켜 스태미너 향상은 물론, 뇌의 각성을 통해 집중력을 증강시키는 작용을 해요. 서정원 전 수원삼성 감독도 오스트리아 리그에 진출한 뒤 오전에 커피를 마시는 습관을 들였다고 밝히기도 했죠. 하지만 카페인은 불면을 초래하기도 하고, 이뇨 작용의 부작용도 가져옵니다. 카페인은 섭취 후 1~2시간 후 혈중 농도가 최고에 이르고, 3~7시간까지 약효가 유지됩니다. 따라서 야간 경기를 한다면, 경기 시작 최소 2시간 전에는 카페인 함유 음료를 마셔야 부작용을 최소화할 수 있지요.

정리한 것처럼 경기력 향상이나 유지를 위해 수분 섭취는 물론이고,

스포츠 음료의 선택, 보조제의 선택이 매우 중요합니다. 또 언제, 어떻게, 얼마나 마실 것인가도 고민해야겠죠? 이같이 잘 마시는 것도 축구를 잘하기 위한 전략입니다.

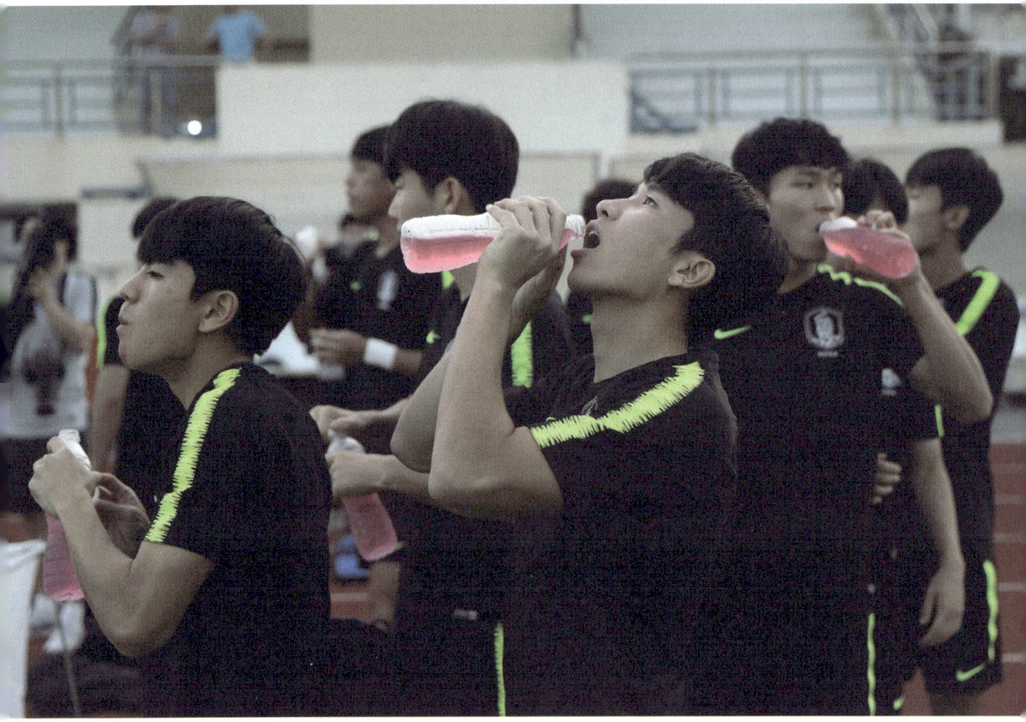

5. 충분한 수면(잠)이 최고의 회복이다

토너먼트와 같은 단기 대회에서 좋은 성적을 내거나 중요한 경기에서 이기기 위해서는 선수들의 신체적 회복이 매우 중요합니다. 회복은 훈련이나 경기 등으로 자극을 받은 인체의 각 부위가 생리적으로 안정된 상태인 항상성(homeostasis)을 찾아가는 과정이라고 할 수 있습니다. 충분한 수면은 회복 과정에서 매우 중요한 역할을 합니다.

일반적으로 성인들은 평균 8시간 정도, 유·청소년들은 9-10시간 정도의 수면 시간을 권고하고 있습니다. 수면 중에는 체내에서 성장 호르몬이나 남성 호르몬과 같은 동화 작용(anabolic effect)을 담당하는 물질의 분비가 증가합니다. 즉, 수면 중 분비되는 동화 호르몬에 의해 운동 후 근육 합성은 물론, 손상된 근육도 회복되고 운동 능력도 유지되는 것이죠.

최근 연구에 따르면, 충분한 수면을 취한 선수들은 운동 기술 수행에 있어서 정확도가 높아지고, 스피드, 근력, 근지구력, 파워 등과 같은 체력이 향상되는 것으로 알려졌습니다. 운동 후 피로감 개선에도 긍정적인 영향을 주는 것으로 나타났습니다. 또, 뇌의 인지 기능도 향상되어 각성 상태가 유지되고, 반응 속도도 빨라지게 된다고 보고되었죠. 반대로, 수면이 부족하면 코티졸과 같은 스트레스 호르몬이 증가하게 됩니다. 스트레스 호르몬에 장시간 노출되는 근육은 단백질 합성이 제한되고 손상 후 회복이 지연되는 등, 소모적인 이화 작용(catabolic effect)이 지속되게 됩니다. 더욱이 운동 후 고갈된 근육 내 에너지 원료인 글리코겐의 재충전도 방해받게 되는 것으로 알려져 있습니다. 결국 이와 같은 현상은 생리적으로 충분하지 못한 회복 과정으로 연결이 되는 것이죠. 이뿐만 아니라, 약 20시간 이상 잠을 자지 않으면, 뇌의 각성 기능이 저하됩니다. 즉, 술취한 것과 같은 멍한 현상이 나타나면서 동작 속도가 느려지고, 동작 수행 정확도가 감소하는 현상이 발생합니다. 당연히 판단 과정의 효율성 저하도 초래하게 되겠죠.

축구 선수의 수면 부족 효과는 구체적으로 어떤 현상으로 나타날까요? 첫째, 집중력과 판단력 저하 현상이 나타납니다. 패널티킥 상황과 같은 고도의 집중력이 필요한 순간에 실축이 나올 확률이 높아지고, 위험한 수비 상황에서 치명적인 실수가 발생하기도 합니다. 둘째, 체력 저하가 나타날 수 있습니다. 운동 후 근육은 수면 과정을 거치면서 고갈된 에너지를 보충하고 손상된 근육을 회복하는데, 수면 부족은 이 과정을 방해하게 되죠. 그 결과, 스피드, 근력, 파워, 근지구력 민첩성 등과 같은 체력 저하로 이어질 수 있습니다. 세 번째, 수면 부족은 부상 위험성을 증가시킬 수 있습니다. 예를 들면, 상대에게 태클을 시도하거나 상대 선수에게 태클을 당할 때 부상을 피하기 위해서는 발을 빼는 것과 같은 동작의 순간 타이밍이 중요합니다. 하지만, 수면 부족으로 자발적인 움직임의 속도나 반응 속도가 느려지면 그만큼 부상 위험성이 증가하게 되는 것이죠.

축구 선수들의 수면을 방해하는 원인은 다양합니다. 주로 빡빡한 경기나 훈련 일정에 의해 영향을 받기 쉽습니다. 특히, 비중 있는 경기를 앞두고 있을수록 심한 심리적 스트레스와 압박감, 불안감 등으로 잠을 설치는 경우가 많습니다. 20세 대표팀 선수들의 수면의 양과 질을 기록한 데이터에서 확연히 나타납니다. 2013년 터키 월드컵 직전 친선 대회인 툴롱컵에 참가했을 때보다 월드컵 본선 대회에 참가했을 때 선수들은 수면 시간, 수면의 질이 확연히 감소한 상태로 방해를 받고 있음을 나타내고 있습니다.

[표 1-3] 친선 대회 및 월드컵 본선 대회 중 U20 축구 국가 대표팀 선수들의 수면 상태 비교

	친선 대회 (2013 툴롱컵)		본선 대회 (2013 FIFAU20WC)	
	경기 전	경기 후	경기 전	경기 후
수면 시간 (hr)	8.2±0.4	8.0±0.7	8.2±0.6	5.1±2.3*
수면 질 (AU)	4.1±0.4	3.7±0.6	4.1±0.5	3.0±1.0*

* 친선 대회에 비해 본선 경기 전 수면 시간과 수면 질은 경기 후에 통계적으로 유의미하게 감소함(p <0.01)

점수(AU)	수면의 질
5	매우 편했음 Very restful
4	좋았음 Good
3	잠들기 어려웠음 Difficulty falling asleep
2	계속 뒤척거림 Restless sleep
1	계속 뒤척거림 Restless sleep

(McLean, Coutts, Kelly, McGuigan & Cormack, 2010)

그리고 경기나 높은 강도의 훈련은 뇌 활성을 증가시켜 늦은 밤까지

각성 상태가 유지됨으로써 수면에 들지 못하게 만들기도 합니다. 최근에는 선수들의 스마트 기기 사용이 수면을 방해하는 원인이 되기도 합니다. 늦은 밤 인터넷 게임, SNS 등을 위한 스마트폰이나 노트북 사용 중 노출되는 청색 파장이 바로 수면에 부정적인 영향을 주게 되죠.

수면의 질을 높이기 위해서는 우선 잠자리에 들기 전에 조용한 시간을 가지는 습관이 중요합니다. 액션 영화보다는 조용한 영화를 보도록 하고, 독서나 조용하고 편안한 음악을 듣는 것이 좋습니다. 그리고 잠자기 최소 1-2시간 전에는 노트북과 스마트폰을 포함한 전자 기기를 끄거나 사용을 자제해야 합니다. 방 온도는 시원하게 유지하고, 특히 실내 조명도 어둡게 유지하는 편이 좋습니다. 잠이 오지 않을 때는 억지로 침대에 누워서 뒤척이기보다는 독서 등 조용한 활동을 하면서 잠을 청하는 것을 권합니다.

결론적으로, 충분한 수면은 좋은 경기력을 발휘하기 위한 보약이라고 할 수 있습니다. 중요한 경기에서 좋은 경기력을 보여 주기 위해서는 최소 8시간 이상의 충분한 수면 시간 확보와 수면의 질을 유지하는 것이 필요합니다. 그래야만 선수들은 집중력이 증가하고 근육의 회복과 에너지 재충전을 통한 체력 유지가 가능하기 때문이죠. 좋은 잠은 비단 국가대표나 프로 선수들뿐만 아니라, 유소년 선수를 포함한 모든 선수들에게 가장 쉽고도 중요한 회복 방법입니다.

6. 술 마시는 게 왜 안 좋냐고요?

예전보다는 덜하지만 우리는 여전히 술에 관대한 사회에 살고 있습니다. 이 글을 읽는 유·청소년 선수들 중에도 이미 술을 마셔 본 경험이 있거나, 혹은 술을 정기적으로 마시는 이들이 있을 겁니다. 놀랄 만한 일은 아니죠, 중·고등학생 음주와 흡연이 아니라 초등학생 음주와 흡연이 사회 문제가 되고 있으니까요. 모두가 술이 나쁘다고 이야기하고 특히 성장기 청소년에게는 더 나쁘다고 말하는 건 익히 들어 잘 알고 있을 겁니다. 그럼에도 여러분이 술을 마시고 있다면, 그리고 술을 마시는 게 문제없다고 생각된다면 이 글을 주의 깊게 읽었으면 좋겠습니다.

지금은 상상도 못 할 일이지만, 축구 종가로 불리는 영국도 과거에는 가벼운 음주에 대해서는 큰 문제를 삼지 않았습니다. 영국 사회는 일반인 권장 소비량의 2~3배를 소비하고 있고, 오래전부터 경기 전 불안감을 해소시키고 '팀의 단합(team spirit)'을 위한 목적으로 경기 직전 대기실에서 위스키를 마셨던 전통도 있었을 정도입니다. 아르센 벵거 감독이 처음 아스널에 부임해 선수들이 맥주를 마시는 모습을 보고 깜짝 놀랐다는 것은 모두가 아는 유명한 일화입니다. 이외에도 2003년 아프리카 축구에 관한 연구에서는 카메룬 엘리트 선수들의 12%가 경기 전에 술을 마신다는 충격적인 보고가 있었고, 2000년에는 경기 후에 폭음을 하는 축구 선수들의 음주 패턴에 관한 결과가 보고되기도 했지요. 축구 선수와 음주는 오랫동안 깊은 관계가 있습니다. 과거에는 "전날 술을 먹고도 축구만 잘하는 것 아니냐?"고 말하는 지도자도 있었으니까요.

일반적으로 술은 장에서 쉽게 흡수되어 간에 대사되는데, 흡수 속도가 대사 속도보다 빨라서 혈중 농도가 증가하게 됩니다. 일반적으로 섭취 후 약 40분 후에 최고 혈중 농도에 이릅니다. 성인 적정량(대략 하루 10g~4% 맥주 250cc 혹은 와인 100cc)을 마실 경우, 심혈관 질환을 예방하거나 긴장을 풀어 주는 효과와 몸에서 직접 에너지원으로 사용되기도 하는 장점도 있긴 합니다. 그에 비해 장기간 섭취할 경우 만성 간질환을 비롯한 알코올 중독을 일으킬 수 있는 단점이 있다는 건 모두가 아는 사실이죠.

"장점도 있으니 권장량만큼만 마시면 되지 않을까요?"라고 물을 수도 있을 것 같습니다. 하지만, 의학적인 측면에서 보면 위에서 밝힌 일반적인 장점은 축구를 포함한 모든 스포츠에서 적용되지 않습니다. 일단 술은 주로 간에서 대사되기 때문에 근육이 에너지원으로 이용하기에 제한적이지요. 또한 주 에너지원인 근육 글리코겐(Glycogen)의 저장과 간에서의 포도당 신생 작용(Gluconeogenesis)을 억제하여 혈중 포도당 농도를 감소시켜 지구력을 약화시키기도 합니다. 그리고 음주 후에는 이뇨 현상(diuretic effect)이 증가하여 더운 날씨에서는 이차적으로 체온 조절 기능을 억제시킬 수 있어요. 격한 훈련이나 시합 후에는 적절한 음식 섭취를 지연시켜 회복을 방해하는 작용도 합니다. 우울한 감정을 유발시켜 훈련이나 경기 중에 동기(motivation) 유발을 감소시키는 결과를 초래하기도 하죠. 술을 마실 때 일어나는 일시적인 심리적 이완 현상은 전혀 도움이 되지 않습니다.

특히, 만취 상태에서 회복된 이후에는 탈수 현상, 전해질 불균형, 포도당 대사의 변형, 심박수 증가, 혈압 증가 등과 같은 심각한 생리학적인 변화를 동반하여 경기력을 떨어뜨립니다. 이게 모두 성인 기준이니 아직 성장기인 청소년에게는 더더욱 좋지 않은 영향을 미칠 수 있겠죠? 실제로 유·청소년기의 알코올 섭취는 뇌, 간, 뼈와 같은 주요 장기와 호르몬 등의 발달과 기능을 저하시켜 성인과는 다른 형태로 건강에 심각한 위험을 초래할 수도 있습니다. 또한, 어린 나이의 음주는 과도한 폭력성이나 우울감, 자살 등과 같은 심리적, 사회적 문제로 이어지기도 하고요.

정리해 보면, 술은 몸에 악영향을 미쳐서 경기력을 떨어뜨립니다. 청소년 시기에 술을 마시면 경기력이 떨어지고, 경기력이 떨어지면 결국 미래도 직접적인 영향을 받게 되지요. 잉글리시 프리미어리그에서 맹활약한 박지성과 현재 한국 최고 선수인 손흥민은 시즌 중에는 절대로 술을 먹지 않는다고 합니다. 분데스리가를 주름잡았던 차범근 전 국가 대표 감독은 술은 물론이고 탄산음료도 마시지 않았다고 하고요. 몸은 거짓말하지 않습니다. FIFA 가이드라인도 술에 관하여 "경기 전에는 과도한 음주는 피하고, 경기 후 음주 시에는 탄수화물과 수분을 포함한 영양 섭취를 먼저 한 후에 적당히 마실 것"을 권고하고 있습니다. 하지만, 아이러니하게도 대다수 대륙 연맹이나 많은 나라의 축구 협회는 주류 회사들에게 메인 스폰서 자격을 허락하고 있지만, 선수와 술은 멀면 멀수록 좋다는 것이 과학입니다.

7. 여름철 컨디션 유지하기

여름은 운동선수에게 가혹한 계절입니다. 보통 사람들은 아무리 날씨가 더워도 에어컨이 나오는 실내에 앉아 있으면 그만이지만, 운동선수는 기온과 습도에 상관없이 훈련을 받고 경기를 뛰어야 하기 때문이죠. 그중에서도 축구는 여름과 가장 뜨겁게 만나는 종목입니다. 관중들은 여름을 축구 보기 좋은 계절이라고 생각하지만, 선수들은 그렇게 생각하진 않을 겁니다. 섭씨 30도가 넘는 무더위 속에서 훈련하고 경기해 본 사람들은 알 겁니다. 매년 8월 한여름, 각종 대회에 참가할 수밖에 없는 여러분은 이미 그게 얼마나 힘든 일인지 공감하고도 남을 거라 생각합니다, 그렇죠?

피할 수 없으면 즐겨야 하고, 최소한이라도 즐기려면 알아야 합니다. 여름에 효과적으로 컨디션 관리를 하는 방법도 분명 있습니다. 이제부터 하나하나 함께 알아보도록 하죠. 여름철 고온이 몸에 좋지 않은 이유, 경기력 유지를 어렵게 하는 이유부터 설명하면 이해하기 쉬울 겁니다.

일반적으로 우리 몸은 뇌에 있는 시상 하부(hypothalamus)의 통제를 받아 운동 중에 근육을 포함해 체내에서 생성된 열을, 체표 혈관을 확장시키고 심박 출량을 증가시켜 대류 및 복사 과정을 통해 효율적으로 방출하는데요, 고온에서 축구와 같은 고강도의 운동을 할 경우, 높은 외부 기온 때문에 체온 조절 시스템이 정상적으로 작동하지 않습니다. 결

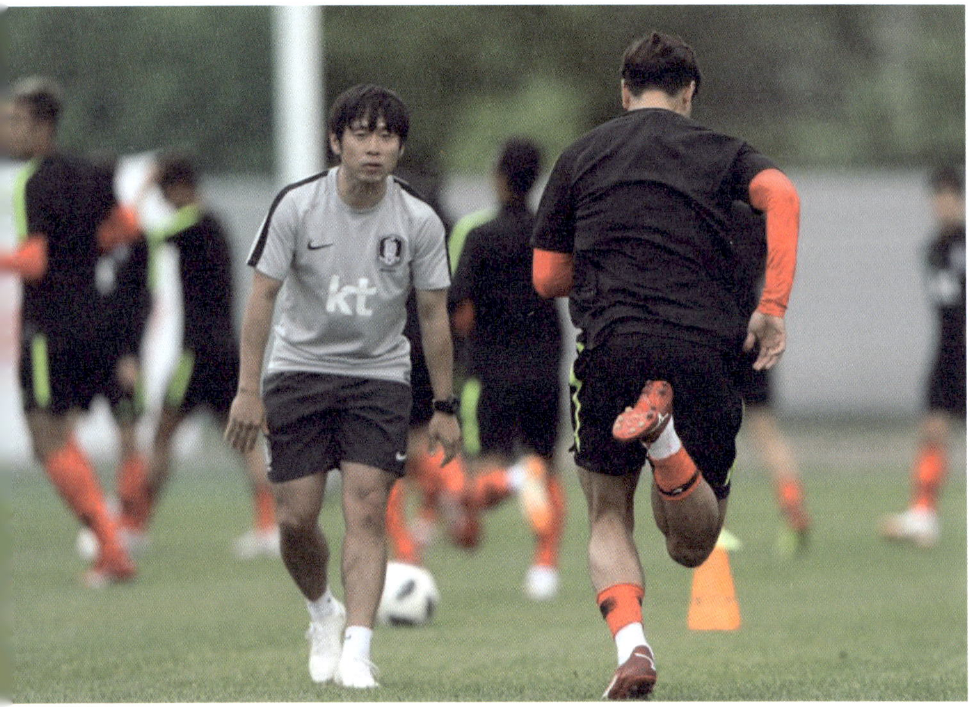

과적으로 체내의 열을 제대로 외부로 발산시키지 못하게 되죠. 또한, 탈수(dehydration) 현상이 발생할 수 있고, 이로 인해 심장의 부담이 가중되면서도 근육으로 충분히 혈류를 공급해 주지 못하는 현상도 함께 발생

합니다. 결국 평소보다 더 심한 체력 저하 및 경기력 저하를 경험하게 될 수밖에 없죠. 운동 후에 체력 회복을 하는 데도 훨씬 더 오랜 시간이 필요합니다.

더위는 극복하지 못할 어려움은 아닙니다. 방법만 확실히 알면 됩니다. 일단, 훈련이나 경기 전 워밍업은 꼭 필요한 만큼만 시원한 그늘에서 짧게 하는 것이 좋습니다. 겨울철에 시행하는 것처럼 30분 정도 고온에서 워밍업을 한다면 정작 본운동에서는 선수들은 지쳐 집중력 있는 운동 수행 능력을 보여 줄 수가 없겠죠? 본운동은 되도록이면 서늘한 시간대에 진행해야 훈련 효과를 높일 수 있습니다. 어쩔 수 없이 더운 낮 시간대에 훈련을 해야 한다면, 사전에 철저한 준비를 통해 '짧고 강한' 훈련 프로그램을 소화하는 것이 좋습니다.

탈수 예방도 매우 중요합니다. 어떤 선수든 고온에 노출되면 체온 조절을 위해 땀을 배출하게 되고, 이로 인해 몸속 수분이 줄어들게 됩니다. 이때 몸속 수분이 체중 대비 2% 이상 소실되면 운동 수행 능력의 급격한 저하가 일어납니다. 탈수가 발생하면 평소와 같은 운동 강도의 훈련을 따라가기가 힘들 정도로 피로감을 호소하게 되죠. 실제 경기 중에는 집중력도 떨어질 뿐만 아니라, 평소보다 빨리 근육 경련(일명 쥐남)이 발생할 가능성이 높습니다. '2014 브라질 월드컵' 러시아와의 경기에서 후반 초반에 홍정호 선수가 근육 경련으로 교체된 걸 기억하시나요? 이것도 탈수와 무관하지 않습니다.

탈수 상태에서는 평소보다 심장 박동이 빨라지고 소변 색은 짙은 갈

색에 가깝게 됩니다. 탈수를 예방하기 위해서는 훈련 직전 소변이 마려울 정도로 훈련 2~3시간 전부터 꾸준히 조금씩 수분을 섭취해야 합니다. 물론 훈련 동안 매 15분마다 소량씩 수분을 섭취해야 하고, 운동 후 체중을 측정해서 빠진 체중(kg) × 1.5L 정도의 수분을 2~3시간에 걸쳐 천천히 섭취해야 탈수 현상을 방지할 수 있다는 걸 꼭 기억해 주세요.

더운 날 수분 보충도 전략적으로 해야 합니다. 훈련 전에는 보통 생수를 마시는 것이 좋고, 고강도 훈련이나 경기 전이라면 에너지 충전을 위해 스포츠 음료를 마시는 것이 좋죠. 일반적으로 훈련 중에는 생수로 수분을 보충하는 것이 좋지만, 연습 경기를 포함한 고강도 훈련이나 경기 중에는 에너지 소모를 보충할 수 있는 탄수화물을 포함한 스포츠 음료가 이상적입니다. 고강도 훈련이나 경기 후에는 수분 보충과 동시에 고갈된 에너지를 재충전해야 하므로 스포츠 음료가 유리한 거죠.

음료수가 아닌 음식으로도 수분 보충을 할 수 있습니다. 수박은 수분 함량이 높고 탄수화물도 포함하고 있을 뿐만 아니라, 칼로리도 낮기 때문에 어린 선수들이 수분 보충하기에 좋은 음식입니다. 한 가지 기억할 부분도 있어요. 프로 혹은 엘리트 선수가 아니라면 경기나 훈련이 없는 날에는 스포츠 음료를 피하는 것이 체지방 조절에 좋다는 점입니다.

더운 날 경기나 고강도 훈련 이후에는 에너지를 재충전하는 것이 중요해요. 특히, 고강도 훈련이나 경기 직후에는 근육 속에 저장된 에너지 소스가 급격히 감소된 상태이기 때문에 1시간 이내에 신속히 보충해 줘야 합니다. 에너지 보충은 밥이나 파스타, 바나나 등과 같은 고탄수화물

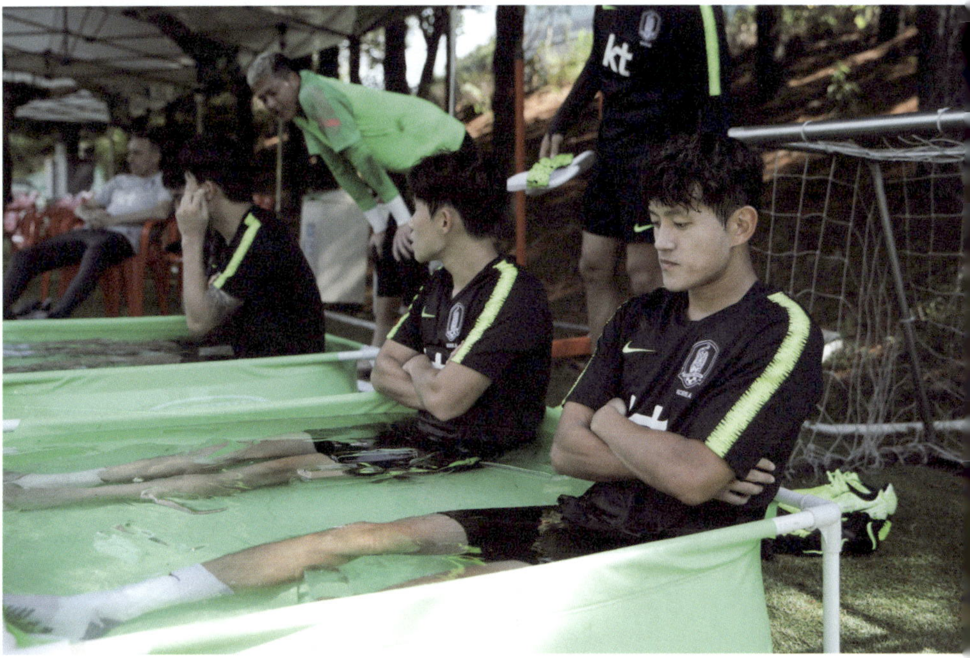

식단으로 해야 합니다. 이후에도 지속적으로 탄수화물을 보충해야 하고요. 또한, 적정량의 신선한 흰색 생선이나 닭 가슴살과 같은 육류도 섭취하는 것이 좋습니다. 이 때 섭취된 단백질은 탄수화물의 체내 흡수 속도를 증가시키고, 미세하게 손상된 근육의 회복을 향상 시키기 때문에 반드시 필요합니다. 경기 후 곧바로 이동해야 하거나 입맛이 없을 때는 탄수화물과 단백질이 동시에 함유된 초코 우유가 좋은 대안이 될 수 있습니다. 풍부한 비타민과 미네랄은 피로 회복에 효과적이니 신선한 과일과 채소도 꼭 먹어야 합니다.

유튜브 영상 속에서 유럽 선수들이 훈련 직후 회복을 위해 급속 냉각기에 들어가는 거 보셨나요? 액화 질소가 기화되면서 차갑게 공기를 냉각시킬 수 있는 고가의 장비를 사용하는 모습이죠. 약 -180℃로 냉각된 공기에 2~3분 동안 전신을 노출시키는 방법으로 고강도 훈련이나 경기 직후 신체적인 회복을 돕는 것으로 알려져 있습니다. 냉각기가 없더라도 단순히 찬물에 몸을 담그는 냉욕도 날씨에 관계없이 회복에 큰 도움을 줍니다. 욕조나 어린이용 간이 수영 풀 등에 물과 얼음을 채워 약 10~15℃ 정도로 수온을 맞춘 다음 10분 정도 몸을 담그면, 운동 후 지연성 근육통(DOMS, delayed onset muscle soreness)을 감소시키고 체내 대사성 노폐물을 줄이는 효과를 얻을 수 있습니다. 가슴 부위까지 거의 전신을 담그는 것이 가장 효과가 좋고, 배꼽 정도까지 담그는 반신 냉욕만으로도 충분히 좋은 회복 효과를 얻을 수 있어요. 최근 일부 연구는 냉욕이 스피드, 근력, 파워 회복에 효과가 있다는 결과를 얻기도 했습니다. 하지만, 최근 연구에서는 저항성 근력 훈련 후 반복적인 냉욕은 근육 세포의 단백질 합성 과정을 억제시켜 오히려 근비대 효과를 방해하는, 기대치 않은 부작용도 있다고 합니다. 따라서 냉욕은 강도가 높은 필드훈련이나 경기 후에 회복을 목적으로 선택적으로 하는 것이 좋겠습니다.

유럽의 많은 프로 클럽들은 경기 다음 날은 대개 냉욕과 온욕을 번갈아 하는 대조욕(혹은 냉온 교대욕, contrast bath)을 시행하기도 합니다. 대조욕은 혈관을 수동적으로 수축과 이완을 반복시켜 혈액 순환이 증가해 체내 대사 노폐물 배출을 향상시키는 효과가 있습니다. 따뜻한 물에서 2~3분, 찬물에서 1~3분 정도 반복적으로 몸을 담근 후, 마무리는 반드시 냉욕으로 끝내는 것이 좋습니다. 그래야 욕조 밖에 나왔을 때 말초 혈관의 확장으로 인한 얼굴 화끈거림이나 홍조를 피할 수 있습니다.

훈련이 없을 때에는 '적극적인 휴식(active rest)'을 하는 것도 중요합니다. 적극적인 휴식이란 회복에 도움이 되는 계획된 회복 프로그램으로 쉬는 방법을 말해요. 수영장에서 20~30분 정도 가볍게 운동을 하면 수압과 부력의 영향으로 피로 회복에 큰 도움이 됩니다. 또, 숙소에서 목적 없이 쉬기보다는 심리적으로 긴장을 풀 수 있는 가벼운 레크리에이션 프로그램을 하는 것도 회복을 빠르게 합니다. 휴식 동안에는 낮잠 시간도 관리할 필요가 있어요. 20분 내외의 짧은 꿀맛 같은 낮잠은 피로 회복은 물론 경기력 향상에도 탁월한 효과가 있어서 '파워 냅(power nap)'이라 불리기도 합니다. 파워 냅 효과를 내는 낮잠을 자는 방법은 '잠이 들었다가 처음 눈이 떠지는 순간' 바로 몸을 일으키는 겁니다. 이보다 더 길게 깊이 자는 낮잠은 몸을 무겁고 처지게 만들고 야간에는 숙면을 방해하기 때문에 피해야 합니다.

먼저 더위가 왜 경기력과 체력에 영향을 미치는지 이해하고 대처법까지 익히면 더운 여름도 잘 보낼 수 있을 겁니다. 잘 먹고, 잘 마시고, 잘 쉬는 거 잊지 마세요.

8. 한여름 열 손상 피하기

국제축구연맹(FIFA)은 항상 선수 건강에 악영향을 미치는 조건을 개선하려고 합니다. FIFA는 지난 2007년 5월에 선수 건강에 좋지 않다는 의학적인 이유로 해발 2,500m 이상 고지대에서의 축구 경기를 제한하겠다고 발표했습니다. 해발 3,650m인 볼리비아 라파스에 경기장(에스타디오 에르난도 실레스)을 지닌 볼리비아 대통령이 직접 나서서 극렬히 반발했습니다. 라파스 경기장은 악명이 높습니다. 이 경기장에서 볼리비아를 상대로 아르헨티나를 대표해서 뛴 리오넬 메시는 하프타임에 구토를 했고, 앙헬 디 마리아는 호흡 곤란을 겪으며 산소 호흡기를 요구하기도 했죠. 당시 아르헨티나는 1대1로 비겼습니다만, 산소가 부족하고 기압이 낮은 고지대에서 축구 경기를 했기 때문에 나타난 현상입니다. FIFA가 내린 결정은 분명한 근거를 가지고 있었지만, 결국 그대로 실행하지는 못했습니다. 경기 제한 해발 고도를 3,000m로 올렸고, 라파스 경기장은 예외로 인정해 주기로 한 것이지요. 볼리비아 대통령은 고지대에서 직접 축구를 하는 퍼포먼스까지 선보였고, 볼리비아는 물론이고 콜롬비아, 에

콰도르와 같은 안데스 산맥 주변 국가들도 FIFA에 반대 의사를 분명히 밝혔습니다. 남미 축구 영웅 디에고 마라도나도 이 조치가 철회돼야 한다는 의견에 힘을 보탰지요. 이들이 한 행동이 옳고 그른가에 대한 논란은 있지만, FIFA의 제안에 반발하며 펼친 주장에는 일리가 있습니다. "왜 무더운 지역에서 하는 경기는 문제삼지 않고, 굳이 고지대에서의 경기만 제한하려 하느냐?"라는 것입니다. 중동이나 아프리카 일부 지역 같은 무더운 곳에서의 축구 경기는 고지대에서 하는 경기보다 더 심각하게 선수들의 건강에 치명적인 악영향을 미칠 수 있기 때문이죠. 그렇다면 고온 환경이 축구 선수들에게 미치는 영향과 열 손상에 대처하는 방법에 대해서 함께 살펴볼까요?

한국과 같이 4계절이 있는 지역에서는 여름에 경기하는 선수들이 갑작스러운 고온 환경에 노출돼 발생되는 문제보다 오랜 시간 과도한 노출에서 오는 탈수증과 고체온증(hyperthermia)으로 인한 열 손상(heat injury)이 더 위협적이라 할 수 있습니다. 고온에서는 90분 동안 경기하면 체액 3L 가량을 소실하는 정도의 탈수 현상을 보일 수도 있는데, 이러한 탈수 현상은 열 손상의 위험성을 현저하게 높입니다. 고온에서 지속적으로 고강도의 운동을 할 경우, 열경련(heat cramp)과 같은 경증에서부터 중등도의 열탈진(heat exhaustion)이나 목숨을 앗아갈 수 있는 중증의 열사병(heat stroke)으로 진행될 수 있어요. 특히 어린 선수들의 경우, 열 손상의 고위험군에 속해 있기에 유소년 지도자는 물론이고 유소년 선수 본인도 각별히 주의해야만 합니다.

열 손상의 초기 증상은 피로나 무력감과 함께 두통으로 나타나며, 축구 선수는 흔히 종아리나 허벅지 혹은 복근에 열경련을 보입니다. 중등도의 열탈진 증세는 극도의 피로감, 호흡 곤란, 어지럼증, 구토, 실신, 차갑고 축축하거나 뜨겁고 메마른 피부, 저혈압, 빠른 맥박수(tachycardia) 등의 증상을 수반하지만, 직장 온도(rectal temperature)가 40℃를 넘지 않는 것이 특징입니다. 중증의 열사병은 의식 저하나 소실을 보이면서 땀이 거의 나지 않는 매우 뜨겁고 메마른 피부를 보이며, 직장 온도가 41℃가 넘는 치명적인 상태를 말하죠.

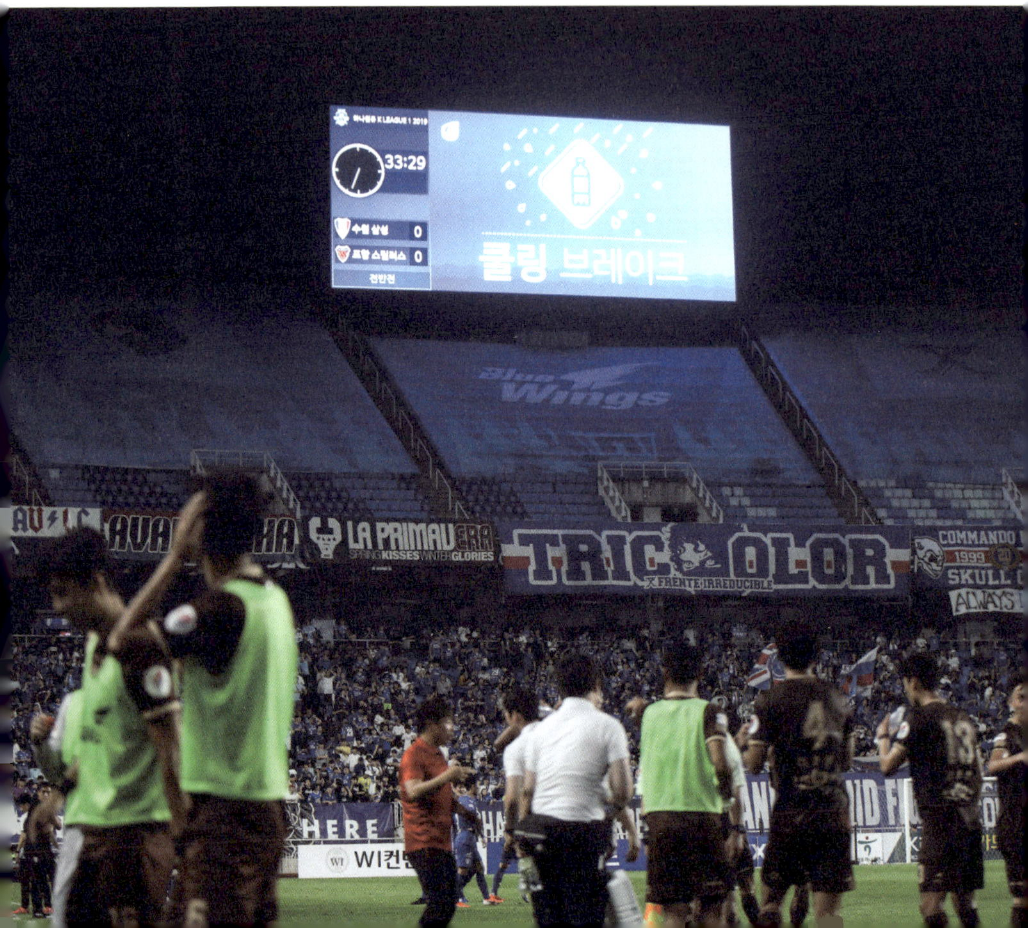

이와 같은 열 손상에는 반드시 원칙을 지키는 치료가 필요합니다. 먼저, 증상이 있으면 운동을 즉시 멈춰야 하며, 신속하게 그늘이 있는 곳으로 옮긴 후 체온을 측정해야 하죠. 이때 반드시 중심 체온을 반영하는 직장 체온(rectal temperature)을 측정해야 합니다. 만약 직장 체온이 상승했다면, 냉수나 얼음물에 몸을 담그면서 체온을 식히도록 해야 하며, 탈수가 동반되어 있다면 충분이 차가운 수액을 보충해 줘야 해요. 만약 의식이 있다면 차가운 음료를 입으로 먹도록 하고, 의식이 저하되었다면 식염수와 같은 수액을 차게 해서 신속하게 주사 형태로 정맥 혈관을 통해 공급해야 합니다. 의식이 없다면 병원으로 바로 응급 수송을 해야 해요. 특히, 경기 중 흔히 나타나는 열경련은 스트레칭으로 일시적인 효과를 볼 수는 있지만, 열탈진으로 가는 경고 신호일 수도 있기 때문에 신속히 경기를 멈춰야 합니다. 선수 본인도 분명하게 의사를 표시해야 큰일을 막을 수 있어요.

최근에는 여름철에 대회를 열면 오전이나 저녁 시간을 이용하는 경우가 많습니다. 예전보다는 환경이 개선되기는 했지만 여전히 여름에는 열 손상과 관련된 사고가 발생할 가능성이 매우 높지요. 선수들 안전은 운영진과 코칭스태프가 먼저 챙겨야 하지만, 선수 본인도 열 손상에 관한 지식을 갖추는 게 정말 중요합니다. 자신의 몸은 자신이 가장 잘 챙겨야 하니까요. 지구 온난화가 가속되면서 여름은 계속해서 더워지고 있습니다. 여름에는 충분한 휴식과 수분 섭취에 더욱더 신경 쓰고, 경기나 훈련을 할 때는 열 손상에 각별히 주의할 필요가 있습니다.

9. 장거리 비행 극복하기

믿기지 않겠지만, 과거에는 비행기 한 번 타 보지 않고 생을 마감하는 사람이 훨씬 많았습니다. 제주도에 가면서 처음 비행기를 탔던 한 친구는 이륙하는 순간 죽음의 공포를 느꼈다는 이야기를 하기도 했죠. 운동선수들도 사정이 많이 달라지긴 마찬가지입니다. 예전에는 국가 대표팀에 선발돼야 비행기를 타고 날아가 원정 경기를 할 수 있었죠. 그러니 시차 적응이나 여행 피로를 극복하는 방법은 국가 대표들이나 궁금해했겠죠? 하지만 지금은 초등학교 선수들도 해외 전지 훈련이나 해외 원정 경기를 하는 일이 흔합니다.

장거리 비행과 시차를 넘나드는 게 흔한 일상이 되면서 시차와 여독을 극복하는 일은 매우 중요해졌습니다. 장거리 여행을 하면 선수들은 여행 자체에서 오는 스트레스를 감당해야 할 뿐만 아니라 생리적 변화를 겪을 수밖에 없지요. 이런 것을 제대로 제어하지 못하면 경기 준비와 훈련에 지장이 생길 수밖에 없고, 운동 수행 능력이나 훈련의 질적인 측면에서 부정적인 영향을 받게 됩니다. 또한, 일시적이지만 부상 위험의 증가와 같은 건강상의 문제도 나타날 수 있고요.

비행기는 다 같이 타고 오는데 무슨 문제냐고요? 이를 과소평가해서는 안 됩니다. 월드컵에 참가하는 국가 대표팀도 월드컵 지역 예선을 치를 때부터 본선 무대 진출한 후에도 원정에서 경기력을 유지하기 위해 엄청난 노력을 기울입니다. 아시아축구연맹 챔피언스리그가 규모가 확대되고 위상이 높아지면서 대회에 참가하는 클럽 팀 역시 홈과 원정을 왕복하는 여행에서 발생할 수 있는 경기력 저하를 극복하기 위해 다양한 노력들을 기울이고 있습니다.

그렇다면, 장거리 비행에서 발생하는 여행 피로와 시차에 의한 증상을 경기력 관점에서 살펴보고, 이런 부분이 경기력에 미치는 부정적 효과를 최소화하는 현실적인 행동 전략들을 살펴보겠습니다.

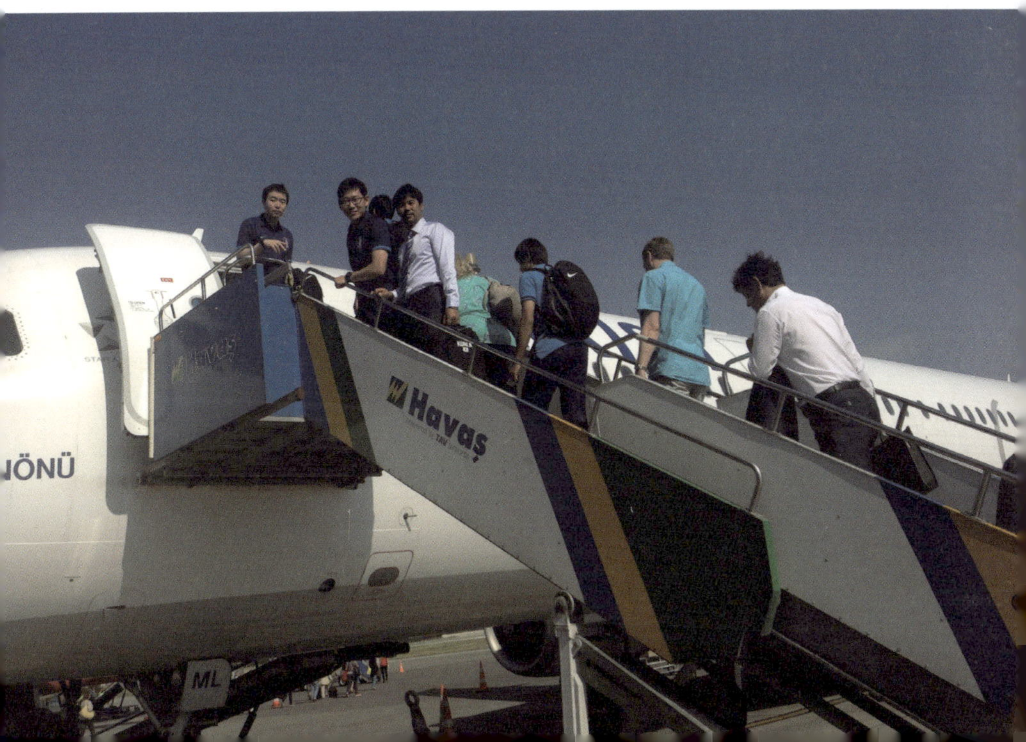

시차증 (Jet lag) & 여행 피로(Travel fatigue)

인체의 생리적 현상들은 하루 중 주기적인 변화를 나타내는 리듬을 가지며, 생체 시계(biological clock)와 같은 내부 시스템뿐만 아니라 일상 습관, 식습관, 운동, 기온, 주변 환경 등과 같은 외적인 요소들에 의해서도 큰 영향을 받습니다. 생체 시계는 멜라토닌이라는 호르몬에 의해 주로 조절됩니다. 멜라토닌은 빛이 사라지는 일몰 후에 분비되어 혈관을 확장시켜 체온을 내리고, 다른 생리적 기능들도 저하시켜 인체가 수면을 준비하도록 유도하는 작용을 하죠.

하지만, 시간 변경선을 지나는 비행은 출발지에서의 관성적인 생체 리듬과 도착지에서의 명암 사이클(light-darkness cycle)의 불일치를 초래해 '시차증(Jet lag)'을 발생시킵니다. 주로 인체가 빛에 노출되는 시간이 변경됨으로써 멜라토닌이 분비되는 리듬이 평소와 달라지고 이에 따른 시차증이 나타나는 거죠. 시차증은 위장관 등 소화 기관의 불편함, 수면 장애, 두통, 어지럼증, 갑작스런 피로감, 인지 기능 저하, 불안감와 같은 다양한 증상으로 나타납니다. 시차증은 하루 일과 중에 다양한 양상을 보이며, 시차가 클수록, 서쪽보다는 동쪽으로 비행할수록 정도가 심해집니다. 시차증은 일시적인 현상으로 생체 리듬이 도착지의 현지 시각에 적응됨과 동시에 사라지게 되지요. 일반적으로 1시간의 시차를 극복하는 데 1일이 필요하다고 알려져 있지만, 개인마다 큰 차이가 있습니다.

여행 피로(travel fatigue)는 시차 변경과 관계없이 단순하게 장거리 이동 자체에 의해 일상생활 패턴이 깨지면서 발생하는 증상을 말합니다. 시차가 거의 없는 남북 방향으로 이동할 때를 가정한다면, 시차증은 나타나지 않고 몸과 마음을 지치게 하는 증상들만 나타나게 되죠. 탑승 수속 과정, 출입국 심사에서 오는 스트레스, 공항이나 기내의 건조한 환경에서 오는 탈수, 좁은 기내에서 움직임 저하로 인한 근육 유연성의 감소, 여행의 불확실성에서 오는 기분 저하 등이 여행 피로에 해당합니다. 여행 피로는 일단 도착하면 사라지긴 하지만, 이동 거리가 멀고 이동 및 환승 횟수가 많을수록, 여행 일정이 길수록 지속적으로 누적되는 경향이 강합니다.

장거리 비행은 또 선수들에게 건강상의 문제를 유발하기도 합니다. 특히, '이코노미 클래스 증후군'으로 불리는 심부 정맥 혈전증(정맥 내에서 정체된 혈액이 응고되는 현상)은 장시간 제한된 자세를 유지함으로써 발생 위험이 높아집니다. 장시간 여행으로 인한 면역 기능의 저하와 혼탁한 기내 공기 상황과 맞물려 감염의 위험성도 높아지죠. 여자는 시차증의 정도는 남자와 비슷하나, 생리 기간 중에는 여성 호르몬과 멜라토닌 변화의 상호 작용에 의해 생리 불순이나 무월경이 나타날 수도 있습니다.

인체의 운동 수행 능력 역시 하루 중 시간에 따른 생체 리듬을 가집니다. 24시간 동안 나타나는 중심 체온 변화와 비슷한 패턴이 나타나죠. 선수들의 최대 근력, 파워, 유연성 등은 일반적으로 저녁 6시 전후에 최고점에 이르고, 반대로 새벽 6시 전후에 최저점에 이르게 됩니다. 심박수,

혈중 젖산 농도 등도 비슷한 일중 변화를 보이죠. 월드컵과 같은 국제 메이저 대회가 주로 저녁 시간대에 열리는 이유 중 하나가 여기에 있습니다. 운동 수행 능력의 일중 패턴의 변화를 반영한 것이죠. 그리고 시차가 발생하는 장거리 여행 직후 생체 리듬이 현지 시각에 적응하는 기간 동안에는 운동 수행 능력에도 변화가 발생하게 됩니다. 엘리트 선수들에게서 시차에 따른 운동 수행 능력, 생리적 변화와 함께 여행 피로가 겹쳐지면서 전반적으로 경기력이 떨어지는 결과를 초래하므로 대회 및 중요한 원정 경기를 준비하는 과정에서 이를 최소화하는 계획적이고 전략적인 대책이 필요합니다.

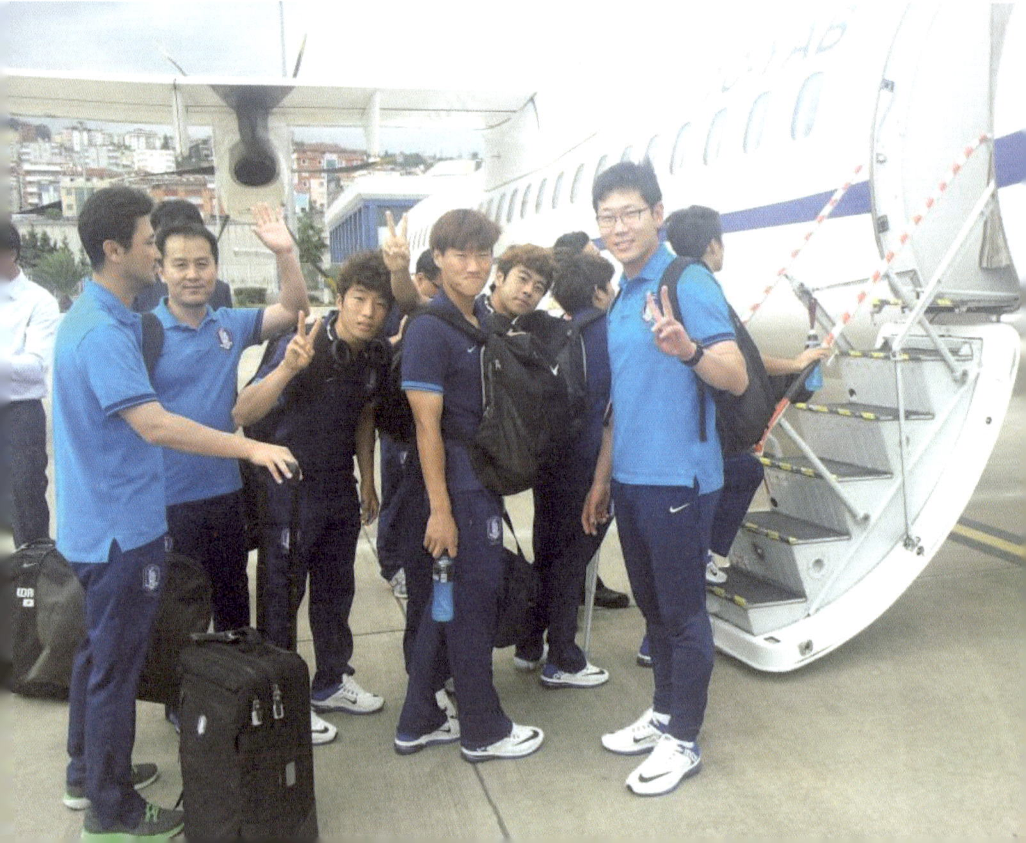

장거리 여행 관리 프로그램

시차증과 여행 피로를 감소시키기 위해서는 비행 전, 비행 중 그리고 비행 후에 직면하는 현상들에 대해 다면적으로 접근해야 합니다. 대회를 앞둔 운동선수들에게는 여행 전과 후에 생체 리듬을 원정지 시각에 맞춰 수면 사이클의 패턴을 미리 조정시키는 방법을 사용하기도 합니다. 목표로 하는 특정 시간대에 자연적인 햇빛이나 인공 조명과 같은 밝은 빛에 신체를 의도적으로 노출시키거나 훈련에 집중하는 방법이 가장 효과적으로 알려져 있습니다. 이외에도 수면 습관을 미리 파악하거나, 올바른 음식이나 수분 섭취 등과 같은 행동들을 적정화함으로써 여행 중 선수들의 경기력을 유지할 수 있어요. 예를 들면, 국내에서 시차가 지연되는 유럽 등 서쪽으로 원정을 가는 경우 늦게 자고 늦게 일어나는 '올빼미' 형 선수들이 시차 적응에 유리한 반면, 시차가 당겨지는 미국 등 동쪽으로 원정을 가는 경우 일찍 자고 일찍 일어나는 '종달새' 형 선수들이 오히려 시차 적응이 빠른 편이죠. 무엇보다 장거리 여행과 시차 변경에 관해 잘 알고 스스로의 상태를 체크하는 게 중요합니다. 비행기를 타고 원정을 가야 한다면 앞서 알아본 것들을 천천히 다시 읽어 보길 바랍니다. 준비할 때 나오는 작은 차이가 결과에서 큰 차이를 만드니까요.

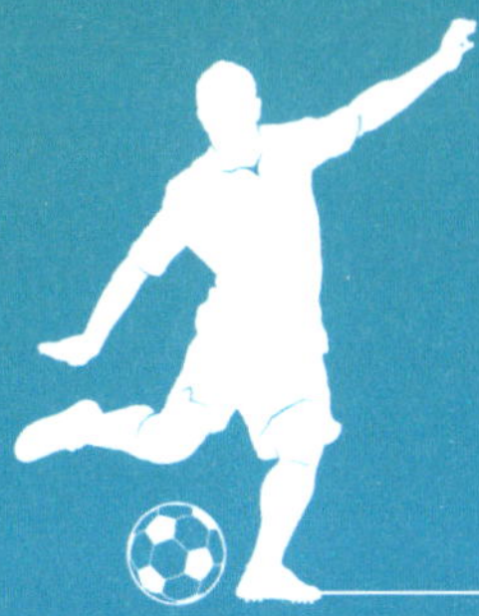

Part 2

축구 선수 컨디셔닝 (체력 훈련)

축구는 한 가지 신체 능력만
끌어올려서 잘할 수 있는 게 아닙니다.
이 때문에 체력 훈련도 복잡할 수밖에 없죠.
축구 체력 훈련에는 유산소 지구력, 스피드,
근력, 민첩성, 파워, 스피드 지구력 등과 같은
다양한 체력 요인을 포함하는 체계적이고
복합적인 훈련이 필요합니다.
프로그램화된 운동을 통해
신체적인 운동 능력을 향상시키는
영역별 컨디셔닝 훈련에 대해 알아보겠습니다.

1. 웜업, 본격적인 운동을 위한 준비 과정

웜업(warm up)이란, 본격적인 운동 시작 전에 선수들이 시행하는 일종의 준비 과정입니다. 이제는 모든 스포츠에서 경기나 훈련 중 적절한 운동 수행을 위해서는 필수적인 것으로 받아들이고 있죠. 다른 필드 스포츠나 트랙 스포츠에 비해 축구에서는 웜업의 도입이 상대적으로 늦었습니다. 그 이유에 대해서는 제대로 알려진 바가 없지만, 현대 축구가 최초로 시작된 잉글랜드도 처음에는 웜업의 중요성을 인지하지 못했습니다. 다른 유럽 국가들이 경기 전 웜업을 할 때 그저 재미난 볼거리 정도로만 여겼다는 이야기도 있을 정도이지요.

일반적으로 웜업은 수동적 웜업(passive warm up)과 능동적 웜업(active warm up)으로 구분할 수 있어요. 수동적 웜업은 신체 외적인 수단을 사용하는 방법으로, 뜨거운 물에서 하는 샤워나 목욕, 사우나 혹은 온열기 등을 이용하여 별다른 신체적 에너지 소모 없이 단순히 근육의 온도나 중심 체온(core temperature)을 올릴 수 있습니다. 능동적 웜업은 조깅이나 사이클링, 수영 등과 같은 적극적인 운동을 통해 준비하는 과정으로, 이를 통해 근육 내 온도와 중심 체온을 증가시킬 수 있습니다. 수동적인 방법에 비해 체내 대사나 심혈관계의 적응을 더욱 크게 유도할 수 있어요. 보통 일반에 알려진 웜업은 능동적인 형태이며, 실제로 대부분의 스포츠 선수들도 이를 통해 경기나 훈련을 준비하고 있습니다. 하지만, 수동적인 웜업으로도 능동적인 방법에서 나타나는 신체적 변화나 긍정적인 운동 수행 능력의 변화를 확인한 연구 결과가 보고되고 있기 때문에, 수동적 웜업의 효용 가치도 다시 한 번 생각해 볼 필요가 있다고 생각합니다.

축구 경기나 훈련 전에 시행하는 웜업은 다양한 효과를 가져올 수 있습니다. 체온을 증가시켜 근육과 관절의 유연성을 향상시킴으로써 부상

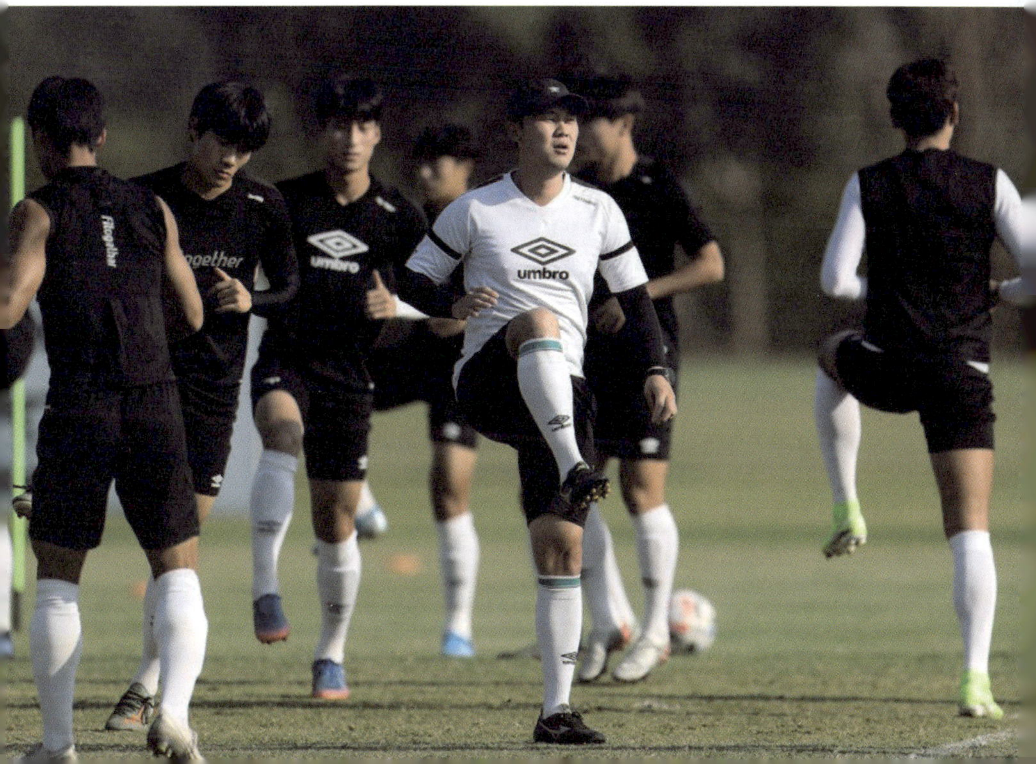

위험을 줄이고, 헤모글로빈(hemoglobin)과 마이오글로빈(myoglobin)의 산소 해리를 증가시킵니다. 또한 몸의 대사 반응을 촉진하고 근육과 신경 활성도를 배가시키죠. 이외에도 근육으로 가는 혈류를 증가시키며 기초 산소 섭취량을 증가시키는 효과를 나타냅니다. 또한 선수들에게 경기 직전 필수 기본 기술을 연습할 수 있도록 하고, 낯선 경기장 환경에 익숙하게 하며, 심리적으로도 각성하고 준비할 기회를 제공합니다.

축구 선수들의 웜업 형태와 강도 그리고 기간 등은 국가나 리그마다 차이가 있고, 팀과 코치의 계획과 목적에 따라 다르게 구성되죠. 축구의 웜업은 일반적으로 조깅이나 런닝과 같은 단순한 드릴(drill)로 시작해서 점차 볼을 이용한 복잡한 드릴로, 그리고 신체의 큰 근육을 이용한 드릴에서 점차 작은 근육을 이용하는 세밀한 드릴로 전개시켜 나가는 것을 원칙으로 합니다. 볼은 단순한 리프팅(lifting)이나 패싱(passing)에서부터, 짧지만 강도 높은 미니 게임(mini game)과 같은 드릴에서 사용할 수 있습니다. 볼을 이용한 세션은 축구와 연관된 신체 각 부분들을 활성화시켜 볼 감각을 익히면서 선수들을 심리적으로 보다 동기화시킬 수 있죠. 그사이에 근육과 관절의 유연성을 위한 스트레칭(stretching) 세션을 포함시키고, 또한 스피드와 민첩성(agility)에 관한 준비를 위한 드릴을 마지막에 제한적으로 시행하는 것이 보통입니다.

훈련과 경기를 위한 웜업은 동일한 원칙 내에서 실행의 차이를 보입니다. 먼저, 훈련을 위한 웜업은 메인 훈련의 주제에 맞춰 구성에 변화를 주죠. 예를 들어, 세밀한 볼 터치를 필요로 하는 전술 위주의 훈련이 메인세션으로 계획되어 있다면, 웜업은 이를 위한 기본기와 기초 코디네이션 동작들을 강조하는 기술적인 웜업이 필요합니다. 만약 메인 세션이 고강도 체력 훈련이라면, 부상 예방을 위해 근육군들의 활성화와 관절 주변 연부조직들의 유연성 확보를 강조하는 웜업으로 준비해야 하겠지요. 하지만, 시합을 위한 웜업은 대체로 시즌 중 큰 변화 없이 일정한 패턴과 순서를 지키면서 꼭 필요한 요소들만 포함시킨 단순한 프로그램을 진행합니다. 시도해 보지 않은 복잡한 드릴은 시합 직전 심리적 불안과 스트레스를 발생시킬 수 있기 때문에, 익숙하고 단순한 드릴로 구성된 웜업을 수행함으로써 심리적 안정과 자신감을 얻게 하는 일종의 루틴화 전략이라고 할 수 있죠.

웜업 동안 시행하는 스트레칭에는 정적(static)인 방법과 동적(dynamic)인 방법이 있습니다. 말 그대로 근육, 힘줄, 인대와 같은 연부조직을 '움직임 없이 고정된 자세로 신장시킬 것인가(정적)', '능동적인 동작을 통해 신장시킬 것인가?(동적)'에 관한 개념적인 차이가 있습니다. 최근에는 훈련이나 경기 전에 근육의 운동 수행 능력의 보존을 위해서는 동적인 스트레칭이 더 타당하다는 과학적인 근거가 꾸준히 발표되고 있지요. 정적인 스트레칭이 부상 예방에 효과적이라는 주장은 근거가 빈약하다는 의견이 나오고 있긴 하지만, K리그 혹은 EPL과 같은 실제 축구 현장에서는 이 두 가지 형태의 스트레칭이 적절히 혼용되고 있습니다.

축구 선수들의 웜업 중 평균 심박수(Mean heart rate)는 최대 심박수(Maximal heart rate)의 50~60%의 강도지만, 연습을 위한 웜업과는 달리 시합 전에는 고강도 활동에 적응시키기 위한 목적으로 심박수를 의도적으로 최대 심박수의 90~100%까지 순간적으로 끌어올리기도 해요. 예를 들어 15~20m의 전력 질주(sprint)를 계획했을 경우, 2~3회 반복 정도면 충분하다고 볼 수 있습니다.

축구 선수를 위한 이상적인 웜업 기간은 20~25분 정도라고 알려져 있으나, 10분~30분 동안 진행하는 것이 일반적입니다. 근육 온도를 높이는 관점에서 최소한 10분 이상은 지속해야 하는 것이 정설로 여겨집니다. 하지만, 반드시 팀 상황이나 선수들의 상태, 날씨 혹은 기온을 고려하여 선수들이 지치지 않도록 탄력적으로 적용할 필요가 있죠. 웜업과 본운동 사이의 시간이 길면 웜업으로 얻은 효과를 잃을 수 있기 때문에, 웜업 운동 시기를 잘 고려해야 합니다.

이와 같은 웜업의 목적과 효과에 관한 체계화된 논리에도 불구하고, 최근 연구는 이 이론을 지지했던 그동안의 과학적인 근거들이 부실하거나 제대로 된 연구가 매우 드물었다는 주장을 제기하고 있습니다. 하지만, 이러한 논란은 웜업 무용론이라기보다는 기존의 방법을 재고찰하려는 노력이자 더 나은 경기력 향상을 위한 생산적인 연구의 밑거름이 되고 있다고 볼 수 있습니다.

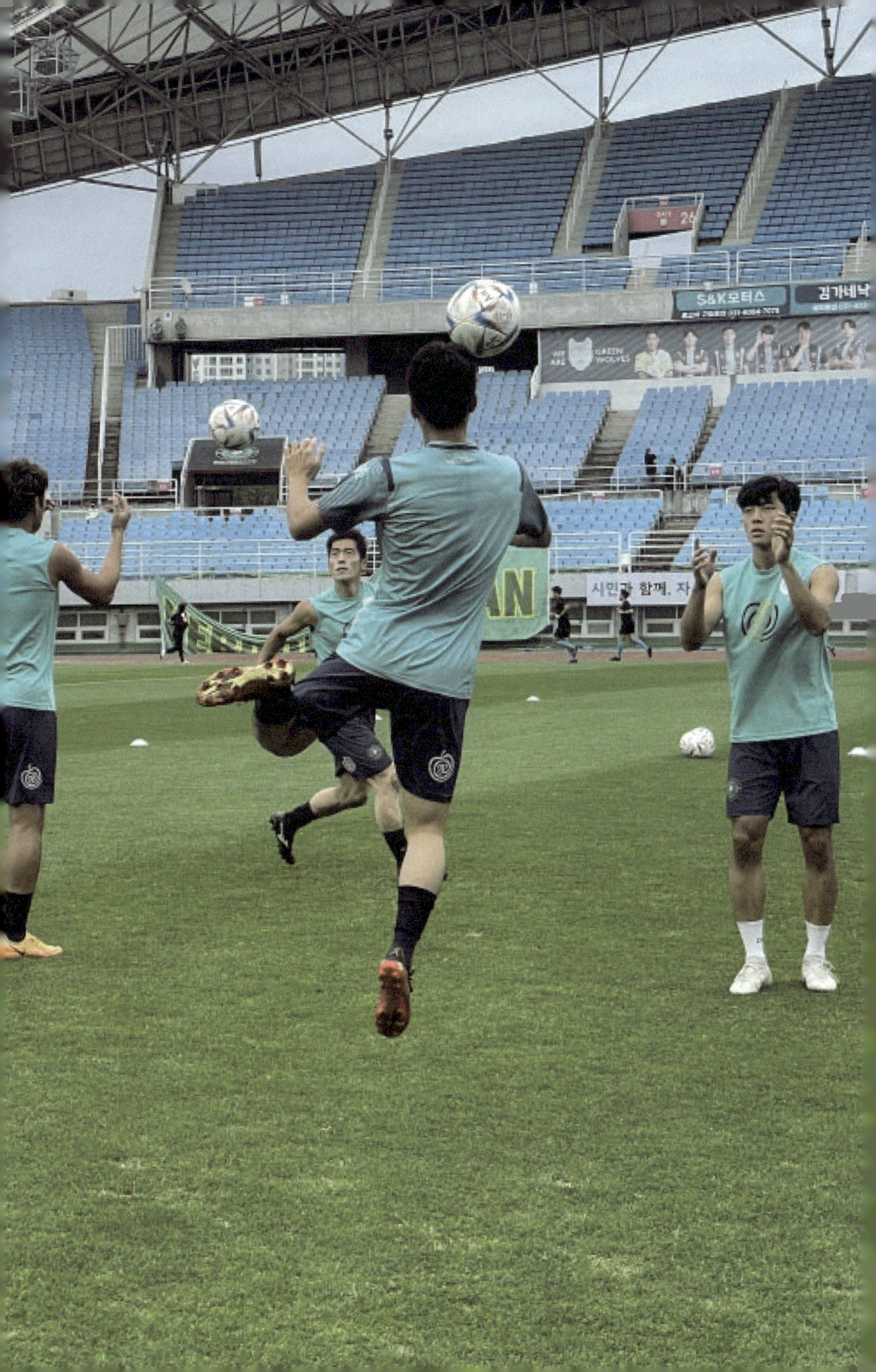
S&K모터스

2. 미니 게임, 그 자체가 체력 훈련

축구는 한 가지 신체 능력만 끌어올려서 잘할 수 있는 게 아닙니다. 그렇기 때문에 체력 훈련도 복잡할 수밖에 없죠. 축구 체력 훈련은 근력, 유산소 지구력, 스피드, 민첩성, 파워, 스피드 지구력 등과 같은 다양한 체력 요인을 포함하는 복잡한 통합 작업을 해야 합니다. 최근에는 유산소성 체력을 발달시키기 위한 방법들이 스포츠 과학계에서 주목을 받고 있습니다. 전통적으로 축구 선수들은 경기 중에 필연적으로 발생하는 고강도 활동에 대한 고려 없이 중등도 강도에서 지속적으로 달리는 훈련을 반복해 왔죠. 하지만, 엘리트 수준의 선수들은 경기 중 약 1,200회 정도 다양한 고강도 동작들(스프린트 30~40회, 방향 전환 700회, 태클 30~40회)과 함께 2~3㎞ 고강도 달리기를 순서 없이 간헐적으로 수행합니다. 그렇기 때문에 중간 강도의 지속적인 달리기와 같은 단조로운 패턴의 훈련은 선수들이 실전에서 필요한 간헐적인 고강도 운동 수행 능력을 충분히 발전시킬 수 없습니다.

이런 관점에서 최근 많은 연구들은 체력 훈련 방법의 하나로 스몰-사이드-게임(small-sided-game, 이하 미니 게임)에 초점을 맞춰 왔죠. 미니 게임을 통해 기술 훈련을 체력 훈련에 통합시켜 선수들이 고강도에서 볼 테크닉은 물론 체력을 향상시킬 수 있다고 믿었습니다. 그리고 볼이 훈련에 포함되면 선수들이 체력 훈련을 수행하려는 의지가 더 강해지는 것처럼 보였죠. 그래서 몇몇 연구자들이 미니 게임이 축구 선수들에게 체력 훈련으로서 효용성이 있는지를 입증하기 위한 연구를 시행했습니다.

2006년 이탈리아 임펠리체리(Impellizzeri) 박사 그룹은 14명의 엘리트 주니어 축구 선수들을 대상으로 최대 심박수의 90~95%의 고강도로 4분 운동+3분 휴식을 4회씩, 주 2회 미니 게임을 시행한 후 인체의 생리적 반응을 테스트했습니다. 12주 훈련 후, 선수들은 최대 산소 섭취량이 7%

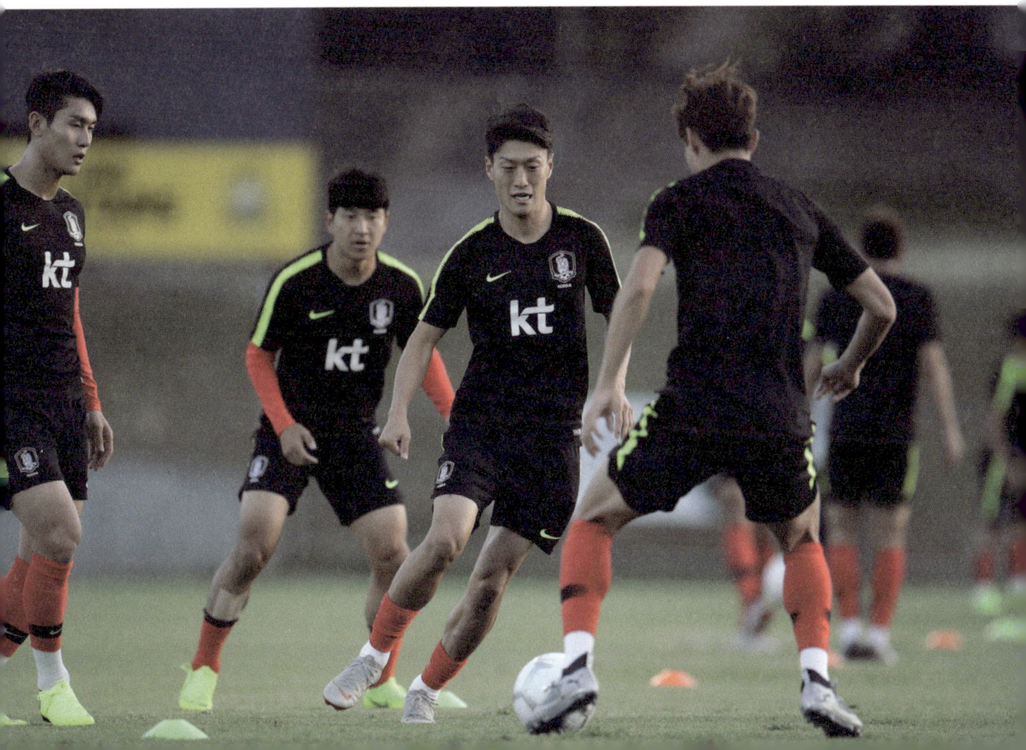

향상되었고, 정해진 속도에서의 젖산 역치도 9.7% 증가하였으며, 젖산 역치에서의 산소 섭취량 역시 10.8% 향상됐다는 결과가 나왔습니다. 축구 경기 중 운동 수행 능력도 향상됐는데, 전체 이동 거리는 4.2%, 고강도 활동 거리도 25% 좋아졌지요. 축구 전문 테스트 수행 속도도 15% 빨라졌어요. 미니 게임을 이용해 고강도 인터벌 훈련을 시행한 다른 연구들에서도 이와 유사한 결과들이 일관성 있게 보고되고 있습니다.

시즌 중에는 일주일 동안 2-3 경기를 하는 일정도 적지 않기 때문에 미니 게임 형식의 훈련을 실행하기 위해서는 경기 일정을 고려해서 훈련 강도와 빈도를 결정해야 하지요. 그래서 2007년, 덴마크의 옌센(Jensen) 박사 연구팀은 시즌 중에 주 1회만 미니 게임을 이용한 고강도 훈련을 할 경우 선수들에게 어떤 현상이 발생하는지에 관해 연구했습니다. 엘리트 축구 선수 16명이 주 1회, 2~4분 동안 고강도 인터벌 미니 게임을 12주에 걸쳐 훈련시켰더니, 최대 산소 섭취량은 5.7% 증가됐고, 회복 능력과 반복 스프린트 피로 지수는 각각 15%, 20%씩 향상되는 놀라운 결과를 보였습니다. 이 데이터는 미니 게임을 고강도로 주 1회만 시행하더라도 충분히 생리적인 운동 수행 능력을 향상시킬 뿐만 아니라, 기술적인 면에서 경기력 향상으로 연결될 수 있음을 보여 주고 있습니다.

연구를 통해 미니 게임이 선수들의 체력 훈련에 효과적임이 입증되었지만, 미니 게임을 진행할 때 몇 가시 고려해야 할 점이 있습니다. 먼저, 선수 수가 많을수록 더 적게 뛰면서 볼터치 수도 줄어들기 때문에 훈련 목적에 맞는 팀당 선수 수를 결정해야 합니다. 또, 동일한 선수 수로 훈련할 경우 운동장이 클수록 선수들에게 더 큰 부하가 걸리기 때문에 계획된 강도에 맞는 운동장 면적도 고려해야 합니다. 미니 게임의 룰에 따라서도 운동 강도 차이가 발생하는데, 예를 들면 1터치 플레이가 2터치 플레이에 비해 고강도 훈련에 해당하죠. 무엇보다 코칭스태프의 적극적인 독려가 미니 게임 중 훈련의 질을 결정하는 가장 중요한 변수가 될 수 있습니다. 즉, 축구 전문 체력 향상을 위한 미니 게임은 이와 같은 요소들을 각각 적절하게 조합해야 특정 훈련 세션의 목적에 부합하는 운동 부하를 조절할 수 있습니다.

결론적으로, 미니 게임은 그 자체로 축구 전문 체력 훈련으로 이용하기 좋은 방법이라 할 수 있습니다. GPS와 영상 트래킹 시스템 등과 같은 경기력 분석 기술들을 활용해 팀이나 개별 선수의 운동 패턴을 분석적으로 적용한 맞춤형 미니 게임 프로그램들은 보다 전문적으로 선수들의 체력을 향상시킬 수 있지요. 특히, 미니 게임은 고강도 체력 훈련에 볼을 추가한 형태로서 선수가 느끼는 심리적 힘겨움을 감소시키고, 동시에 기술적인 플레이도 가능하게 함으로써 일석이조의 효과를 얻을 수 있습니다. 하지만, 상황에 따라 볼 없이 진행하는 고강도 인터벌 런닝 등과 같은 훈련 자극도 병행해야 미니 게임의 산만함을 보완할 수 있음을 기억하세요.

3. 손흥민처럼 골 넣으려면, 스피드 훈련

손흥민은 한국과 아시아를 넘어 유럽에서도 골 행진을 이어 가고 있습니다. 2019년 2월 16일(현지 시간) 애스턴빌라를 상대로 2골을 넣으면서 잉글리시 프리미어리그(EPL)에서 최초로 50골 이상 넣은 아시아 선수가 됐습니다. 그 후 2021/22 시즌에는 23골을 넣고 리버풀FC의 살라와 함께 EPL 공동 득점왕을 차지하기도 했습니다. 이를 통해 손흥민은 아시아 선수는 조력자에 불과하다는 개념 자체를 바꿔 버렸습니다. 손흥민은 골을 넣을 수 있는 능력을 두루 갖췄는데요, 그중에서도 가장 큰 장점은 속도입니다. 손흥민을 상대하는 수비수는 모두 엄청난 속도를 버거워하죠. 슈팅할 수 있는 공간으로 치고 나가는 순간, 속도가 워낙 빠르다 보니 수비수는 미리 예측해 막는 수밖에 없습니다, 손흥민은 양발을 쓰기에 이마저도 쉽지 않지만요. 한 가지 확실한 것은 손흥민의 골은 드리블 돌파나 공간 침투 등과 같이 빠른 스피드를 이용한 움직임으로부터 비롯됐다는 점입니다. 손흥민 선수의 스피드는 2020년 FIFA에서 세계 최고의 멋진 골로 선정돼 '푸스카스 상'을 받은 번리FC를 상대로 득점하는 장면에서 잘 보여집니다. 폭발적인 스피드로 70m를 드리블로 질주하면서 상대 선수 6명을 따돌리고 골을 기록했으니까요.

실제로 손흥민 선수가 활약했던 분데스리가에서 2007/2008 시즌 후반기에 나온 429골 상황을 비디오를 이용해 분석한 연구에서 결정적인 공격 상황인 득점 직전이나 도움 직전 상황에서 득점 선수와 도움 선수 모두 직선 스프린트 형태의 움직임을 가장 많이 한 것으로 보고되었습니다. 득점 선수들의 직선 스프린트의 경우 75%가 볼 터치 없이 스프린팅 후 마지막 슛으로 골을 만들었고, 도움 선수들의 스프린트 중 64%는 드리블(2번 이상의 볼 터치)을 통한 직선 스프린트 후 도움을 만들어 냈

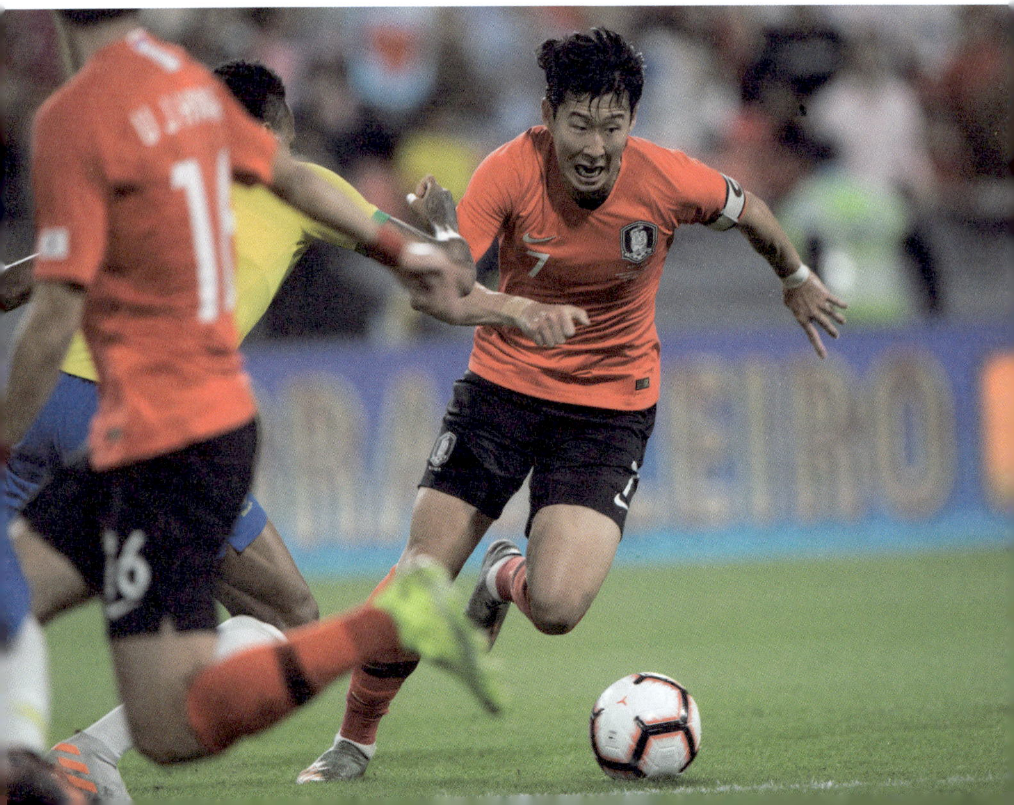

습니다(그림 2-1). 득점 상황에서 스피드와 파워를 이용한 동작들 중 약 60%는 상대 수비수의 방해 없이 수행됐죠. 방향 전환 스프린트, 점프 및

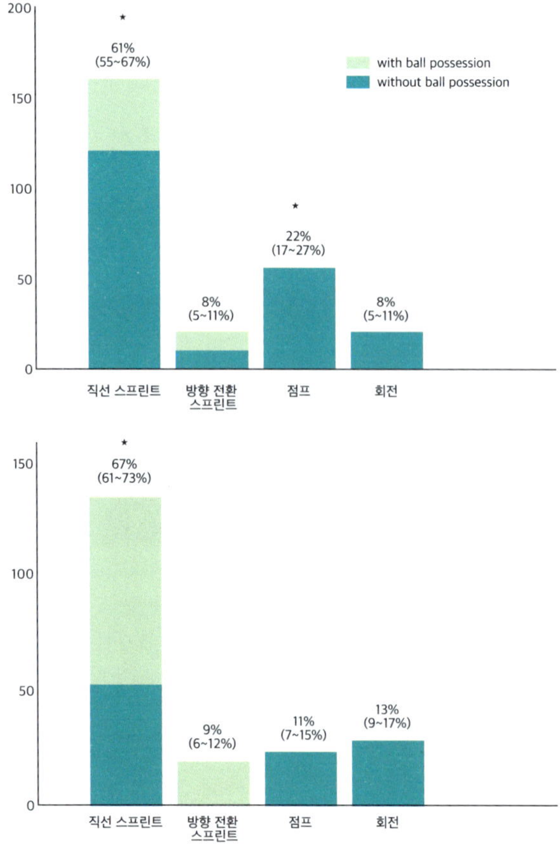

[그림 2-1] 분데스리가 득점 상황에서의 스피드와 파워를 이용한 동작의 빈도. 볼 소유 상태와 볼 비소유 상태에서의 각각의 빈도. (위) 득점 상황, (아래) 도움 상황. * 다른 항목과 통계적으로 유의한 차이(Faude & Meyer, 2012)

회전 형태의 동작들은 득점 상황에서 상대적으로 적은 빈도로 나왔습니다. 그리고 공격수와 미드필더의 득점은 직선 스프린트에 의해 각각 70%와 62% 비율로 이뤄진 데 비해, 수비수의 득점은 58%가 점프로 만들어졌어요. 도움 상황은 모든 포지션에서 직선 스프린트 동작 후에 가장 많이 나왔고요. 결과적으로 직선 스프린트는 득점이나 도움과 같은 결정적인 순간에 절대적으로 필요한 운동 수행 능력이라는 게 밝혀졌습니다.

독일 분데스리가에서 나온 분석 결과라 대표성이 떨어진다고 할 수도 있지만, 분데스리가가 아니라 잉글리시 프리미어리그를 살펴봐도 손흥민의 골이 대부분 직선 스프린트 이후 나온다는 점을 알 수 있습니다. K리그를 포함한 다른 리그 선수들에게 적용해도 직선 스프린트의 중요성은 절대 무시할 수 없습니다.

직선 스프린트는 선수들이 상대 수비로부터 벗어나 직접 슛이 가능한 공간이나 혹은 결정적인 패스를 주거나 받을 수 있는 공간으로 침투하는 가장 효율적인 수단이 됩니다. 공격수는 최단 거리를 이동하며 상대 수비수에게 마크할 시간을 최소한으로만 허용하기 때문입니다. 이는 대부분의 득점이 드리블 없이 직선 스프린트 후나, 상대 수비가 없는 상황에서 일어난 것과 같은 의미입니다. 만약 공격수가 드리블로 공을 끌거나, 상대 선수에게 적극적으로 방해받았다면 결국 움직임 속도가 떨어져 골문 앞에서 수비수가 저지할 시간이 충분해지는 셈입니다. 실제 경기 중에는 페널티 박스 부근에서 직선 스프린트 시도가 많을수록 득점 찬스를 높일 수 있다는 뜻이라고 할 수 있지요.

이 결과를 피지컬 훈련에 적용시켜 본다면, 팀 득점력 향상을 위해서는 모든 포지션 선수들을 대상으로 스피드 훈련과 파워 훈련이 필요하다는 결론을 얻을 수 있습니다. 특히, 공격수는 직선 형태의 스프린트 훈련을 통해 스피드를 최대한 살려서 공간 침투 혹은 수비수를 따돌리는 움직임을 연습해야 합니다. 미드필더 선수들은 직선 형태로 드리블 스피드를 향상시키는 훈련을 통해 도움 확률을 높일 수 있지요.

스피드(스프린트) 훈련은 훈련 목적에 맞게 뛰는 거리와 강도, 휴식 시간의 설정이 매우 중요합니다. 상대 진영에서 골을 넣기 위한 순간 침투나 돌파를 위한 가속(acceleration)력을 향상시키는 훈련은 5~10m 이내의 짧은 거리에서 10회 정도 반복합니다. 훈련의 질을 유지하기 위해 각각의 스프린트 사이에는 약 1~2분 이상 충분한 회복 시간을 주어야 하고요. 그리고 수비하다가 상대 진영으로 역습하는 질주 상황에서 상대를 따돌리며 치고 나가기 위해 최대 스피드(maximal speed)가 필요합니다. 최대 스피드를 향상시키기 위해서는 10~30m 정도의 거리를 2~3분 이상 회복 간격을 두고 5회 정도 반복하는 것이 좋습니다. 두 훈련 모두 최고의 스피드로 뛰어야 하기 때문에 훈련 중 경쟁을 통한 동기 유발이 매우 중요합니다.

4. 황희찬 같은 폭발적인 활동을 위한, 파워 훈련

현대 축구에서는 파워(순발력, power)가 매우 중요합니다. 결정적인 순간에는 항상 가속과 스프린팅 혹은 점프와 같은 폭발적인 활동이 필요하기 때문이죠. 이런 상황에서 상대 선수를 압도하려면 매우 강한 힘(근력, strength)과 함께 파워가 필요합니다. 오스트리아리그(FC 레드불 잘츠부르크)와 EPL(울버햄튼 원드러스 FC)에서 활동하는 동안 상대 골에어리어 근처에서 성난 들소처럼 돌진하는 황희찬 선수를 떠올리면 폭발적인 활동이 연상되실 겁니다. 축구에서 스피드 혹은 파워가 실린 폭발적인 동작이 승패를 결정하는 득점 상황에 얼마나 기여하고 있을까요?

독일 대표팀 주치의였던 팀 메이어(Tim Meyer) 교수 연구팀은 분데스리가에서 2007/2008 시즌 후반기에 나온 429골 상황을 비디오를 이용해 분석한 연구를 통해 다양한 스피드와 파워가 연관된 폭발적인 동작이 골 직전에 얼마나 활용되는지 분석했습니다. 득점 선수(Scoring player)

와 도움 선수(Assisting player)들이 득점 직전과 도움 직전에 각각 수행한 스피드와 파워가 연관된 폭발적인 4가지 동작(직선 스프린트, 방향 전환 스프린트, 회전, 점프)을 구분하여 각 상황별 빈도를 분석했죠. 필드 플레이에서 나온 360골 상황(429골 중 자책 골 및 프리킥, 패널티킥 상황에서 나온 골 등을 제외)에서 득점 선수들의 움직임을 분석한 결과, 62%(222골)에서 득점 직전 최소 한 가지 이상의 폭발적인 동작이 나왔습니다. 이 중 두 가지 이상의 동작을 수행한 경우도 9%에 달했죠. 도움 선수들은 필드 플레이에서 나온 322골의 도움 상황(360골의 도움 중 프리킥과 코너킥에 의한 도움 제외)에서 약 55%(176 도움)가 한 가지 이상의 폭발적인 동작과 연관이 있었고, 이 중 7% 정도는 2개 이상의 동작이 복합적으로 나왔습니다(표 1). 즉, 이 시기 분데스리가에서 나온 골 대부분은 스피드와 파워를 이용한 폭발적인 동작에서 나왔다고 볼 수 있습니다.

[표 2-1] 분데스리가 득점 상황에서 득점 선수와 도움 선수가 수행한 스피드와 파워를 활용한 동작의 빈도(Faude & Meyer, 2012)

	스피드와 파워를 활용한 동작의 수		
	0	1	>2
득점 수 (%)	138 (38%)	189 (53%)	33 (9%)
도움 수 (%)	146 (45%)	152 (47%)	24 (7%)

전통적으로 저항 운동을 통해 축구에 필요한 최대 근력을 높이려고 했습니다. 이와 같은 저항성 근력 운동(resistance strengthening training)을 하면 시작 후 첫 4~5주 내에 신경 활성화의 증가로 인해 근육 수축 시에 유도되는 최대 근섬유 수가 늘어나 근력이 향상됩니다. 이후 4~8주 후에는 근육의 비대(hypertrophy), 근육 양이 증가하여 근 수축력이 향상되는 결과를 가져옵니다. 최대 근력의 증가는 축구에 필요한 스프린팅이나 점핑과 같은 동작 수행 능력을 보다 향상시키지만, 폭발적인 파워 향상에는 효과가 제한적입니다. 왜냐하면, 파워는 근력에 스피드가 배가되어야 발휘할 수 있는 능력인 데 비해, 최대 근력은 일반적으로 관절 움직임이 느린 상태에서 발휘되는 경향이 있기 때문이죠. 최대 근력 향상을 위해 저항성 운동만 한다면 현대 축구가 필요로 하는 빠르면서도 큰 힘을 발휘하는 능력, 즉 파워(순발력)을 기대하기가 어려워집니다. 실제 훈련에서 피지컬 코치나 트레이너들이 파워 트레이닝을 매우 중요하게 다루는 이유가 여기에 있습니다.

파워를 효과적으로 향상시키려면 근력과 함께 해당 관절 움직임의 스피드를 증가시켜야 합니다. 이를 위해서는 속근섬유(fast twitch fiber)의 활성을 유도할 수 있는 훈련 방법이 필요합니다. 그중 하나가 플라이오메트릭 운동(plyometric exercise)입니다. 근육을 빠르고 짧게 신장시키면 곧바로 강력한 수축 작용이 일어나는 현상(신장-단축 사이클, stretch shortening cycle)을 이용하여 신경과 근육의 활성도를 높이는 훈련 방법입니다. 하체의 파워 향상을 위한 플라이오매트릭 운동법은 다양한 점프 동작들을 계획적으로 반복하기 때문에 주로 '점프 훈련'으로 알려져 있죠. 상체의 파워 또한 메디슨 볼을 이용한 프로그램을 통해 향상시킬 수 있습니다. 하지만, 단순한 구성의 플라이오메트릭 운동은 주로 낮은 저항을 이용하고, 특정 부위에 파워 훈련이 집중되기 때문에 그 자체만으로는 전신적인 향상을 기대하기는 어렵습니다.

기본적인 점프 운동이 하지에 국한된 근육의 신장 반사를 자극하는 파워 훈련이라면, 파워클린(Power clean)은 전신적인 대근육들을 사용해서 파워를 향상시키는 훈련입니다. 파워클린은 올림픽 웨이트리프트(역도)에서 용상(clean & jerk) 종목의 부분 동작으로서 바닥에 있는 바벨을 하체, 허리, 코어, 상체를 모두 이용하여 순간적으로 가슴까지 채어 들어올리는 운동법을 말합니다. 반복적인 훈련을 통해 상·하지와 코어 근력과 관절 스피드를 동시에 향상시켜 폭발적인 파워를 높일 수 있는 매우 효과적인 전신 운동이죠. 이 한 동작만으로도 웨이트리프팅 훈련을 통해 얻을 수 있는 효과를 상당 부분 획득할 수 있는 장점이 있기 때문에 다양한 종목에서 비교적 널리 이용되고 있습니다. 파워클린을 완벽하게 수행하기 어렵다면 부분 동작인 하이풀(high pull) 동작을 활용해도 좋습니다. 파워클린 훈련을 위한 올바른 자세와 기술은 어린 선수들도 하루나 이틀 동안의 짧은 기간 안에 쉽게 배울 수 있고, 바벨과 웨이트 디스크만 있다면 어디서나 가능하기 때문에 유용한 방법입니다.

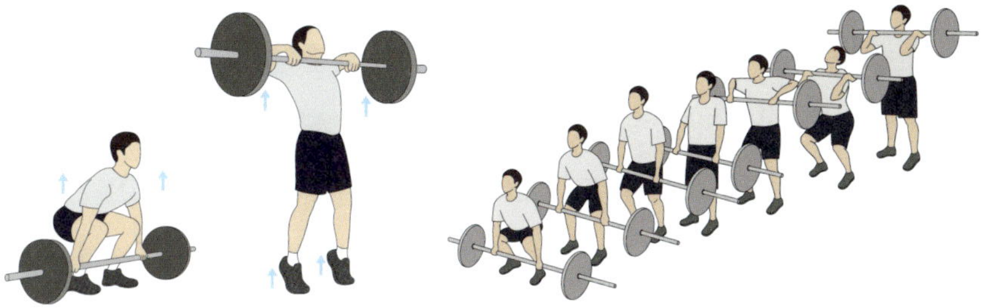

[그림 2-2] 파워 훈련을 위한 하이풀(high pull)과 파워클린(power clean) 운동

콤플렉스 트레이닝(complex training)은 파워를 극대화시키기 위해 기존의 저항성 근력 운동과 플라이오메트릭 운동을 병합하는 운동입니다. 즉, 근력 운동과 점프 운동을 시차를 두고 순차적으로 이끌어 내는 운동이죠. 콤플렉스 트레이닝에서 가장 중요한 것은 근력 운동과 플라이오메트릭 운동에 참가하는 근육군을 동일하게 일치시켜야 한다는 점입니다. 예를 들어, 하지의 파워를 키우기 위해 이 훈련법을 계획한다면 최대 근력 운동으로 스쿼트(squat)를 하고 플라이오메트릭 운동으로 스쿼트 점프를 해야 하나의 콤플렉스 훈련 조합이 이루어집니다. 상지 훈련을 위한 예로는 벤치 프레스(bench press) 후에 메디슨 볼을 가슴 높이에서 던지거나(chest pass) 혹은 박수 치면서 팔 굽히기(push up with clapping)를 하는 조합을 생각해 볼 수 있어요. 훈련 강도의 적용은 일반적인 근력 훈련을 할 때와 비슷합니다. 저강도 콤플렉스 훈련은 저중

량 × 고반복으로 주로 어린 선수들이나 처음 플라이오메트릭 훈련을 시작하는 선수들에게 적합하고, 고강도 운동은 고중량 × 저반복으로 숙련된 선수들에게만 적용할 수 있습니다. 콤플렉스 훈련을 통해 파워를 최대한 증가시키기 위해서는 무엇보다 운동의 질(quality)을 유지하는 것이 관건이죠. 즉, 선수들이 지치지 않은 상태에서 훈련 목적을 정확히 이해하고 의욕적으로 참여해야만 계획한 목적을 달성할 수 있습니다. 코치는 훈련 중간에 충분한 휴식기를 주면서 선수가 무리하지 않도록 조절해야 합니다.

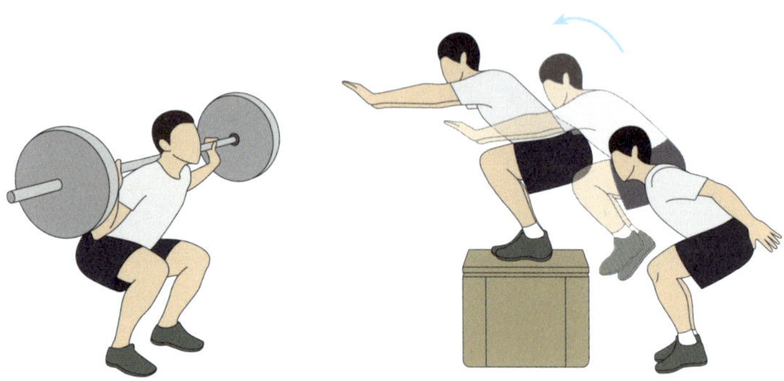

[그림 2-3] 콤플렉스 훈련 조합(예: 스쿼트 + 박스 점프)

5. 이청용처럼 방향 전환하기, 근력 훈련

이청용은 유럽 리그에서 울산현대FC로 돌아와 2022년 K리그를 제패하고, 34세의 나이로 리그 MVP를 받았을 만큼 축구 지능(football

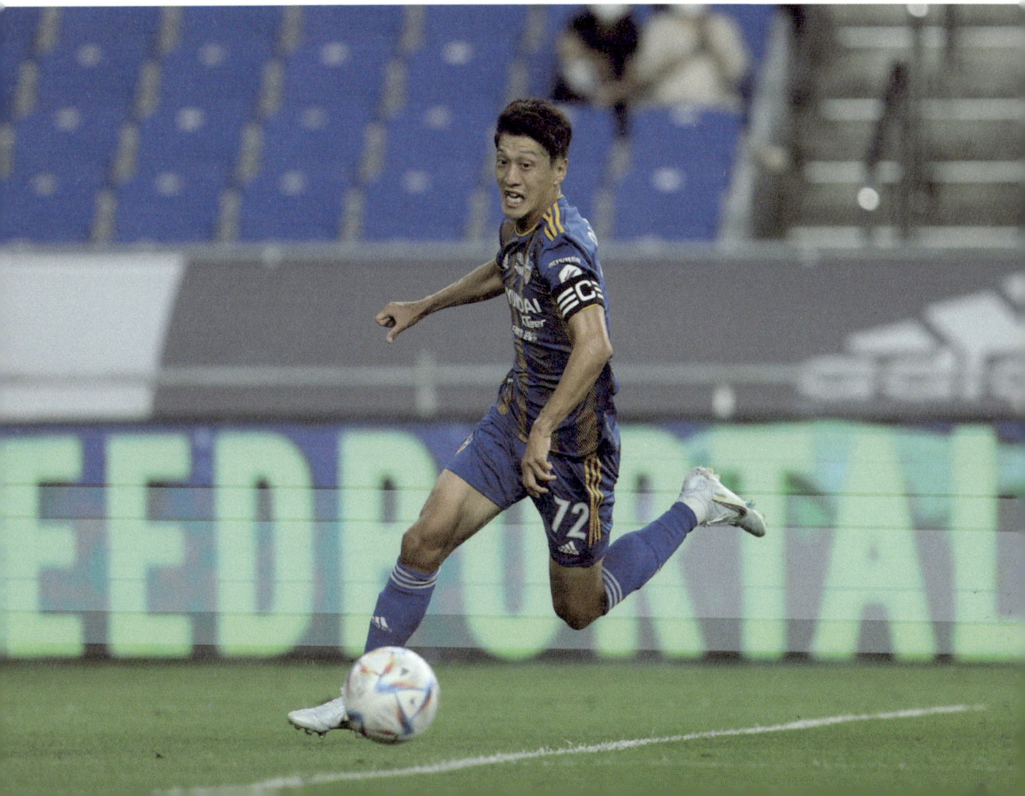

intelligence)과 기술이 돋보이는 선수입니다. EPL 볼턴 원드러스FC에서 맹활약하던 2011년 여름에 당했던 정강이뼈 골절 부상이 아니었다면 빅리그의 수준 높은 팀에서 뛸 수 있을 정도의 자질을 갖추고 있다는 평가를 받을 정도였죠. 이청용은 손흥민처럼 폭발적인 스프린트 능력을 가지고 있는 선수는 아니지만, 아직까지도 경쟁력을 유지할 수 있는 이유가 있습니다. 그것은 바로 상대 수비수의 예측을 불허하는 돌파 능력입니다. 이청용은 타고난 빠른 가속력과 스피드에 순간적인 방향 전환(change of direction)을 더해 상대 문전에서 끊임없이 위협적인 기회를 만들어 냅니다. 전성기 시절에는 수비에서 공격으로 전환할 때 볼을 소유한 상태에서도 경기 속도를 떨어뜨리지 않고 상대를 따돌리는 드리블 능력이 엄청났었죠.

축구 경기 동안 선수들은 일정한 페이스를 유지하기보다는 수시로 가속과 감속을 불규칙하게 반복하면서 팀 경기 속도를 조율하거나 상대팀 플레이를 방해합니다. 스프린트, 빨리 달리기, 조깅, 점프, 착지, 태클 등을 포함해 경기당 약 1,300회 이상의 동작 변화가 일어나는 이유죠. 특히, 경기 중 공격수들은 단조로운 직선적 움직임보다는 예측할 수 없는 방향으로 움직임을 전개해야 수비 라인을 돌파하고 결정적인 장면을 만들 확률이 높아집니다. 물론 수비수는 공격수의 방향 전환에 대처할 수 있어야 위험 상황을 줄일 수 있지요.

신속하게 방향을 바꿔 다음 목적지로 가속하는 기술은 수비수와 공격수 모두에게 경기력을 결정짓는 매우 중요한 체력 요소이자 경기를 풀어 나가는 개인 전술입니다. 이는 실전에서 매우 유용한 개인 능력이기 때문에 유스 선수 시절에 반드시 발달시켜야 하는 기술적 체력 요소입니다. 전성기 때의 이청용은 측면 공격수로서 가장 모범적인 방향 전환 능력을 소유하고 있다고 할 수 있죠.

이청용처럼 유스 선수들이 방향 전환 능력을 향상시키기 위해서는 근력 운동이 매우 중요합니다. 근력 훈련이 축구 선수들의 방향 전환 능력 향상에 미치는 효과는 독일 프랑크푸르트 괴테대학에서 2013년 발표한 연구에 잘 나와 있습니다. 먼저 주 3~4회 정기적으로 전문 축구 훈련을 시행하는 112명의 프로팀 산하(U-20, U-18, U-16) 엘리트 축구 선수들을 두 그룹으로 나누고, 그중 한 그룹만 주당 이틀간 근력 훈련을 추가적으로 시행했습니다. 근력 훈련 그룹의 웨이트 트레이닝 프로그램은 〈백 스쿼트〉, 〈프론트 스쿼트〉, 〈벤치 프레스〉, 〈데드 리프트〉, 〈넥 프레스〉, 〈스탠딩 로우〉, 〈코어 운동〉으로 구성됐습니다. 올바른 웨이트 리프팅 테크닉 훈련을 포함해 시기별로 주기화하면서 4~10회 × 3~5세트 양으로 점진적인 방법으로 진행하였으며, 참가 선수들을 2년간 추적 관찰하면서 근력 및 방향 전환력의 변화를 관찰했지요.

연구 결과, 근력 훈련을 진행했던 모든 선수들은 상체·하체 근력이 모두 향상됐고, 특히 15세 이하에서 근력 훈련을 시행한 선수들의 경우 3배 가까이 향상된 결과를 얻었습니다. 방향 전환력 변화 역시 뚜렷했습니다. 모든 연령대에서 근력 훈련을 시행했던 그룹에서 평균 5~10% 향상되었고, U-16 선수들의 경우 약 0.1~0.3초가량 방향 전환 속도가 빨라진 결과를 보였죠. 이 연구에서 또 하나 흥미로운 결과는 2년간 근력 훈련을 지속적으로 시행한 선수들의 방향 전환력은 1·2부 프로 선수들의 결과와 비교해서 비슷하거나 조금 더 나은 것으로 나타났다는 겁니다. 반면, 근력 훈련을 시행하지 않은 그룹에서는 근력이나 방향 전환력 향상이 나타나지 않았죠. 상대보다 항상 한 발 더 앞서야 경쟁 우위를 점하는 축구 경기에서 0.1~0.3초의 방향 전환력의 변화는 방향 전환 후 수 미터 앞설 수 있는 기회가 생긴다는 걸 의미합니다. 이런 변화는 공격수에게는 이청용처럼 상대 수비를 따돌려 득점 기회를 만들 수 있고, 수비수에게는 쉽게 공격수를 차단할 수 있는 능력을 향상시킬 수 있습니다.

소개해 드린 연구에서처럼, 근력 훈련으로 얻어진 방향 전환력 향상 효과는 단순 근력 증가와 함께 신경 근육계의 추가적인 변화들로 인해 민첩성, 동작 수행 기술, 반응 시간 등의 변화가 동시에 발달했기 때문으로 볼 수 있어요. 타 연구에서 근력 훈련으로 입증된 스피드 향상, 점프력 향상, 킥 속도 향상, 부상 예방 등과 같은 효과들과 함께 고려한다면, 유·청소년 선수들에게 적절한 근력 훈련은 꼭 필요하다는 결론이 나옵니다. 다만 유소년 선수들에게 근력 훈련을 도입할 때 먼저 부상 예방을 위해 올바른 웨이트 리프팅 기술 습득과 함께 웨이트 훈련 중 지도자의 관리 감독이 꼭 필요합니다.

6. 메시의 재활 운동법, 모래사장 훈련

리오넬 메시(파리생제르망)가 FC 바르셀로나에서 뛰던 시절 부상 회복을 위해 모래사장에서 재활 훈련을 하는 영상이 화제를 모은 적이 있습니다. 스페인 프리메라리가에서 뛰던 메시는 2019/2020 시즌 준비를 위한 프리시즌 훈련을 시작하자마자 종아리 근육 파열을 당했고, 개막전 출전을 건너뛰고 다음 경기에 복귀하기 위해 막바지 재활에 열중하고 있던 모습이었죠. 메시가 훈련하던 모래사장 훈련(sand training)은 예전부터 여러 종목의 스포츠 선수들이 즐겨 이용하는 방법이기도 합니다. 수년 전 TV 예능 프로그램 '우리 동네 예체능'에서 배드민턴 국가 대표팀이 전용으로 이용하는 모래사장 훈련장이 소개되기도 했고요. 축구는 스프린트, 점프, 턴, 태클, 헤딩 등과 같이 하체의 근골격계나 신경계에 부하가 심하게 걸리는 고강도 활동을 간헐적으로 반복해야 하기 때문에 선수들의 체력 향상이나 부상 예방 등의 목적으로 종종 모래사장을 이용하고 있습니다. 국내 축구계에는 브라질 출신 피지컬 코치들이 프리시즌 기간 중에 전문적으로 활용하면서 그 가치가 알려져 왔습니다. 알툴 전 제주유나이티드 감독은 정기적으로 서귀포 중문해수욕장에서 런닝과 점프 등을 포함한 훈련 프로그램을 통해 만족할 만한 체력 향상 효과를 경험했다고 공개적으로 밝히기도 했지요. 인천유나이티드를 이끌었던 장외룡 감독의 경우도 간헐적인 모래사장 훈련을 선호하는 편입니다. 최근 K리그에서는 전북현대가 클럽하우스 한 켠에 전용으로 사용할 수 있는 모래사장 훈련 시설을 도입해서 활용하고 있기도 합니다. 바르셀로나를 비롯해 국내외 팀들이 선수들을 모래사장에서 운동을 시키는 데는 그럴 만한 충분한 이유가 있습니다.

효과 1: 더 많은 운동 에너지 소모

모래사장에서의 운동은 잔디 등과 같이 비교적 딱딱한 표면 위에서의 운동보다 인체에 더 많은 부하가 걸립니다. 일반적으로 모래와 잔디 위에서 8~11㎞/h의 동일한 속도로 뛸 경우, 모래사장에서는 잔디 구장에서보다 유산소 에너지의 약 1.5배 이상, 무산소 에너지의 약 2.5배 이상 더 많은 에너지가 소모됩니다. 또, 혈중 젖산도 잔디에서 운동할 때보다 약 2~3배 정도 더 많이 축적됩니다. 이는 부드러운 모래가 바닥을 구성해 인체의 탄성 에너지가 감소할 뿐만 아니라, 근육과 힘줄 작용의 효율성이 떨어져 운동하는 표면 바닥으로 소실되는 에너지가 많아지기 때문입니다. 즉, 불안정한 모래 표면 위에서 운동할 경우 엉덩이나 무릎, 발목 관절의 안정화를 위해 더 많은 근육과 신경계의 활성이 필요하고, 그

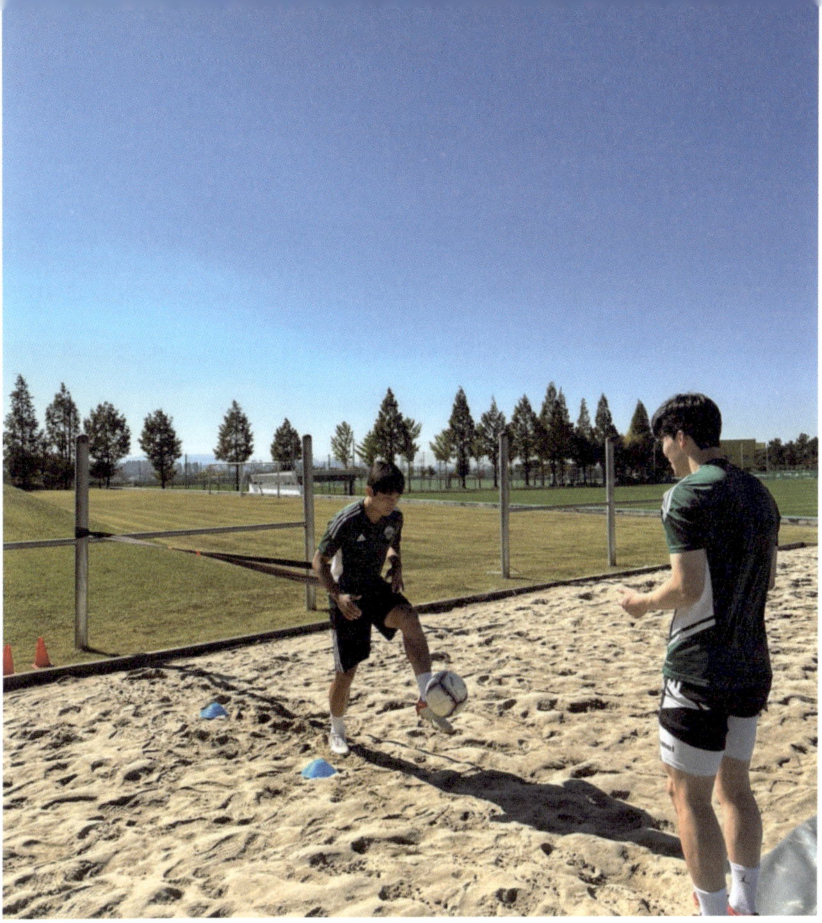

만큼 더 많은 에너지가 소모되는 것이죠. 모랫바닥에서는 느린 동작 중 발바닥이 지면에 맞닿는 시간이 증가하기 때문에 이를 보상하기 위해 몸을 지탱하는 순간에 평소보다 많은 근육이 활성화됨으로써 더 많은 에너지 소모로 이어지게 됩니다.

같은 모래라고 하더라도 모래 입자 크기, 건조한 정도, 모랫바닥의 두께 등과 같은 상태에 따라 운동에 미치는 영향에 차이가 날 수 있습니다. 그중에서도 부드럽고 마른 모래가 더 많은 에너지를 흡수하기 때문에 운동 중 에너지 소모가 많죠. 해안가와 같은 야외 모래사장에서 훈련을 계획한다면 해변으로부터의 거리 혹은 날씨에 따른 모래 상태를 면밀하게 고려해야 할 필요가 있습니다. 선수들에게 더 많은 운동 부하를 주기 위해서는 물기가 없고 마른 모래를 선택해야 하기 때문에 되도록이면 물가에서 떨어진 곳을 훈련 장소로 선택하는 것이 좋습니다.

효과 2: 스피드와 근력 강화 효과

모래사장 훈련이 선수들에게 생리적 혹은 역학적인 면에서 더 강도 높은 훈련 자극을 줄 수는 있지만, 반대로 모래가 충격을 흡수하는 특수한 성질이 있기 때문에 축구 선수들이 상대적으로 견고한 잔디 위에서 수행해야 하는 스피드와 점프 같은 체력 요소들을 발달시키기에는 다소 부적합하다는 논쟁이 있었습니다. 하지만 최근 연구에 의하면, 모래사장에서의 훈련으로도 잔디 위에서 필요한 운동 수행 능력들을 충분히 향상시킬 수 있다고 알려졌습니다.

2008년, 이탈리아의 임펠리체리(Impellizzeri) 박사 그룹은 37명의 축구 선수들을 두 그룹으로 나누고 각각 모래사장과 잔디 위에서 플라이오매트릭 훈련을 3회/주 × 4주 진행하면서, 그 외 시간에는 모든 선수들이 동일하게 팀 훈련을 소화하게 했습니다. 그 결과 모래 및 잔디 구장에서 한 훈련은 모두 스프린트와 점프력을 향상시켰고, 특히 모래사장 훈련은 전체 기간 동안 운동으로 인한 근육통 발생을 줄였습니다. 모래사장에서 훈련한 그룹은 스쿼트점프력(하체 근력 지표)에서 잔디 구장에서 훈련한 선수들보다 약 2배 정도 더 크게 향상된 것으로 나타났어요.

반동을 이용한 수직 점프력(하체의 파워 지표)은 오히려 반대로 잔디 구장에서 훈련한 선수들이 모래사장에서 훈련한 선수보다 2배 이상 증가했습니다. 비교적 단단한 표면인 잔디 구장 훈련에서는 신장-단축 사이클(stretch-shortening cycle)의 발달로 파워 향상이 이뤄졌고, 탄성을 흡수하는 부드러운 모래 표면에서는 오히려 순수 근력 향상이 두드러진 결과를 얻은 것이죠. 2013년 호주의 비니(Binnie) 박사 그룹은 12명을 8주간 주 3회 훈련 중 2회를 각각 모래사장과 잔디 위에서 훈련시킨 후 20m 스프린트 능력이 향상된 것을 확인하기도 했습니다. 하지만, 모래 위에서는 패스나 슛 등과 같이 잔디 구장에서 필요한 정교한 기술 훈련을 할 수 없기 때문에 모래사장 훈련이 차지하는 훈련 비율을 적정하게 구성할 필요가 있습니다.

효과 3: 고강도 훈련 후 회복 기간 단축 효과

모래의 충격 흡수 성질은 하체가 훈련장 표면에 닿으면서 발생하는 충격을 완화시켜 줍니다. 특히 스프린트, 점프, 민첩성과 같은 고강도 활동 중 하체 근육과 힘줄에 걸리는 부하가 줄어드는 효과가 있어 운동 후 회복이 빠르다고 할 수 있습니다. 보통 운동장에 비해 고강도 훈련 다음날 발생하는 근력 저하가 더 적게 발생하며, 운동 후 발생하는 미세 근육 손상에 의한 지연성 근육통이나 염증 반응도 상대적으로 더 적은 편입니다. 이렇듯 모래사장 훈련은 잔디 구장에서 훈련할 때보다 상대적으로 훈련 다음 날 회복에 대한 부담 없이 보다 높은 운동 부하에서 운동 프로그램을 시행할 수 있다는 장점이 있습니다.

하지만, 모래사장 훈련 후 이어지는 이와 같은 현상들은 자칫 컨디셔닝 훈련 효과를 상쇄시킬 수도 있어 주의해야 합니다. 왜냐하면, 훈련 후 자연스럽게 발생하는 미세 근육 손상과 이에 따른 근육통은 일정 시간 후 근육의 재생으로 이어지는 '훈련적응 현상'의 하나로 나타날 수 있고, 훈련 직후 일시적인 운동 수행 능력의 감소 또한 뒤이어 나타나는 과보상(super compensation)을 위한 '생리적 피로(physiological fatigue)' 과정일 수 있기 때문에 반드시 부정적이라고만 할 수 없습니다. 그래서 전체 훈련 기간 중 모래사장 훈련의 종류와 빈도 등은 장기적인 측면에서 주기화(periodisation)를 반드시 고려할 필요가 있습니다.

효과 4: 부상 예방 및 재활 훈련 효과

과사용에 의한 부상은 훈련 중 지면과의 충격이 해당 부상 부위에 누적돼서 발생하는 경우가 대부분입니다. 축구 선수는 시즌이 끝난 다음 휴식기 이후 갑자기 훈련 양이 늘어나는 프리시즌 중에는 신체적인 부하가 늘면서 과사용 증후군의 위험이 높아지는 경향이 있습니다. 모래사장 훈련은 프리시즌 중 운동 부하를 증가시키면서도 신체적인 충격을 최대한 줄일 수 있어 이용 가치가 높습니다. 달리기 위주의 훈련 프로그램을 진행할 경우, 유산소 운동 부하를 고강도로 주면서도 하체에 충격으로 인한 부상 위험을 최소화할 수 있죠. 또한, 선수들의 부상 예방의 목적으로 유용하게 이용될 수도 있습니다. 발목 관절은 잔디에서보다 관절의 사용 범위가 넓어지고 구심성(concentric) 근수축이 더 활성화되기 때문에 훈련 중 발목 인대 손상이나 종아리 근육파열과 같은 부상 예방 효과를 기대할 수 있답니다.

모래사장은 부상 이후 재활 기간에 비용 대비 유용한 재활 장비로 대체 이용될 수 있습니다. 부상 후 모래 위에서 꾸준한 훈련을 시행할 경우, 불안정한 모랫바닥 자체가 균형 훈련 장비 역할을 대신하기 때문에 전반적으로 하체의 균형 감각과 고유 수용 감각 등과 같은 기능적 회복을 가속화시킬 수 있으니까요. 또, 부상 부위에 충격을 줄이면서도 유산소 지구력을 효율적으로 유지 혹은 향상시킬 수 있다는 장점이 있습니다. 이 때문에 메시뿐만 아니라, 베일, 피케 같은 많은 선수들이 부상 후 막바지 복귀 훈련 장소로 모래사장을 택하는 것입니다.

7. 완벽한 회복을 위한 수중 훈련

첼시나 리버풀 등을 포함한 유럽 프로 축구팀들 클럽하우스에는 수영장 시설이 잘 갖춰져 있습니다. 경기 다음 날이나 훈련을 마친 선수들이 자연스럽게 물속에 몸을 담글 만큼 축구 선수들의 수영장 이용이 보편화되어 있죠. 국내에는 아직 수영장 시설까지는 아니지만, 최근 완공된 전북현대 클럽하우스는 수중 트레드밀과 같은 훈련 시설을 갖췄습니다. 그리고 대표팀을 중심으로 프로팀들은 선수단의 체력 상태 관리 차원에서 점차 수중 훈련을 늘리고 있습니다. 특히 각급 대표팀은 토너먼트 기간 중 숙소 내 수영장을 적극 활용해 주로 선수들의 체력적인 회복을 돕고 있죠.

수영장에서의 수중 훈련은 지상 훈련에서는 절대 기대할 수 없는 효과를 나타냅니다. 바로 물이 가지는 부력(buoyancy), 수압(hydrostatic pressure), 저항성(resistance), 층류(laminar flow) 등의 고유한 특성들과 수중에서 나타나는 인체의 생리적 반응 때문이죠.

물이 가진 특성과 운동에 미치는 영향

부력은 물이 가지는 대표적 특성으로, 우리 몸을 수면으로 떠오르게 하는 힘으로 중력과 반대 방향으로 작용하여 물속에서 체중을 감소시키는 역할을 합니다. 성별이나 개인에 따라 차이가 있지만, 일반적으로 신체 중 골반 부위와 어깨까지 물에 잠기면 각각 전체 체중의 46%와 92%까지 감소하게 됩니다. 충분한 부력을 받는 수중 운동은 근육의 동심성(concentric, 근육이 짧아지는) 수축만이 주로 일어나는 특징이 있습니다. 물 밖 지상 훈련과는 다른 방식으로 근육 강화를 할 수 있습니다. 따라서 지상 훈련 중 원심성(eccentric, 근육이 길어지는) 수축으로 인해 발생하는 운동 후 근육통은 거의 나타나지 않습니다.

수중 운동 중에는 공기보다 높은 물의 점도와 불규칙한 물 입자의 흐름에 의해 형성되는 난류(turbulent flow) 때문에 신체 움직임이 진행하는 반대 방향으로 저항력이 발생합니다. 따라서 같은 동작이라도 움직이는 속도를 빠르게 하거나 보조 장비를 사용해 이 성질을 증가시킴으로써 운동 강도를 높일 수 있죠. 이와는 반대로 신체 움직임과 같은 방향으로 이동하는 물 입자가 만드는 층류는 진행 중인 운동을 훨씬 수월하게 만들기도 합니다. 그렇기 때문에 부상 후 수중에서 진행하는 재활은 물속 층류의 도움으로 물 밖에서는 진행하기 어려웠던 동작들을 쉽게 수행할 수 있는 장점이 있습니다.

수압은 물의 중량 때문에 나타나는 특성으로 물속에 잠긴 신체의 모든 표면에 작용합니다. 수압은 흉곽을 확장시키는 호흡근에 저항으로 작용하기 때문에 가슴 부위까지 물에 잠길 경우 전체적으로 호흡 기능이 3~5%까지 저하됩니다. 수압에 의한 신체의 체액 순환이 향상되고 심장으로 들어오는 혈류가 약 200㎖ 정도 증가하면서 1회 심박출량(stroke volume)이 많아져, 분당 심박출량(cardiac output)이 30~35%까지 증가하게 됩니다. 이 때문에 수중 훈련은 지상 훈련에 비해 상대적으로 분당 심박수가 15~20회 정도 낮아지게 되므로 수중 운동의 강도를 모니터할 때 이 사항을 반드시 고려해야 합니다.

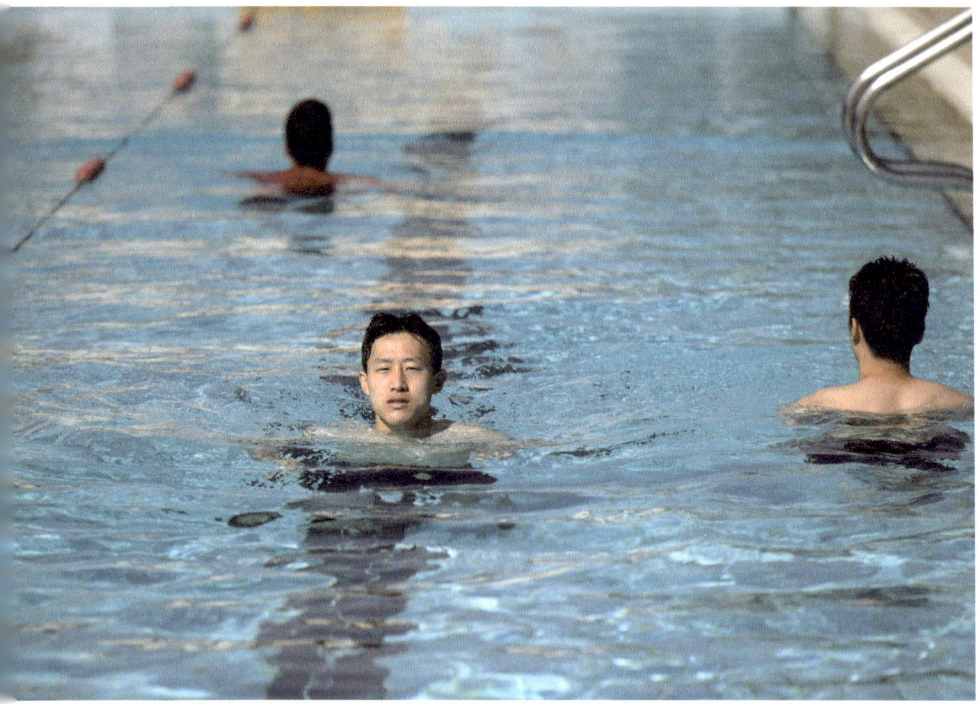

축구 선수들을 위한 적용

수중 훈련은 축구 선수들이 경기나 고강도 훈련 후 회복을 위해 가장 흔히 활용되고 있습니다. 경기나 고강도 훈련에서 선수들은 스프린트, 가속, 감속, 점프, 킥, 태클 등과 같은 폭발적인 동작들을 수행하기 때문에 필연적으로 근육 내 에너지 고갈을 비롯해 정신적인 피로감이 상당히 큽니다. 여기에 근골격계의 충격 누적 등으로 인한 피로까지 쌓이게 되면서 선수들의 경기력이 급격히 감소하게 되죠. 이때 20~30분 정도의 가벼운 수중 훈련은 감소한 운동 수행 능력에 대한 회복 속도를 향상시킬 수 있습니다. 특히 감소된 하체 근력의 회복 속도를 증가시키고, 통증 정도를 빠르게 경감시키는 효과가 탁월합니다. 체내의 대사 산물을 빠르게 제거하고, 연부 조직의 미세한 염증을 감소시키며, 근육의 혈액 순환을 향상시킬 수도 있고요. 특히 대회나 시즌 중에 다음 경기 전까지 충분한 휴식 시간을 확보하기 어려운 빡빡한 팀 일정에 적용한다면, 보다 신속하게 체력을 포함한 경기력을 회복시킬 수 있는 좋은 옵션이 될 수 있습니다. 그래서 FIFA에서 주관하는 월드컵과 같은 대회 중 선수단이 체류하는 호텔에는 반드시 선수들이 이용할 수 있는 수영장 시설이 구비되어 있어야 합니다.

수중 훈련은 부상 선수를 위한 초기 재활 훈련 프로그램의 하나로 수중 치료(aquatic therapy)의 형태로 적용될 수 있습니다. 부상 회복 과정 중 물 밖에서는 체중 부하가 불가능하거나 자연스럽지 못한 동작도 수중에서는 부력 때문에 부상 부위로 전달되는 충격을 최소화하면서 보다 일찍 적극적으로 시행할 수 있습니다. 수압으로 인한 마사지 효과는 부상 부위의 부종을 감소시키기도 합니다. 체중 부하의 부담을 덜어 낸 상태에서 자연스럽게 고유 감각 기능과 균형 능력을 유지 또는 회복시킬 수 있습니다. 부상 부위 때문에 근력 강화 운동에 제한적일 수밖에 없는 주변 근육들은 물의 저항과 층류를 이용해 손쉽게 운동시킬 수 있습니다. 무엇보다 부상 부위 때문에 지상에서는 제한적인 유산소 지구력 훈련을 수중에서는 다양한 아쿠아로빅 프로그램을 활용해 보다 자유롭고 적극적으로 시행할 수 있기 때문에, 부상 후 저하되기 쉬운 심폐 기능을 유지·향상시킬 수 있다는 점도 크나큰 장점 중 하나입니다.

수중 훈련은 건강한 선수들의 체력 훈련 목적으로도 활용할 수 있습니다. 현실적으로 체력 훈련을 전적으로 수중에서 모두 진행할 수는 없지만, 계획성 있게 정식 훈련 일정에 포함시킨다면 충분히 지상 훈련 효과를 얻을 수 있습니다. 특히, 고강도 수중 훈련 프로그램을 활용하면 건강한 선수도 심폐 기능을 강화할 수 있죠. 주요 체력 훈련 프로그램의 질적인 수준을 유지하면서도 팀의 훈련 분위기를 전환하고 싶다거나, 훈련 도중 발생할 수 있는 부상 위험을 최소화하면서 운동 후 근육통 발생에 대한 부담 없이 훈련 강도를 높게 유지하고 싶다면 수중 운동이 딱입니다.

이외에도 물을 이용한 수없이 많은 이용 방법과 효과들이 있지만, 수중 훈련은 사실 생각보다 쉽지 않습니다. 먼저, 한 팀의 모든 선수들이

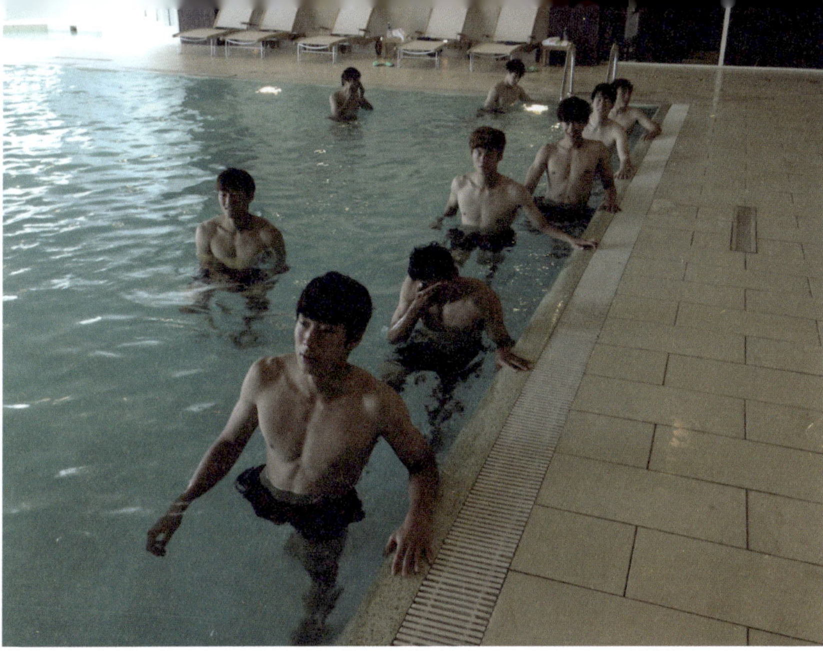

효과적으로 훈련하기 위한 가까운 곳의 수영장 확보가 쉽지 않죠. 비교적 짧은 시간 동안 진행될 운동을 위해서 먼 곳까지 훈련 장소를 이동해야 하는 불편함이 생길 수 있다는 것도 단점입니다. 무엇보다 제대로 된 운동을 하려면 물 밖에서와는 전혀 다른 운동 메커니즘을 이해하는 동시에 축구에 적용시킬 훈련 프로그램을 준비해야 하기 때문에 어느 정도 전문 지식도 필요합니다.

정리하면, 물은 부상 선수를 포함한 모든 선수들과 코치들에게 어떤 형태로든 또 하나의 유리한 훈련 옵션이 될 수 있기 때문에 그 자체만으로도 이용해 볼 가치가 충분합니다. 또, 물속에서는 신체적 피로는 물론이고 정신적 긴장도 풀리고 즐거워지는 장점도 있지요. 현재 운동장에서 하고 있는 훈련이 단조롭고 지루하다고 생각된다면, 훈련장에서 가까운 수영장을 찾아 가볍게 물놀이 형태로 수중 훈련을 시도해 보는 것도 좋겠습니다.

8. 쿨다운(웜다운), 운동 후 정리 과정

축구에서 경기나 훈련 전에 시행하는 웜업(warm up)은 이제 별다른 이견 없이 당연히 해야 하는 훈련의 일부로 받아들여지고 있습니다. 반면 경기나 훈련 후에 시행해야 하는 쿨다운(cool down)의 필요성에 관한 인식은 상대적으로 낮은 편입니다. 대표적인 예가 2007/2008 잉글리시 프리미어리그 경기 후 맨체스터 유나이티드 선수들과 첼시 홈구장 관리인과의 물리적인 충돌입니다. 경기 후 쿨다운을 하고 있던 맨유 선수들과 이를 못마땅하게 여긴 첼시 홈구장 관리인이 충돌한 것은 쿨다운에 대한 일반적인 인식이 얼마나 떨어지는지를 나타내는 극단적인 예라고 할 수 있죠. 물론 첼시 직원에게 홈에서 패한 분한 감정이 개입되었을 수도 있었겠지만, 경기 후 선수들의 쿨다운이 스탬퍼드 브릿지의 잔디 관리보다 중요하지 않다고 생각했다는 증거이기도 합니다.

축구에서 쿨다운은 독일 대표팀이 1970~1980년대 월드컵이나 유러피언컵(현 UEFA 챔피언스리그)에서 선보였습니다. 이후 잉글랜드에서는 프로팀보다 유스아카데미 팀이 먼저 도입하여 시도했지요. 웜업의 반대 개념 운동으로 상승한 체온을 내린다는 의미로 웜다운(warm down)이라는 용어가 종종 쓰이기도 하지만, 통상 쿨다운이라는 용어가 대표적으로 사용되고 있습니다. 국내 축구계에서는 쿨다운이 언제부터 시행되어 왔는지 알려진 바가 없어요. 현재 국내외 리그의 많은 팀들이 쿨다운을 대체로 시행하고 있으나, 유럽의 톱 클럽들 중에도 경기나 훈련 후 시행하지 않는 팀들도 적지 않습니다. 경기가 끝난 후에 선수단 이동이나 팬 세리머니 등에 밀려 이 과정을 생략하는 경우도 흔합니다.

쿨다운의 생리적 효과

격렬한 운동 후에 시행하는 쿨다운은 전신의 혈류 순환을 촉진시켜 운동 중 근육 위주로 집중되었던 혈액을 타 장기로 재분배해 주는 효과

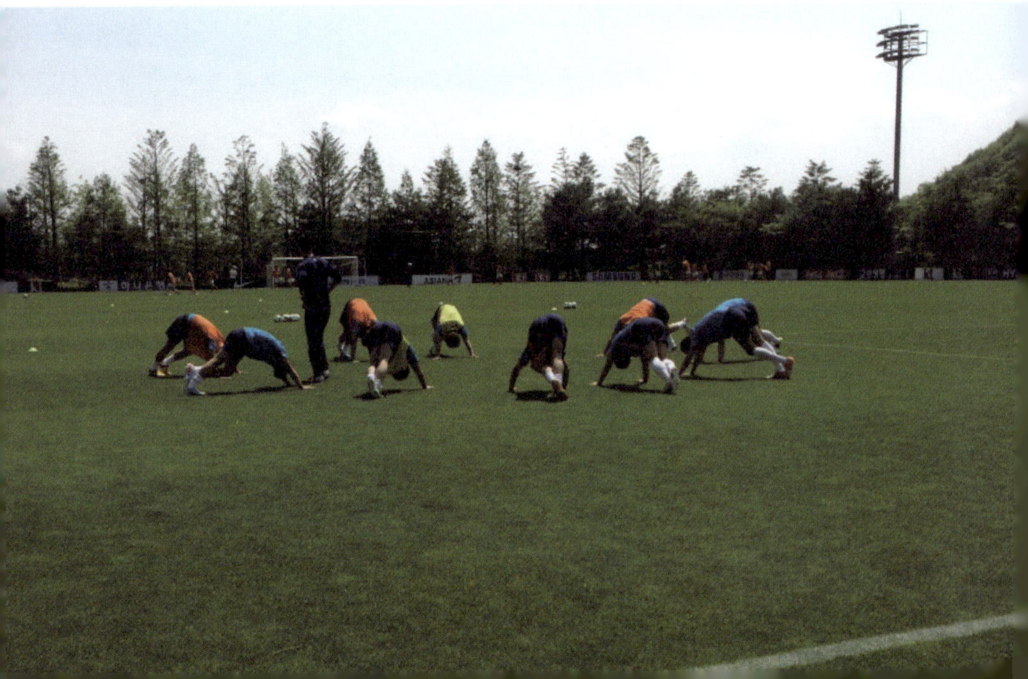

를 나타냅니다. 또, 운동하는 동안 체내에 축적된 대사 산물을 보다 빨리 제거시키는 등 체내 항상성(homeostasis) 회복을 빠르게 하는 효과도 냅니다. 예를 들어, 운동 후 높아진 혈중 젖산 농도는 적극적인 쿨다운에 의해 보다 빠른 속도로 감소된다는 보고가 있습니다.

축구 경기 후에는 평균 2℃ 이상 체온이 상승하고, 운동이 끝난 후에도 중심 체온이 수 분 이상 상승된 상태가 유지됩니다. 또한 축구와 같이 격렬한 운동 후에는 면역 기능이 4~6시간 정도 저하된 상태가 되죠. 이때 쿨다운은 높아진 체온을 서서히 지속적으로 감소시켜 면역력 저하에 따른 감염 등을 예방하는 역할을 해 줍니다. 춥거나 바람이 많이 부는 날씨에는 격렬한 운동 후 갑자기 활동이 멈췄을 경우 체열 생성이 급격히 중단되면서 급격한 체온 감소가 나타나 감기에 걸릴 가능성이 높아지기 때문에 쿨다운을 통해 이를 예방할 수 있습니다.

축구 경기 후에는 혈중 카테콜아민(catecholamine)이 상승하기 때문에 중추 신경계의 활성이 증가되고, 이로 인해 각성된 상태가 지속돼 잠자기가 어렵습니다. 이때 쿨다운은 활성화된 신경계 활동을 완화해 줌으로써 경기 후 수면을 향상시킬 수 있는 것으로 알려져 있어요. 쿨다운 중 탄수화물이 첨가된 스포츠 드링크를 함께 마시면 진정 효과가 향상되는 효과를 얻을 수 있습니다.

쿨다운은 경기 후 저하되는 다양한 운동 수행 능력 회복에도 영향을 미칩니다. 수직 점프나 멀리뛰기 등과 같은 파워(순발력)는 물론, 30m 스프린트 테스트에서 속도와 피로도(fatigue index)를 보다 빨리 회복시키는 것으로 보고됐습니다. 경기 후 나타나는 지연성 근육통(DOMS, delayed onset muscle soreness)도 쿨다운을 할 경우 대부분 48시간 내에 사라지는 효과도 나타나죠. 일주일에 두 경기 이상을 뛴다면 쿨다운으로 회복을 효과적으로 할 수 있습니다.

쿨다운 훈련의 구성

축구 선수들을 위한 쿨다운으로는 조깅이 가장 쉽고 적용하기도 간편하죠. 조깅과 함께 종아리, 사타구니, 허벅지, 엉덩이 및 허리 근육을 위주로 하는 스트레칭을 포함하는 것이 바람직하며, 능동적 혹은 수동적 스트레칭 형태 모두 가능합니다. 하지의 정맥 혈류 순환을 향상시킬 목적으로 바로 누운 상태에서 다리 털기(shaking down) 운동을 포함하는 것도 도움이 되죠.

쿨다운의 강도는 이론적으로 최대 운동 강도의 50%를 넘지 않는 것이 바람직합니다. 왜냐하면, 최대 산소 섭취량(VO2max) 50% 이상의 운동 강도를 유지하면, 운동으로 인한 젖산 생성 양이 제거되는 양보다 많아지기 때문에 젖산이 오히려 체내에 축적되죠. 실제 국내 프로 선수들의 경우 대체로 평균 최대 심박수의 50~60% 수준으로 쿨다운을 시행하고 있습니다. 쿨다운 훈련 시간에 대해서는 논란이 있지만, 국내 프로 선수들의 경우 훈련 후에는 보통 10분간 시행합니다. 실제 경기 후에는 5~10분 정도로 짧게 하는 것이 일반적이에요. 그런데, 경기장에서 직접 경기를 관람하고 나서 주의 깊이 살피다 보면 쿨다운하는 선수들과는 달리, 고강도로 뛰고 있는 몇몇 선수들을 간혹 볼 수도 있을 겁니다. 짧게 교체 출전했거나 출전하지 못하고 벤치에서 대기하던 선수들인데요, 경기에서 뛰지 못해서 발생하는 부족한 운동 부하를 짧고 강한 운동으로 채우고 있는 모습이죠. 대부분의 팀들은 경기 다음 날 선발 출전했던 선수들은 회복 훈련을 진행하고, 벤치 멤버들은 고강도 훈련을 하면서 컨

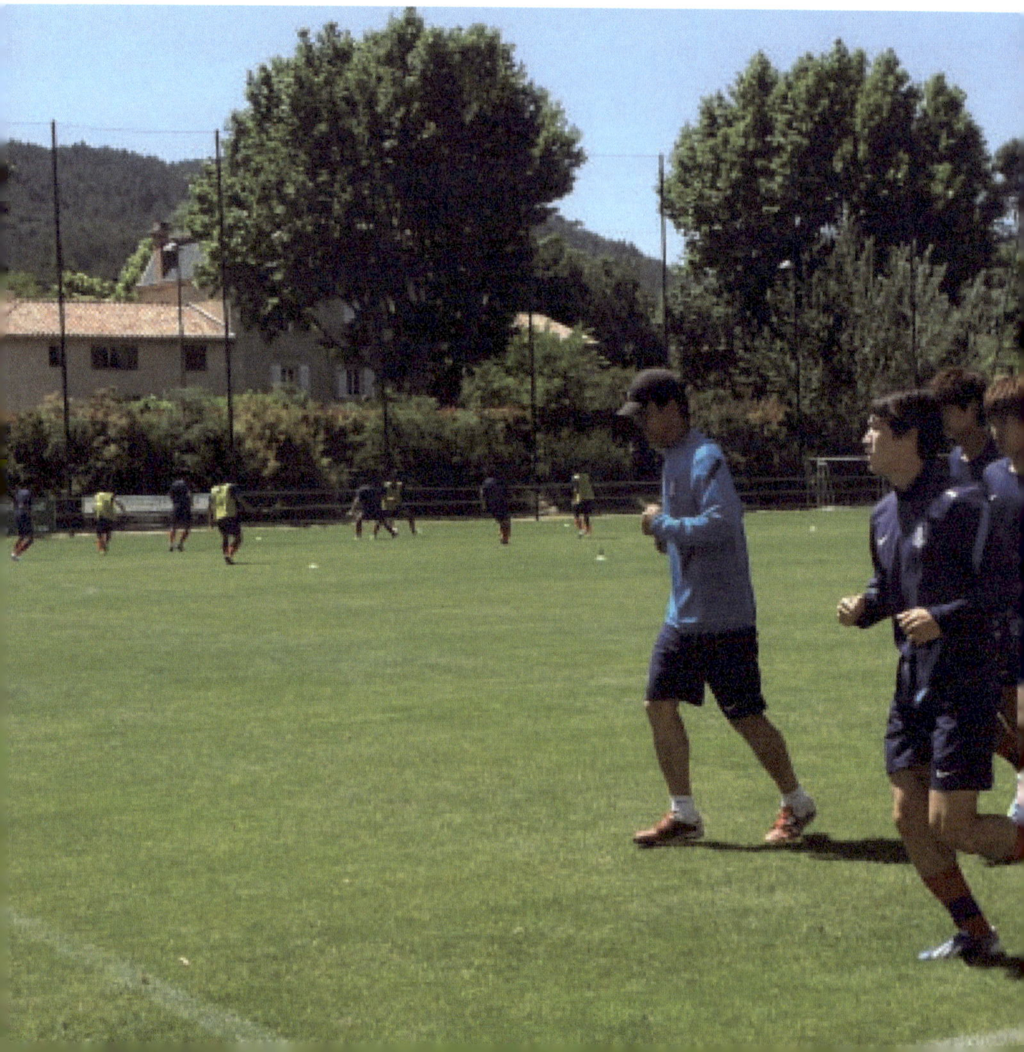

디션을 관리하는 것이 보통입니다.

결론적으로 쿨다운은 웜업만큼 선수들에게 많은 장점이 있지만, 다양한 이유로 제대로 시행하기란 생각만큼 쉽지가 않습니다. 단 10분의 투자가 선수들에게 미치는 효과를 이해한다면, 경기 일정이 빡빡하고 중요할수록 간과하지 말아야 할 것입니다.

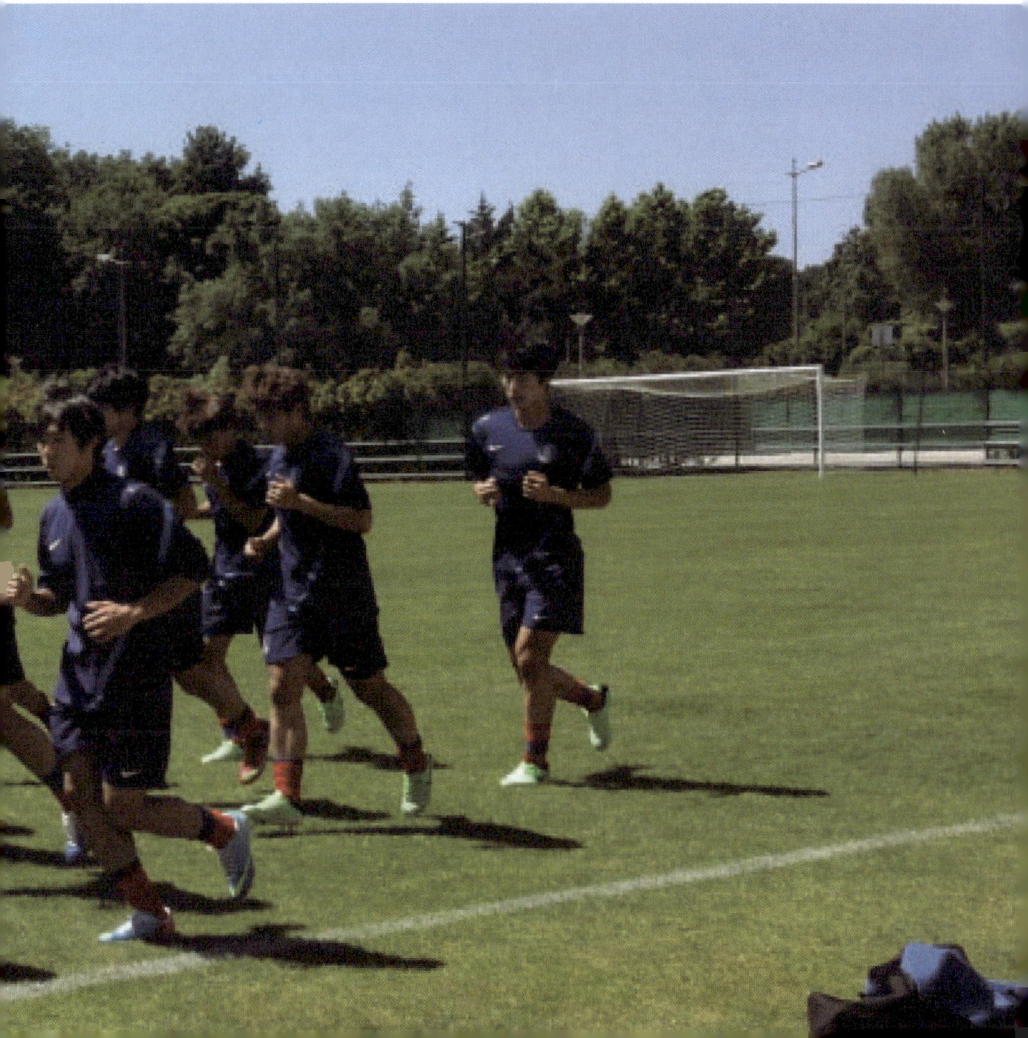

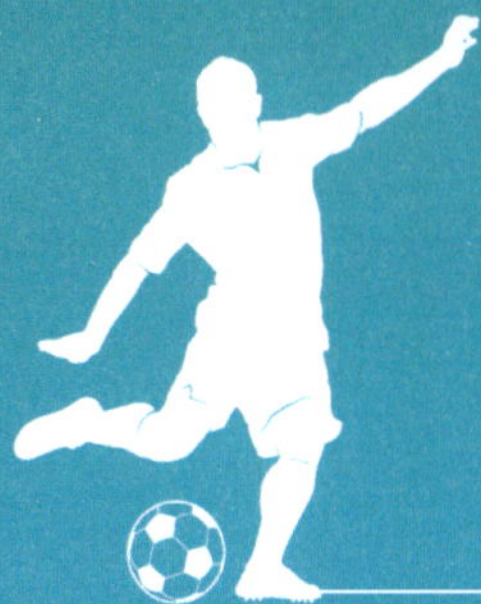

Part 3

축구 부상과 관리

부상 후 경기 복귀까지의 시간을
최대한 단축시키기 위해서는
체계적인 재활과 컨디션 관리가 필수입니다.
특히 엘리트 선수들의 재활 단계는 손상당한 직후부터
이루어지는 모든 과정을 포함합니다.
따라서 심각한 부상으로
병상에 누워 있더라도, 부상 부위는 안전하고 빠른 회복을 위해,
정상 부위는 부상 전보다 더 나은 컨디셔닝을
목표로 적극적이고 과학적인 노력이 필요합니다.

1. 축구와 부상

유럽축구연맹 UEFA는 약 20년 동안 매 시즌이 끝나고 나면 유럽챔피언스리그에 출전하는 최상위 약 20개 이상 클럽들의 부상 자료들을 모아 보고서를 작성합니다. ECIS(UEFA Elite Club Injury Study)라 불리는 이 프로젝트의 보고서는 선수들이 운동에 노출되는 1,000시간을 기준으로 환산한 표준 부상 발생률과 부상 패턴에 관한 자료를 제공하고 있습니다.

축구 부상 패턴

최근 업데이트된 결과를 보면, 전체 연간 부상 발생률은 1,000시간당 약 8건이며, 이 중 경기 중에가 약 28건으로, 훈련 중 약 4건보다 더 많은 부상이 발생했습니다. 시즌 중에는 선수 1인당 약 2건 정도 부상을 당했고, 팀당 25명을 스쿼드를 꾸릴 경우 매 시즌 한 팀에서 약 50건의 부상 발생이 보고됐습니다. 전체 부상 중 87%가 하지에 발생했는데, 허벅지,

무릎, 발목, 고관절/서혜부순으로 발생 빈도가 높습니다. 진단에 따라 근육 부상, 인대 손상, 타박상 등이 가장 흔한 부상 형태였습니다. 단일 부상 중 허벅지 근육 손상은 전체 부상의 17%를 차지할 정도로 가장 높은 빈도를 보였는데, 허벅지 앞쪽 대퇴사두근 손상 5%에 비해, 허벅지 뒤쪽 햄스트링 근육 손상은 12%로 더 많은 발생 빈도를 보였습니다. 그 다음으로 내전근 손상 9%, 발목염좌 7%, 무릎의 내측측부인대 손상 5% 정도의 발생 빈도를 나타냈습니다. 외상성 부상은 경기 중 전체 부상의 약 81%, 훈련 중 전체 부상의 약 59% 정도를 차지했으며, 과사용의 부상은 전체 부상의 28% 발생 빈도를 보였습니다. 1개월 이상 결장을 초래하는 심각한 부상은 전체 부상의 16%에 달했고요. 동일 부위의 재손상은 약 12%에 해당했고, 재발성 부상의 회복 기간은 약 30%가량 더 긴 것으로 파악됐습니다.

근육 부상 발생 패턴

UEFA 부상 보고서 결과에서 보듯이, 축구 선수의 부상 중 근육 손상이 가장 흔하기 때문에 그만큼 축구 선수와 근육 손상은 떼려야 뗄 수 없는 관계라고 할 수 있습니다. 근육 손상 발생 패턴을 좀 더 자세히 살펴보면, 남자 프로 축구 선수를 기준으로 1,000시간당 부상 발생률은 약 2.8건 정도입니다. 이는 전체 부상 중 약 37%를 차지할 정도죠. 로스터를 25명으로 꾸리는 유럽 팀은 한 시즌 동안 근육 손상이 18건 정도에 달한다는 통계가 있습니다.

더 세부적인 통계도 살펴보죠. 훈련보다는 경기 중에 약 6배 정도 근육을 더 많이 다칩니다. 근육별 부상 비율을 보면, 햄스트링 약 37%, 대퇴사두근 약 18%로, 이 두 근육군을 포함한 허벅지가 전체 근육 부상의 약 55%를 차지합니다. 나머지로는 엉덩이와 서혜부 근육군이 약 30%, 종아리 근육이 약 13%를 차지합니다. 그중에서 햄스트링은 앞서 이야기한 것처럼 전체 부상의 12%에 해당할 정도로 가장 흔히 다치는 단일 근육군으로서, 전체 근육 손상의 37%를 차지할 정도입니다. 허벅지 근육 손상은 약 88.5%가 상대와 무관하게 비접촉성으로 일어납니다. 이 중 약 34%는 과사용 손상이며, 다른 근육에 비해 내전근육이 과사용 손상을 빈번하게 받는 편입니다. 동일 부위 근육의 재손상률은 평균 약 27%에 달하고, 그중 햄스트링과 내전근의 재손상률이 가장 높은 것으로 나타납니다(재손상률: 햄스트링 30%, 내전근 29%, 대퇴사두근 21%, 종아리근 21%). 그리고 2개월 내에 발생하는 근육 재손상률도 12~14%에 달하죠. 가벼운 첫 손상 후에 적절히 치료받지 못하거나, 충분한 재활 없이 복귀한 경우, 첫 손상이 광범위하게 발생했을 때 재발할 확률이 높아집니다. 앞 장에서 언급한 것처럼 재손상을 당하면 치료 기간이 약 30% 이상 더 길다는 점을 주목해야 합니다.

근육 손상 패턴은 시기나 계절에 따라 다르게 나타납니다. 프리시즌에는 주로 대퇴사두근 손상이 흔하게 발생합니다. 오프시즌 휴가를 보내고 의욕적으로 시작한 프리시즌 훈련 캠프에서 충분히 준비되지 않은 상태에서 킥, 점프, 스프린트 등과 같은 파워 넘치는 동작을 무리하게 수행하다 보면 허벅지 앞쪽 근육 손상이 발생하기 쉽습니다. 햄스트링, 내전근, 종아리 근육 손상은 시즌 중에 주로 발생합니다.

근육은 경기 중 피로에 민감하게 반응하면서 손상됩니다. 허벅지 근육이나 엉덩이, 내전근육군의 손상은 전반과 후반이 시작하는 시점이 아니라, 시간이 경과해 피로가 쌓이는 전반과 후반 끝나기 직전에 더 많이 발생하는 것이 그 증거라 할 수 있죠. 반면, 종아리 근육 손상은 유독 후반전 종료 전에 발생 빈도가 2배 이상 증가하는 특징을 나타냅니다.

근육 손상은 경기 일정과도 연관이 있습니다. 짧은 기간 내에 많은 경기 수가 밀집되어 충분한 회복 시간을 확보하지 못해 피로가 누적될 때도 발생 위험이 높아집니다. 특히, 대퇴사두근과 햄스트링은 경기 간 회복 기간이 4일 이하일 때 다칠 가능성이 커집니다. 선수 연령이 높으면 높을수록 근육 손상 위험도 높아지는 경향이 있습니다. 체중 증가와 노화에 의한 근육의 질적 변화와 유연성 저하가 위험 요인으로 작용할 가능성이 크죠. 특히 30세 이상 베테랑 선수의 종아리 근육 부상 위험은 20대 이하의 젊은 선수들에 비해 약 2배가량 높은 것으로 나타납니다.

햄스트링 손상은 약 86%가 대퇴 이두근(biceps femori)에서 발생합니다. 이 부위는 경기 중에 다치는 비율이 훈련 중에 다치는 비율의 11배에 달합니다. 빨리 달리거나 스프린트(전력 질주), 방향 전환과 연관된 가속과 감속 동작 중에 손상이 일어나기 때문인데요, 경기 중에는 전반과 후반에 비슷한 발생률을 보이고, 보다 많은 볼 점유율로 공격적인 경기 운영을 지향하는 홈경기 중 발생률이 높은 것으로 알려져 있습니다. 2001년부터 13년간 햄스트링 부상 패턴을 분석한 UEFA CL 보고서에 따르면, 훈련 중 부상 발생률은 약 4% 이상 증가한 반면, 경기 중 부상 발생률은 약 1.5% 증가하는 데 그쳤습니다. 경기 준비를 위한 훈련 프로그램이 좀 더 경기 중 실제 상황과 유사하게 진행되고 있다는 걸 볼 수 있는 대목이죠. 훈련 중 스프린트, 가속, 감속 등과 같은 고강도 동작들이 실전처럼 반복돼 부상 발생에 영향을 미치는 것으로 보입니다. 햄스트링 손상으로 인한 평균 훈련 결장일은 약 16일 정도입니다. 대퇴사두근 손상은 대퇴직근(rectus femoris)에서 약 88% 정도 발생해요. 경기 중에 손상이 일어난 비율이 훈련 때 일어난 비율보다 약 4배 이상 높습니다. 이 부분 손상은 주로 득점 상황에서 슛과 관련한 동작에서 발생하며, 후반보다는 전반전에 좀 더 흔하게 나오죠. 이 근육 손상으로 인한 평균 훈련결장일은 약 18일 정도입니다.

책을 쓰고 있는 지금도 햄스트링 부상자가 매우 많이 보입니다. 앞서 근육 손상 중에서도 햄스트링 비율이 가장 높다는 게 일부분 증명되는 것 같습니다. 최근 해리 케인(토트넘 핫스퍼)과 우스만 뎀벨레(FC바르셀로나)는 햄스트링 부상을 크게 당해 수술을 하기도 했습니다. 그만큼 근육 손상은 예방이 중요하다고 할 수 있죠. 구체적인 부상 예방 훈련에 대해서는 제4장에서 다루도록 하겠습니다.

2. 나도 마스크맨, 안면 손상

'2022 카타르 월드컵'은 '마스크맨' 손흥민이 만든 기적으로 기억될 것입니다. 사실, 월드컵 시작 전부터 전 국민은 손흥민 선수에 대한 '걱정'으로 가득했습니다. 월드컵 개막 약 3주전 소속팀 토트넘과 마르세유와의 챔피언스리그 경기에서 왼쪽 '안면 골절'을 입고 수술을 한 상태로 조별 예선전을 치러야 했기 때문이었죠. 예선 3경기 모두 안면 마스크를 착용하고 출전했지만, 대회 전 정상 훈련을 충분히 소화하지 못한 탓에 절정의 기량을 보여주지 못해 애를 태우기도 했죠. 하지만, 세계적인 스타는 달랐습니다. 포르투갈과 예선 마지막 경기 1대1 동점 상황에서 후반전 추가시간, 마스크를 쓴 채 약 80미터를 드리블 질주해 황희찬에게 역전골을 어시스트하고, 16강 진출의 기적을 이끈 장면은 자신의 진가를 보여주기에 절대 부족함이 없었습니다. 20년 전 2002 한일 월드컵 16강 이탈리아전에서 코뼈가 부러지는 부상을 입은 뒤, '마스크맨'으로 경기를 소화했던 수비수 김태영의 투혼을 상기시키는 활약이기도 했죠..

'마스크맨'은 투혼의 상징이지만, 안면 부상은 매우 심각한 부상으로 이어질 수 있습니다. 아르센벵거 전 아스널 감독은 명장으로 칭송받지만, 안면 부상 대처를 잘못해서 비난을 받기도 했죠. 2015년 3월, 아스널 미드필더 코클랭은 에버턴과 경기를 하다 동료 올리비에 지루의 머리에 부딪히며 코뼈가 부러졌습니다. 심하게 휘어진 코뼈가 방송 화면을 통해 전파를 탔고, 제법 출혈도 있었죠. 모두 교체를 예상했으나 코클랭은 거즈로 지혈한 후 다시 들어갔어요. 그렇게 20여 분을 더 뛰고 경합 도중에 공으로 코를 다시 맞은 후에야 교체됐습니다. 경기 후 당연히 벵거 감독에게 교체 타이밍에 대한 질문이 쏟아졌죠. 벵거 감독은 경기 직후 선수와 의료진의 결정에 따랐을 뿐이라는 말로 무마했으나, 비난을 피할 수는 없었습니다.

원인

축구에서 안면 부상은 전체 발생 부상 중 약 2% 정도를 차지하고, 종목에 따라 차이를 보입니다. 축구 선수들은 주로 상대나 동료의 어깨를 포함한 상체 혹은 머리와 부딪쳐서 부상을 당하는 게 보통입니다. 손흥민 선수 역시 공중볼 경합 도중 상대선수의 어깨에 부딪혀 눈 주변부 '안와골절' 부상을 당한 경우에 속합니다. 드물지만 축구화 스터드에 맞거나 골대에 부딪혀 발생하는 경우도 있죠. 모든 포지션 선수들에게 일어날 수 있는 부상이지만, 공중 볼 경합을 많이 하는 골키퍼와 중앙 수비수 그리고 공격수가 부상당할 위험성이 더 큽니다. 팔꿈치 가격으로 인한 안면 부상이 심각한 부상으로 이어진 경우가 많았기에 국제축구연맹(FIFA)은 룰을 개정해서 고의적인 가격은 직접 퇴장으로 다스리고 있습니다.

증상

안면 손상은 연부 조직 열상(찢어짐)이나 가벼운 타박상이 가장 흔한 형태이지만 눈, 코, 입이 몰려 있고 뇌와 직접 연결되는 중요 부위이기 때문에 동반 손상이 오면 심각한 상황이 발생하기도 합니다. 예를 들어, 안면 전체가 강한 충격을 받을 경우 뇌진탕이 동반될 수도 있지요. 필자가 주치의로 참가했던 '2013 터키 U-20 월드컵'에서도 중앙 수비수로 출전했던 연제민 선수가 동료 송주훈의 어깨에 부딪혀 안면 손상과 함께 뇌진탕 증세가 나타나 교체된 적이 있습니다.

동반 손상 없이 단순 연부 조직만 다쳤을 경우라도 상처가 넓거나 깊을 경우 다량의 출혈이 발생해요. 이때 상부 기도에서 혈액이 응고되면서 호흡을 막을 수 있기 때문에 주의해서 살펴야 합니다. 식염수로 상처 부위를 세척하면서 반드시 자세하게 확인해야 하는 이유가 여기에 있습니다.

안면 골절과 치아 손상도 흔히 동반되므로 세밀하게 살펴야 합니다. 안면 골절은 코뼈를 비롯해 턱뼈, 광대뼈 등 모든 부위에서 흔히 발생합니다. 코뼈가 부러진 경우 출혈과 함께 콧등이 부풀어 오르고 육안으로도 콧날이 휘어 보이죠. 당연히 코로 호흡하기가 힘듭니다. 이마를 살짝 두드리면 코에 심한 통증이 유발될 정도로 진동에 민감합니다. 그래서 뛰거나 헤딩을 할 때 울림 증상이 심해 플레이가 소극적이 될 수밖에 없죠. 벵거 감독은 팀을 위해서라도 코클랭을 교체했어야 했던 겁니다.

턱뼈는 안면 손상에서 두 번째로 흔히 부러지는 부위입니다. 일단 입을 다물거나 열 때 문제가 생기면서 턱이 돌아간 것처럼 보일 수 있어요. 아래쪽 치아가 마취된 듯한 증상도 흔합니다. 광대뼈 골절은 심하게 어긋나 부분적으로 함몰되면 안면 윤곽이 살짝 평면적으로 변합니다. 광대뼈는 눈을 둘러싼 안와벽의 일부를 형성하기 때문에 심하게 어긋난 경우, 안구 신경 손상도 동반하죠. 이로 인해 사물이 두 겹으로 보이고, 경우에 따라서는 안구도 일부 손상을 받을 수 있습니다. K리그 모 선수의 경우, 훈련 중 다른 선수와 부딪혀 광대뼈가 금이 가고 안와벽 일부가 손상되면서 망막에 출혈이 생긴 적도 있었습니다. 단순히 안구 손상만 있

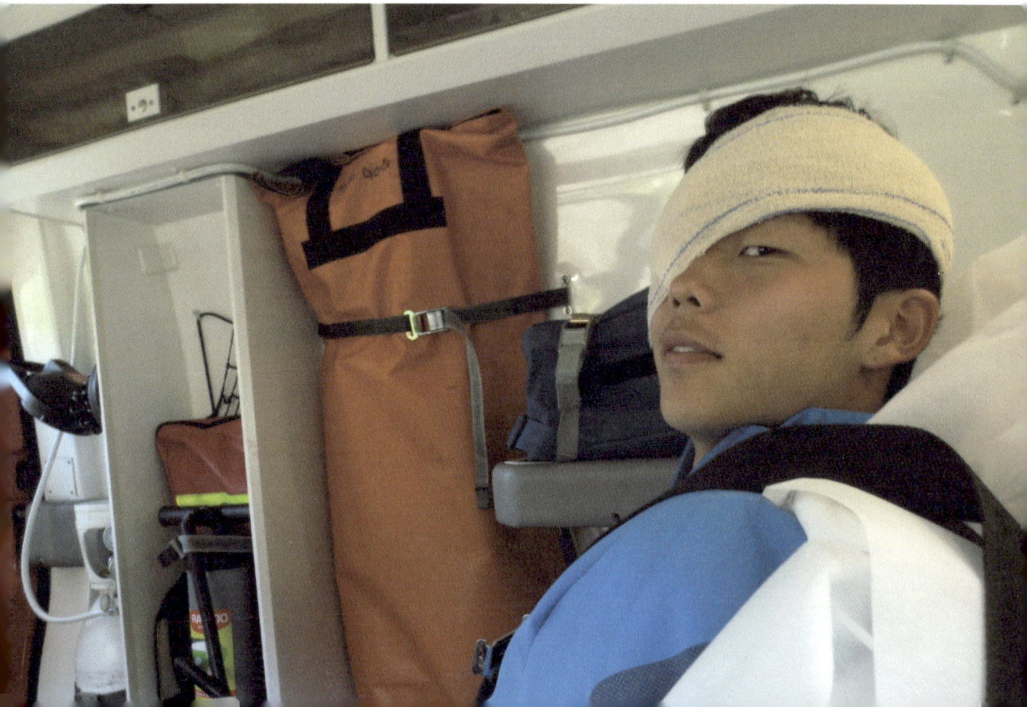

는 경우도 있을 수 있습니다. 제가 주치의로 동행했던 2013년 툴롱컵 대회 기간 중에는 훈련을 하다가 골키퍼가 눈에 공을 맞고 망막만 파열이 된 적도 있었습니다.

진단

안면 손상이 발생하면 두개골을 포함해 안와, 코뼈, 턱뼈 등에 대한 X-ray 검사를 꼼꼼히 진행해야 합니다. X-ray 검사를 통해 스크리닝을 하고 나서 심각한 부위가 특정되면 추가적으로 CT나 MRI 등 정밀 검사를 시행해야 해요. 특히 시야나 턱관절 운동에 제한이 있다면 안면부 CT도 찍어야겠죠. 또 안면 손상 당시 의식의 변화가 있었다면, 뇌 CT나 MRI 검사가 필요하기도 합니다.

치료와 재활

단순한 연부 조직 손상의 경우, 지혈과 상처 봉합이 끝나면 결장으로 이어지는 경우는 드뭅니다. 대체로 1~2주 정도 훈련과 치료를 병행하면 되지요. 안면부 골절의 경우, 뇌 혹은 신경 손상 등을 동반하지 않으면 대체로 응급 수술을 요하는 경우는 흔하지 않습니다. 하지만, 적절한 치료 없이 곧바로 훈련이나 경기에 복귀할 수는 없습니다. 광대뼈 골절을 수술하지 않고 방치할 경우, 골절 부위가 벌어져 시야나 안구 기능 장애가 추가적으로 발생할 수도 있기 때문이죠. 턱뼈 골절을 방치할 경우 악

관절의 기능상 장애를 비롯해, 제대로 씹지 못해 충분한 영양 섭취를 방해하기도 합니다. 안면 중심에 위치한 코뼈는 골절 후 정복술이 완전하지 않으면 젊은 선수들에게 미관상 후유증이 심각하게 생길 수 있어요. 코뼈를 포함한 안면부 골절은 수술 후 대략 2-3후에 안면 마스크를 착용하고 훈련이 가능하고, 4주 후에는 경기에 복귀할 수 있는 상태가 됩니다. 손흥민 선수처럼 팀내 비중이 큰 선수들은 월드컵이나 중요한 리그 경기 출전을 위해 3주만에 경기 복귀를 하는 경우도 있기는 합니다만, 안전하지는 않습니다. 특히, 골절 부위와 함몰의 심각도 혹은 동반 손상에 따라 복귀 시기가 달라질 수 있기 때문에, 복귀 결정은 반드시 담당 주치의와 협의하는 것이 바람직 합니다.

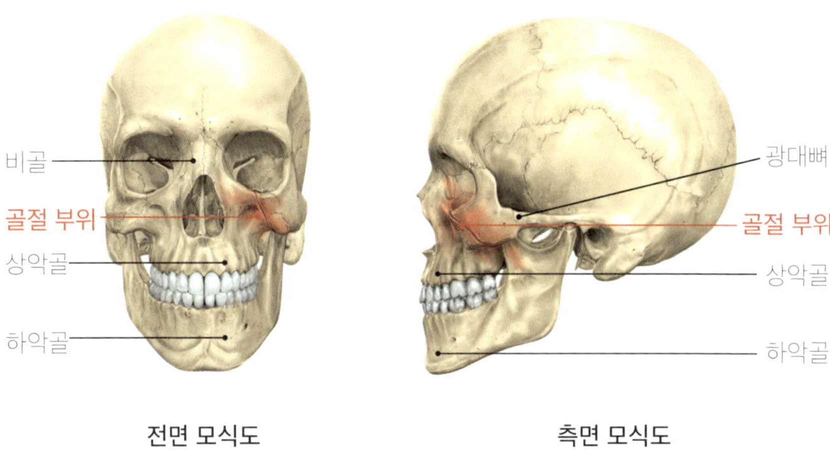

[그림 3-1] 안면 골격 모식도.

3. 순간의 위험, 뇌진탕

지난 '2017 U-20 월드컵'에서 뛰어난 활약을 보여 준 미드필더 이승모(23, 포항스틸러스)는 2018 시즌 말 아찔한 사고를 당했습니다. 2018년 11월 28일 대전월드컵경기장에서 열린 '현대오일뱅크 K리그2 준플레이오프' 대전시티즌 원정 경기에서 전반 3분 공중 볼 경합 후 착지하는 과정에서 머리가 먼저 바닥에 닿아 목이 꺾이며 의식을 잃은 것이죠. 당시 주심이 경기를 중단하고 곧장 달려와 심폐 소생술을 실시했고, 주변 선수들이 이승모의 기도를 확보하고 팔다리를 마사지하며 혈액 순환을 도왔습니다. 다행히 이승모는 구급차로 후송되던 중 의식을 되찾았어요. 당시 광주FC(이승모는 당시 광주 임대 선수였다가 이후 원 소속팀 포항 복귀) 관계자는 "뇌진탕 증세로 CT 촬영을 했는데 뇌출혈은 없다. 경추(목뼈) 실금 골절 진단을 받았다."고 밝혔습니다. 구체적으로는 경추 3번, 7번의 미세 골절이었습니다. 이승모는 병원에 10일 정도 입원했다가 퇴원했죠. 경추 미세 골절이 있었지만 두개골 골절이나 심각한 뇌손상은 아니라 빠르게 의식을 찾고 회복할 수 있었던 겁니다. 하지만, 경우에 따라서는 오랫동안 의식을 되찾지 못하거나 뇌진탕으로 인한 후유증, 경추 골절에 의한 척수 신경 손상 후 후유증이 남을 수도 있었던 상황이었습니다.

또 다른 해외 사례도 있습니다. '2014 브라질 월드컵'에서는 하비에르 마스체라노(아르헨티나), 알바로 페레이라(우루과이), 크리스토프 크라머(독일)가 경기 중 뇌진탕을 겪었고, '2018 러시아 월드컵'에서도 노르딘 암라바트(모로코)와 블래즈 마튀디(프랑스)가 그라운드에서 뇌진탕으로 고생했습니다. 이 과정에서 국제축구연맹(FIFA)이 뇌진탕과 관련된 규정을 제대로 따르지 않아서 선수들을 위험에 빠뜨리고 시청자들에게도 잘못된 인식을 심어 주고 있다는 비판이 나오기도 했죠.

원인

이처럼 두부 손상은 축구를 포함한 복싱, 미식축구, 격투기 등과 같은 접촉성 스포츠에서 흔합니다. 두부 손상 중 뇌진탕은 강력한 외력의 영향으로 뇌가 두개강 내에서 심하게 가속되어 흔들리면서 발생하는 '외상성 뇌손상(TBI, traumatic brain injury)'의 일종입니다. 전체 프로 스포츠 수준에서는 선수들이 훈련이나 경기에 1,000시간 정도 노출되면 약 0.25~4건이 발생한다는 통계가 있습니다. 축구에서는 1,000시간당 약 0.06건 정도로 보고되었지만, 인지되지 않은 경우까지 포함하면 실제로는 이보다 더 높을 것으로 추측되기 때문에 뇌손상 위험 상위 종목군으로 분류됩니다. 실제로 축구 경기 중에 자주 나오는 공중 볼 경합 상황 중에 머리끼리 부딪히는 경우가 많고, 강력한 프리킥이나 슛에 얼굴을 맞아도 뇌진탕이 흔히 발생할 수 있죠. 상대방의 팔꿈치나 무릎에 안면을 강타당할 때도 나타납니다.

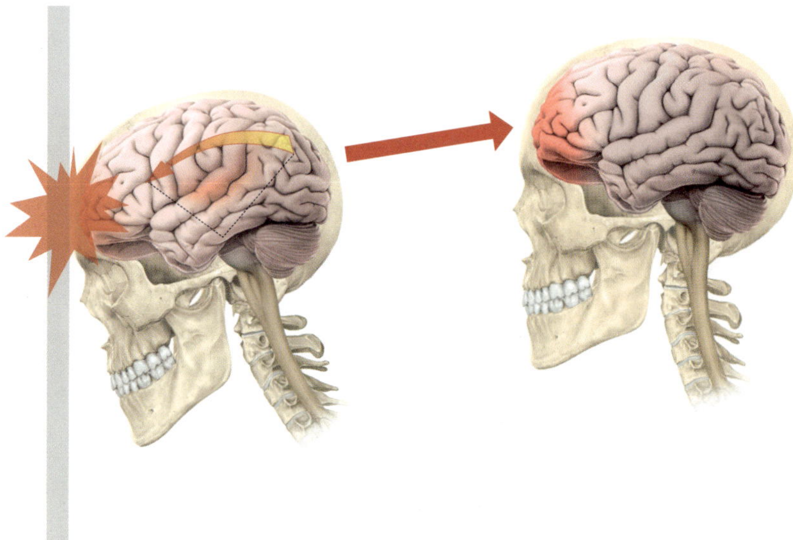

[그림 3-2] 뇌진탕 발생 기전. 강한 외부 충격이 머리에 가해지면 두개강 내에 있는 뇌조직이 순간적으로 흔들리면서 미세 손상이 발생하는 부상이 뇌진탕입니다.

증상

뇌진탕은 외상 후 갑자기 일시적인 신경학적 결손이 나타나지만, 수분에서 수 시간 동안 지속되는 경우도 있습니다. 주로 두통과 멍한 느낌의 증상과 함께 의식 소실이나 기억 상실과 같은 징후가 나타나기도 해요. 또한 불안정한 행동 양상과 함께 반응성이 둔화되는 모습도 보입니다. 간혹 수면 장애를 동반하여 불면 혹은 졸림 증상이 나타날 수도 있습니다.

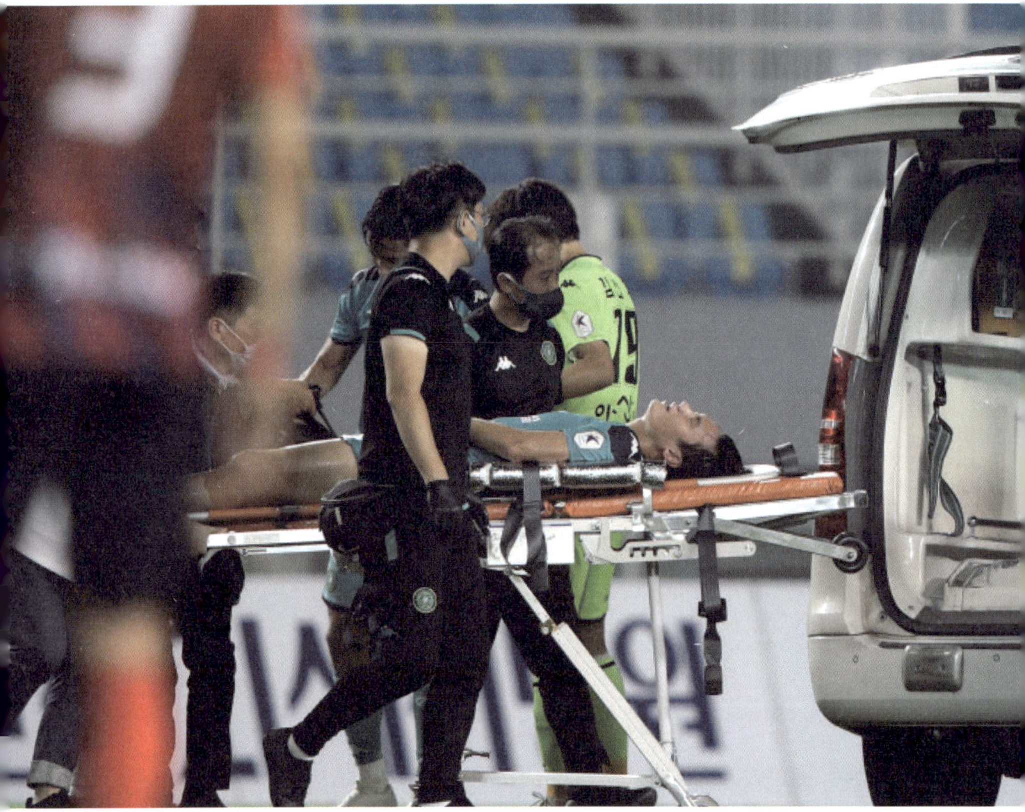

진단

뇌진탕은 일어난 후 응급으로 뇌 CT나 MRI 촬영을 요하지는 않습니다. 하지만 의식 소실이 5분 이상 지속되거나, 30분 이상 혼돈된 의식 상태일 때는 응급 촬영을 할 필요가 있습니다. 또, 두개골 골절을 포함해 심각한 두통과 구토 증상을 보이거나 발작 증상을 보이는 경우에는 반드시 정밀 검사를 통한 확인이 필요하죠.

치료와 재활

뇌진탕 발생 후 동반 손상이 없다면 안정과 휴식이 최고의 방법입니다. 증상이 사라질 때까지 물리적 자극을 최소화하고, 심리적 안정을 취하는 것이 중요하죠. 정상 훈련을 위해 복귀하기 위한 재활은 먼저 증상이 없는 범위 내에서 운동 강도나 시간을 서서히 증가시켜야 합니다. 그리고 본인 스스로 완벽히 손상 전과 같은 100% 건강한 상태라고 느낄 때 정상 훈련을 재개해야 합니다. 하지만, 일선 팀에서는 여러 가지 이유로 이처럼 간단한 치료 원칙을 지키지 못하는 경우가 대부분이에요. 대부분은 선수, 학부모 혹은 지도자가 뇌진탕의 후유증을 실감하지 못하기 때문입니다.

손상 후 충분한 회복 시간을 갖지 못하고, 비슷한 손상이 반복될 경우 심각한 신경학적 후유증을 남길 위험이 있습니다. 노년에 인지기능 장애를 동반하는 만성 외상성 뇌병변(CTE, Chronic Traumatic

Encephalopathy)이 대표적인 예입니다. 강한 충격이 두부에 지속적으로 누적되면 뇌의 백색질의 퇴행성 변화를 초래하고, 치매나 파킨슨병 등과 관련된 다양한 증상이 나타나게 돼요. 브라질 월드컵 개막을 몇 달 앞둔 2014년 3월에 사망한 벨리니(1958 월드컵 브라질 대표팀 주장)의 사망 원인은 이 때문이었습니다. 또한, 2002년 세상을 떠난 웨스트브롬위치 알비온의 전설이었던 제프 애슬(Jeffrey Astle) 역시 뇌조직 검사를 통해 CTE가 사망 원인으로 밝혀지기도 했죠. 그래서 한 번 더 강조하지만, 경기 중 일어나는 뇌진탕을 포함한 뇌손상이 발생한 경우, 손상 직후 곧바로 운동을 멈추고 충분한 안정을 취하는 것이 무엇보다 최우선입니다.

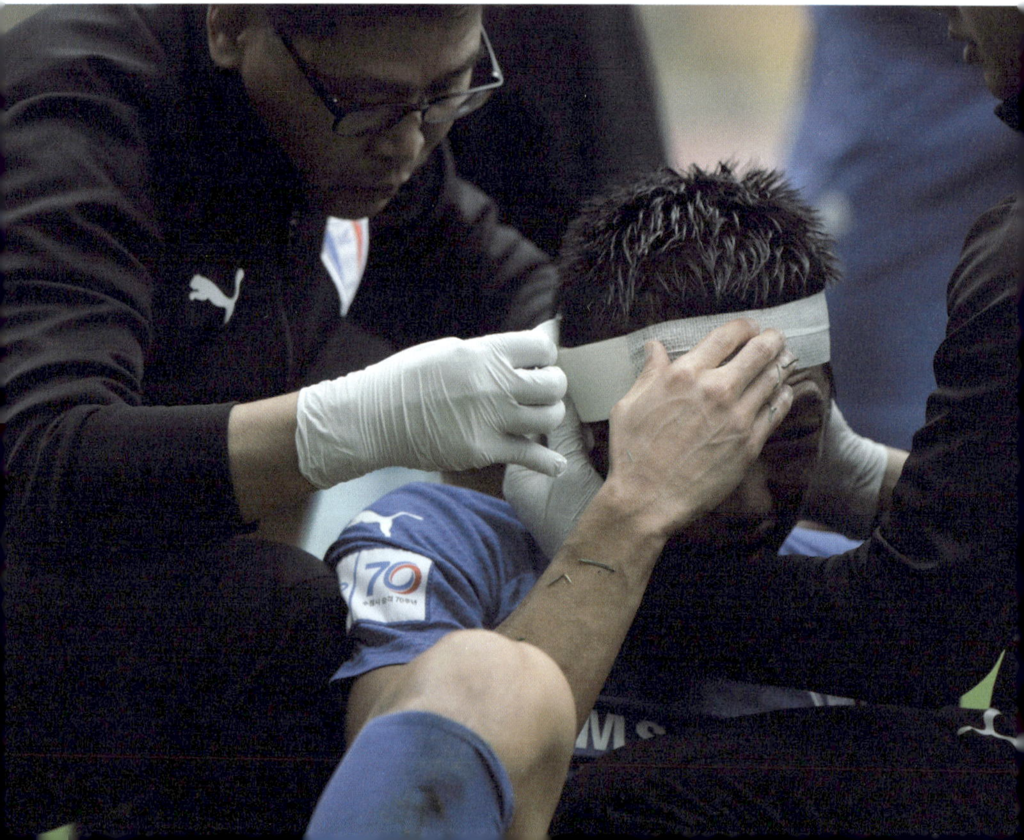

4. 만만치 않은 부상, 어깨 탈구

지난 '2018 러시아 월드컵' 조별 리그 A조에서 가장 관심을 받은 팀은 개최국 러시아가 아니라 이집트였습니다. 이집트가 큰 주목을 받았던 이유는 바로 '파라오' 모하메드 살라가 생애 처음으로 월드컵 본선에 출전했기 때문이죠. 1992년생인 살라는 첼시, 피오렌티나, AS로마를 거쳐 2017/2018 시즌부터 리버풀에서 활약했습니다. 살라는 리버풀에서의 첫 시즌에 32골을 기록하며 해리 케인(토트넘, 30골)을 제치고 잉글리시 프리미어리그 득점왕 타이틀을 차지했죠. 이집트 팬들은 한껏 물오른 살라가 이집트의 월드컵 첫 승은 물론 16강 진출을 이끌기를 간절히 바랐습니다. 물론 기대는 여러분이 아는 대로 엄청난 실망과 분노로 끝났습니다만, 상황은 아래와 같이 단순하지만은 않았어요.

Case 1

리버풀 유니폼을 입은 살라는 2018년 5월 27일 레알마드리드와 한

'2017/2018 UEFA 챔피언스리그' 결승전에 출전했습니다. 전반 28분, 세르히오 라모스와 몸싸움을 하다 서로 팔이 꼬여 넘어지면서 왼쪽 어깨가 지면과 심하게 부딪혔습니다. 잠깐 치료를 받은 뒤에 조금 더 뛰다가 결국 통증을 이기지 못하고 교체됐죠. 결과적으로 이집트 팬들의 꿈은 살라의 부상으로 인해 물거품이 됐습니다. 살라는 이집트의 월드컵 첫 경기가 열리기 19일 전에 어깨 탈구 부상을 당했으니까요. 리버풀은 살라가 어깨 탈구 부상을 당했다고 공식 발표했습니다.

그러나 이집트 대표팀 의무진은 살라 부상을 어깨 탈구가 아닌 단순 염좌로 판단했습니다. 축구 선수의 어깨 탈구의 경우 보통 12~16주의 재활 기간이 필요하지만, 이집트 의무진은 살라가 빠르게 회복하면 6월 15일 열리는 우루과이와의 조별 리그 첫 경기에 출전할 수 있다고 말했죠. 그 진단은 그저 희망이었습니다. 살라는 부상 여파로 우루과이전에는 나설 수 없었고, 팀은 0대 1로 패하고 말았죠. 이집트가 고전하는 모습을 두고 볼 수만은 없었던 살라는 6월 20일 열린 러시아와의 조별리그 2차전에 출전을 강행했습니다. 살라는 풀타임을 소화하며 페널티킥으로 한 골을 넣었지만 이미 러시아에 3골을 내준 상태에서 나온 만회골일 뿐이었어요. 살라는 사우디아라비아와의 3차전에서도 선제골을 넣었으나 결국 사우디아라비아에게 두 골을 허용하며 1대 2로 지고 말았습니다. 이집트는 3패로 짐을 싸야 했고, 살라는 부상 여파로 EPL 득점왕의 위용을 제대로 보여 주지 못한 채 첫 월드컵을 마쳐야 했습니다.

Case 2

OOO 대학교 남자 축구 선수. 포지션 GK. 경기 중 골문 앞에서 다이빙 동작으로 왼쪽 팔을 뻗어 땅볼을 걷어 내려는 순간, 문전으로 쇄도하는 상대 공격수가 볼을 향해 다리로 밀고 들어왔고, 공을 향해 뻗은 팔이 체중이 실린 상대방의 발에 의해 뒤로 밀리면서 '툭'하는 느낌과 함께 어깨뼈가 앞으로 빠진 듯한 느낌을 받았습니다. 꼼짝할 수도 없는 어깨 통증을 호소하며 그대로 교체됐고, 응급실로 실려 갔죠. X-ray 검사 등을 통해 어깨 탈구 진단을 받고 정복술을 시행하였으며, 다음 날 MRI(자기공명 영상) 검사에서 동반 손상이 확인되어 관절 내시경으로 수술을 받았어요. 수술 후 4주간 팔 보호대를 착용한 후 3개월 동안 적극적으로 치료 및 재활 훈련을 시행하고 팀 훈련에 복귀하였으나, 여전히 머리 위로 높고 빠르게 오는 공을 캐칭하는 동작에서 불편함과 불안함이 있어서 주기적으로 치료가 필요한 상황입니다.

원인

살라를 월드컵에서 힘을 못쓰게 했던 어깨 탈구(dislocation)는 상완골의 머리 부분이 어깨 관절 밖으로 완전히 빠져나오는 부상으로, 가장 대표적인 스포츠 손상 중 하나입니다. 축구 선수 중에는 골키퍼들에게서 가장 많이 나오는 부상이지요. 전체 어깨 탈구 중에서도 주로 상완골

이 앞으로 빠지는 전방 탈구가 가장 많이 발생합니다. 팔이 옆으로 벌려진 상태(외전, abduction)에서 갑자기 뒤로 젖혀지는(외회전, external rotation) 힘이 가해지면 전방 탈구가 발생하기 쉽습니다. 왜냐하면, 어깨 관절은 상완골의 머리 부분이 얕은 견갑골의 관절와(glenoid fossa)와 이를 둘러싸고 있는 관절와순(labrum)에 싸여 있고, 인대와 관절낭이 둘러싸고 있는 형태이지만, 과도한 외회전력이 걸리는 자세에서는 이들 조직이 쉽게 손상될 수 있는 불안정한 구조 때문입니다. 결국 어깨 관절의 주변 근육들과 힘줄 및 인대가 상완골을 단단하게 잡고 매달아 줘야 다양한 움직임을 안정적으로 수행할 수 있는 구조예요.

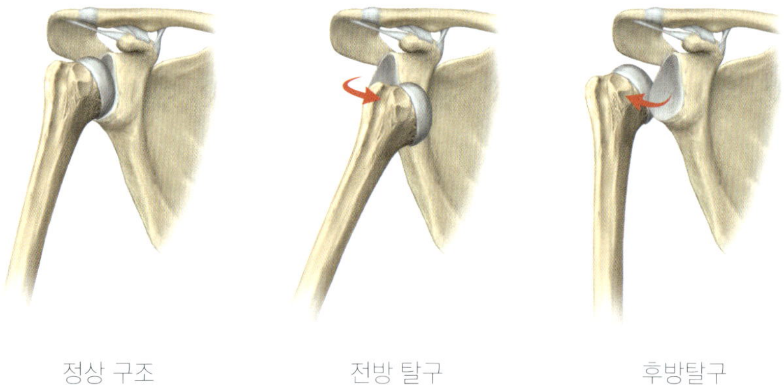

[그림 3-3] 정상 어깨와 탈구 모식도

증상

일단 상완골 머리 부위가 관절 밖으로 밀리면서 탈구가 되면 심한 통증과 함께 어깨를 움직일 수 없게 됩니다. 관절 주변을 싸고 있는 많은 조직들의 손상이 동반되는 현상이 나타나 붓기가 발생합니다. 특히 부드러운 관절와순의 앞쪽이 찢어지는 경우가 가장 흔히 동반되고, 간혹 관절와 전방 주변부가 골절되거나 상완골 머리 후방 부위의 압박골절이 관찰되기도 해요. 드물지만, 겨드랑이를 지나는 신경다발의 일부가 손상될 정도로 심각한 상황도 생길 수 있습니다. 습관적으로 재발된 경우, 탈구된 부위가 저절로 제자리로 찾아 들어가기도 하고, 주변의 경험 있는 사람에 의해 관절로 다시 끼워 맞춰지기도 합니다만, 그렇다고 모든 게 해결되는 단순한 문제가 아니에요. 일단 한번 빠진 어깨는 재발 가능성이 매우 높거든요. 재발률은 20세 이하 선수들은 대략 75~100%, 20~30대 선수들은 70~80%에 이르죠. 또한, 탈구 후 방치할 경우 25년 후에는 약 40%에서 관절염이 발생할 위험이 있다고 합니다.

진단

어깨 탈구 부상을 당했을 때는 특별한 경우가 아니라면 위 골키퍼 사례와 같이 병원으로 옮겨 일차적으로 X-ray 촬영으로 탈구를 확인한 다음 어깨 관절을 제자리로 끼워 주는 정복술을 시행합니다. 이때 신경학적 이학 검사를 통해 신경 손상 여부도 반드시 확인할 필요가 있어요. 그리고 관절와순을 비롯한 주변 인대 등의 동반 손상 확인을 위해 초음파보다는 MRI 촬영이 필요합니다.

치료와 재활

처음 어깨가 빠진 경우라면, 함부로 끼워 넣으려는 시도는 자칫 신경(상완신경총)이나 혈관(액와동맥) 손상을 초래할 수 있기 때문에 반드시 응급실을 찾아서 치료해야 합니다. 동반 손상 없이 어깨 정복술을 시행한 후에는 1~2주간 고정한 후 재활 치료를 진행하면 돼요. 보통 2~4주 정도 재활 후 일상생활이 가능해지는데, 대부분 다시 복귀해서 운동을 시작하기 때문에 1~2개월 내에 재발 위험성이 높습니다. 첫 탈구인 경우, 안정성을 확보하기까지 약 3~4개월이 걸리기 때문에 인내가 필요하죠. 위에 언급한 사례처럼 관절와순이 찢어진 경우, 관절 내시경을 이용해 봉합술을 시행한 후 고정하였다가 재활 과정을 거치게 됩니다.

젊은 환자의 경우 80~90%인 재탈구 비율을 수술적 치료를 통해 3~15%까지 감소시킬 수 있는 것으로 알려져 있어요. 수술 후에는 보통 6주부터 단계적으로 재활을 시행합니다. 모든 방향으로 어깨의 관절 가동범위를 회복하는 것과, 각 방향으로 움직이는 주된 근육군의 근력을 강화해 어깨 관절의 안정성을 확보하는 재활 훈련을 진행합니다. 축구 선수의 경우, 미세한 기능 회복을 요구하는 야구 선수와는 달리 복귀까지 약 3~4개월이 걸립니다. 당연히 동반된 손상이 많을수록 회복 기간과 재활 기간이 길어지겠죠.

골키퍼를 제외한 필드 축구 선수들의 경우, 어깨 탈구 부상을 가볍게 여기는 경향이 간혹 있습니다. 하지만, 탈구 후 어깨 근력이 약해지거나 통증 혹은 관절 가동 범위 감소로 움직임이 제한적일 경우 전반적으로 전신의 파워와 스피드가 감소합니다. 상체의 도움 없이 코어와 하체만으

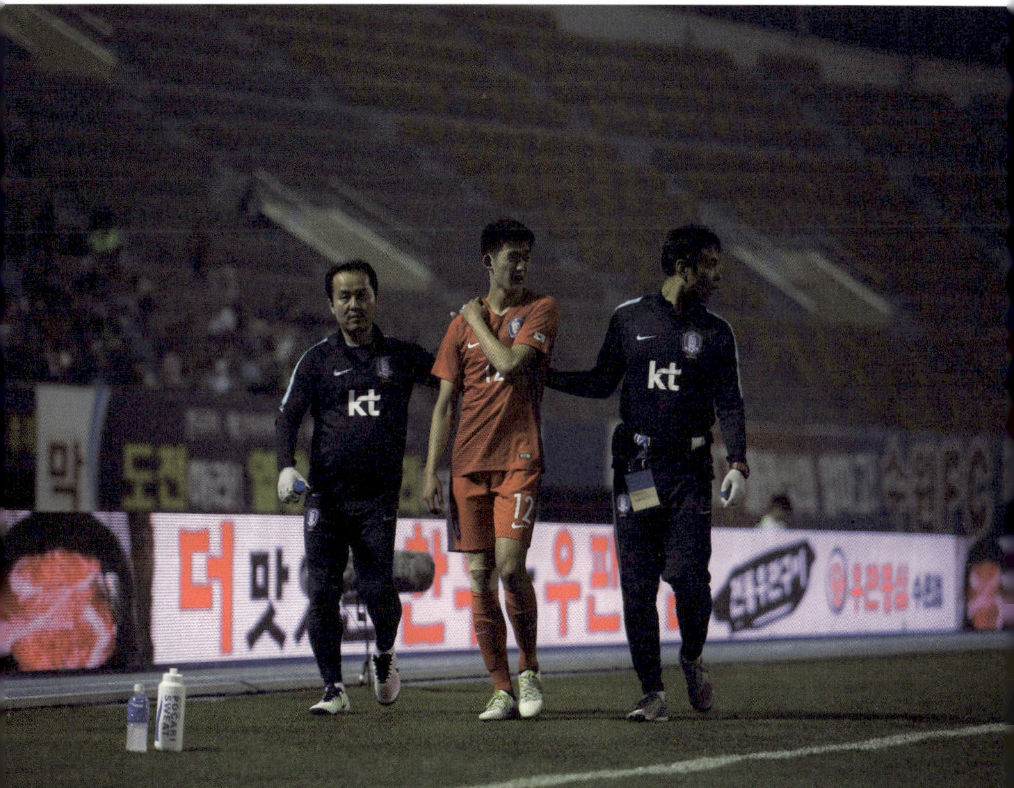

로 움직이면 폭발력이 떨어지기 때문입니다. 또, 상대와의 몸싸움을 의도적으로 피하는 소극적인 플레이가 나오기도 하고, 어깨 동작의 제한으로 몸싸움에서 밀리기 때문에 폼이 떨어지거나 경기력 저하로 이어지는 경우가 흔합니다. 무엇보다 어깨 탈구 후에 선수들은 바벨이나 덤벨 등과 같은 웨이트 장비들의 사용을 제한받기 때문에 상체뿐만 아니라 하체의 기본적인 체력 훈련까지 영향을 받습니다. 따라서 어깨 손상 후에는 적절한 치료는 물론이고, 단계적인 재활을 통해 어깨의 관절 가동 범위 회복과 근력 확보가 필수적입니다. 그런 다음 자신감을 회복하고 경기에 복귀해야 할 필요가 있습니다.

5. 지나치기 쉬운 통증, 허리 부상

맨체스터유나이티드 주전 공격수 래쉬포드는 허리에 발생한 '스트레스(피로) 골절' 부상을 당했습니다. 2020년 1월 울버햄튼과의 FA컵 3라운드 재경기 도중 허리 통증으로 교체되었고, 회복까지 최소 6주 이상 결장할 것이란 보도가 있었지만, 복귀까지 그리 간단하지는 않았죠. 최근 유럽에서 발표된 연구 결과를 참조하면, 허리 부상은 성인과 유소년 축구 선수들 모두에게 약 4~5% 정도 발생합니다. 실제로 저희 클리닉에서 볼 수 있는 허리 부상 환자 비율도 비슷하죠.

원인

축구 선수들에게 가장 흔한 허리 부상은 '척추후관절증(facet joint syndrome)'입니다. 선 채로 90분간 달리는 동작을 주로 하는 축구 선수들은 척추의 기립근, 엉덩이 근육, 햄스트링, 종아리 근육을 포함한 '후방사슬(posterior back chain)' 근육과 전방의 장요근이 발달하고, 이 근육군들은 운동 중이나 직후에 지나치게 긴장도가 증가합니다. 반면 장요근을 제외한 코어의 전방 근육들은 후방 근육군에 비해 상대적으로 덜 발달하면서 골반의 전방경사(anterior tilting)가 심해집니다. 우리가 '오리궁둥이' 자세로 표현하는 전형적인 축구 선수 체형이 형성되는 거죠.

래쉬포드 같은 젊은 운동선수들에게서 발생하는 허리의 피로골절은 국내에서는 일반적으로 척추분리증(spondylolysis)으로 알려져 있습니다. 크게 보면 과사용 부상에 해당합니다. 허리에서 구부리거나(굴곡, flexion), 펴는(신전, extension) 동작을 비롯해 회전(rotation) 운동이 반복적으로 지속되면 척추 후방의 관절간부(pars interarticularis)에 서서히 피로가 누적되면서 금이 가는 형태로 피로골절이 일어나죠. 거의 대부분 제5번 요추에서 흔하게 발생됩니다. 노년층에서 골다공증이나 퇴행성 변화 등에 의해 발생하는 스트레스 골절과는 구분되는데요. 척추분리증은 운동량이 많은 청소년기 선수들에게서 많이 발생하고, 사춘기 이전에 발생한 경우 선천적인 척추분리증과 구분이 어려운 경우도 있습니다.

척추분리증이 발생한 후 약 50% 정도는 분리된 척추체가 상대적으로 앞으로 쏠리면서 '척추전방전위증(spondylolisthesis)'으로 진행됩니다. 전방전위증은 해당 척추분절의 불안정성을 높여 추간판(디스크) 탈출증이나 협착증 등과 같은 합병이 동반되면서 진행될 위험성이 높아지죠. 단독으로 발생하는 허리디스크(추간판) 탈출증은 성인 선수들에게 많이 발생하지만, 유·청소년 선수들에게도 드물지 않게 발생합니다. 일단 발생할 경우 장기간 결장이 불가피할 정도로 심각해질 수 있습니다.

증상

척추후관절증 진단을 받은 선수들은 '오리 궁둥이' 자세가 오래 지속되고, 이 자세로 뛰는 운동을 하게 되면 척추후관절 주변에 걸리는 부하가 심해져 연관 통증이 발생됩니다. 주로 훈련 시간이나 경기 후반부로 갈수록, 혹은 운동이 끝난 후에 허리가 뻐근해지고 아파 오는 증상이 보통이죠. 척추분리증은 추간판탈출증이나 협착증으로 인한 저리고 당기는 등의 신경 통증이 나타나기 전까지는 척추후관절증 증상과 비슷하거나 좀 더 심해진 허리 통증과 불편감이 나타납니다.

물론 경기 중에도 후반전에 통증이 심해져서 교체되어 나오는 경우가 점점 많아지고, 숙소 생활 중에는 침대에서 돌아눕기가 힘들고, 세면대에서 허리를 굽히거나 펼 때 극심한 통증이 나타나지만, 휴식을 취하면 통증이 사라지는 현상이 반복되죠. 디스크 탈출증은 척추신경근을 자극하기 때문에 저린감이나 당기는 증상이 생깁니다. 이런 신경학적 증상은 선수들의 경기력을 저하시키죠. 특히 허리 통증과 다리 저림 등의 증상으로 스프린트, 점프, 태클, 슈팅 등과 같은 폭발적인 동작에 제한을 받음으로써 승패와 직결되는 결정적인 순간에 소극적인 플레이가 나오게 됩니다.

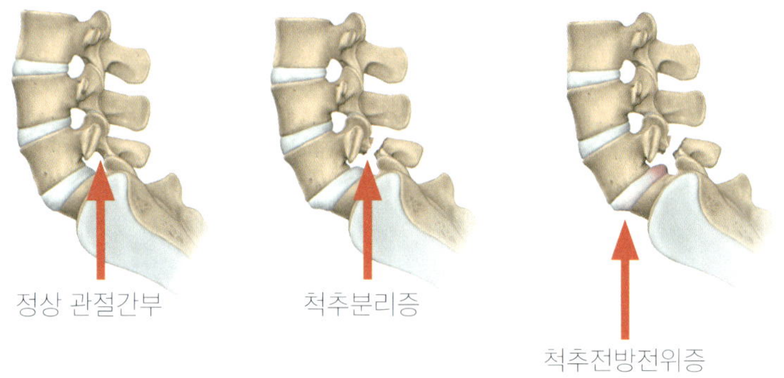

[그림 3-4] 정상 척추(요추)와 척추분리증, 척추전방전위증 모형

진단

척추분리증은 오래된 경우 단순 X-ray 검사만으로 진단할 수 있지만, 보통은 CT나 MRI 촬영으로 확진합니다. 경험이 많은 의사에 의해 X-ray 검사만으로도 스카티독 사인(Scottie dog sign, 척추관절간부의 골절선이 X-ray에서 강아지 목걸이처럼 보이는 현상)과 같은 특별한 소견이 발견되면서 진단되기도 합니다. 척추분리증이 동반되지 않은 척추후관절증은 일반적인 영상 검사에서 이상 소견이 없는 경우가 많지만, 증상과 이학적 검사에서 이상 징후를 확인하고 임상적으로 진단할 수 있습니다. 일단 오래되고 심한 증상이 있는 경우, 척추분리증으로의 진행을 막기 위해 통증 치료와 재활 등 체계적인 관리가 매우 중요합니다.

치료

척추후관절증이나 척추분리증의 치료는 통증 완화를 위한 치료가 우선적으로 필요합니다. 우선적으로 척추 후방 근육군 및 엉덩이, 햄스트링 근육들은 물론 전방의 장요근을 이완시키는 접근이 필요합니다. 주기적인 도수 치료와 스트레칭을 통해 긴장된 후방 사슬의 근육 톤을 낮추고, 심부열 치료, 전기 치료 등으로 통증을 조절할 수 있습니다. 1~2주간의 보존적인 치료에도 통증이 호전되지 않거나, 가벼운 훈련이 불가능하고 일상 생활에도 지장이 있는 경우 척추후관절이나 골절된 척추관절간부 주변에 염증 억제를 위한 주사 치료(척추후관절차단술 혹은 후내측분지신경차단술)를 시행하는 것이 좋습니다. 이후 재발을 막기 위해 코어 안정화를 위한 재활을 4~6주간 반드시 시행할 필요가 있습니다.

불안정성이 심한 전방전위증이 동반된 경우 수술적 치료가 필요한 경우가 있지만, 수술 후 선수 생활을 이어가기란 현실적으로 불가능하기 때문에 신중하게 결정해야 합니다. 신경통을 동반한 허리 디스크 탈출증은 초기 치료와 적극적인 재활을 통해 수술을 피할 수 있고, 선수 생활을 마감하게 되는 최악의 상황을 피할 수도 있습니다. 실제로 폴란드 U-20 월드컵을 준결승으로 이끈 주전 수비 선수 중에도 심각한 디스크 탈출증을 수술 대신, 선택적 신경차단술과 경피적 신경성형술 등을 시행하고, 3~4개월 정도 보존적 치료와 재활을 거치면서 극복한 사례가 있습니다. 하지만, 특정 부위의 근력 약화가 발생한 경우 적극적인 치료를 미루면서까지 운동을 지속하게 되면 만성 통증이나 마비 현상 등으로 진행되면서 경기력이 점차 저하되고, 결국은 선수 경력도 위협받을 수 있기 때문에 반드시 정확한 진단을 통한 상황 인식이 무엇보다 중요합니다.

재활

재활은 통증이 완화되면 약 4~6주 정도의 일정으로 진행합니다. 초기 약 2주간은 햄스트링과 엉덩이 근육을 포함한 후방 사슬 근육들을 지속적으로 스트레칭해 주면서 유연성을 회복하는 방향으로 훈련을 진행해야 합니다. 이와 함께 골반전방 경사 자세를 교정하기 위한 동작 교육도 필요합니다. 이와 동시에 코어의 안정화를 위해 전방 근육 강화를 위한 복부 근력 강화 운동을 진행합니다. 전방·측방 코어 근육들의 기초 근력 강화 위주로 단계적인 플랭크운동 등과 같은 등척성 운동에서 시작해서 점차 싯업, 레그레이즈 등과 같이 강도를 높여 나가게 되죠. 통증이 사라지고 나면, 이후 2~4주간은 가볍게 프리웨이트 장비나 TRX 같은 현가장치 등을 이용하여 기능적인 코어 운동을 하면서 강도를 높여 나갑니다. 복귀를 위해서는 축구 전문 동작들이 포함된 기능 훈련을 짐 혹은 필드에서 충분히 시행해야 합니다.

1. 허리 통증 재활: 초기 단계 운동(저강도)

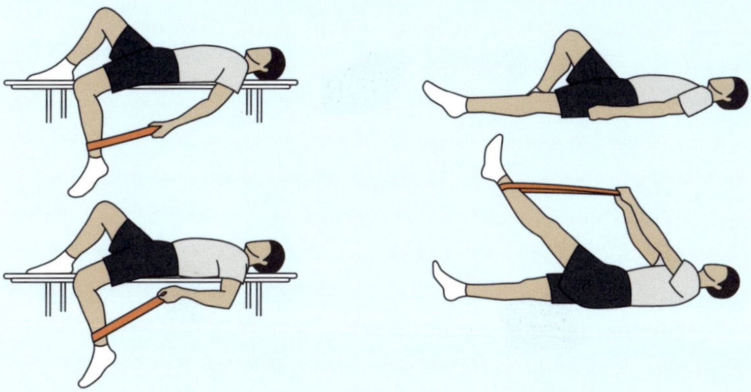

A. 장요근 및 엉덩이, 햄스트링 근육군 스트레칭 운동

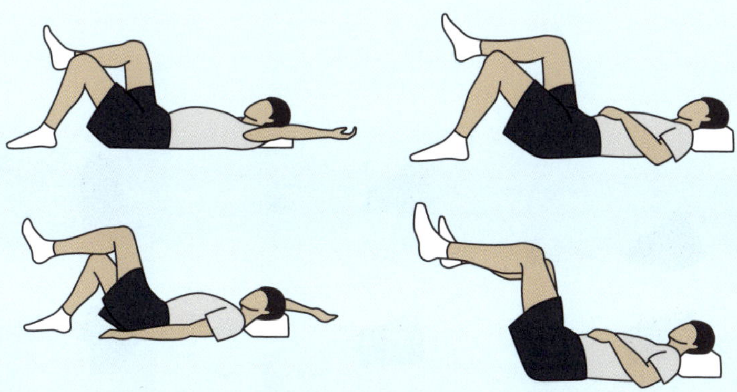

B. 전방 코어 강화 운동

2. 허리 통증 재활 중간 단계 운동(중강도)

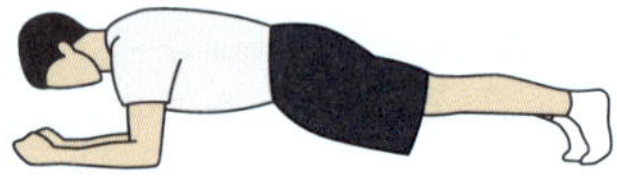

A. 전방 코어 근육 강화 운동 (중강도)

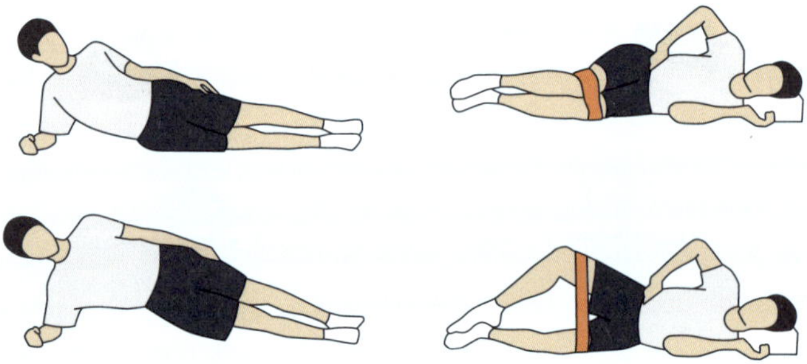

B. 측방 코어 근육 강화 운동 (중강도)

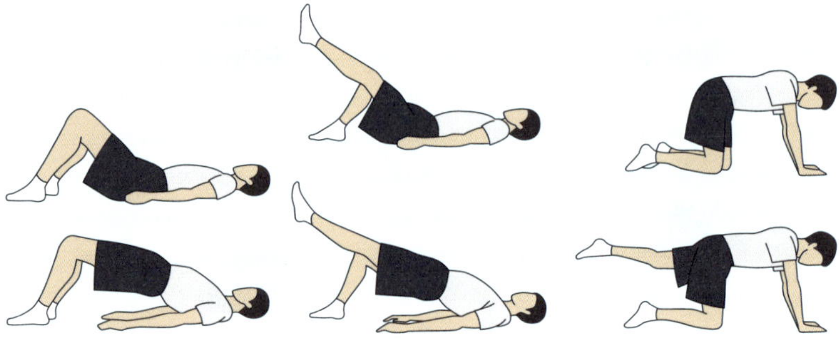

C. 후방 코어 근육 강화 운동 (중강도)

3. 허리 통증 재활 후기 단계 운동(고강도)

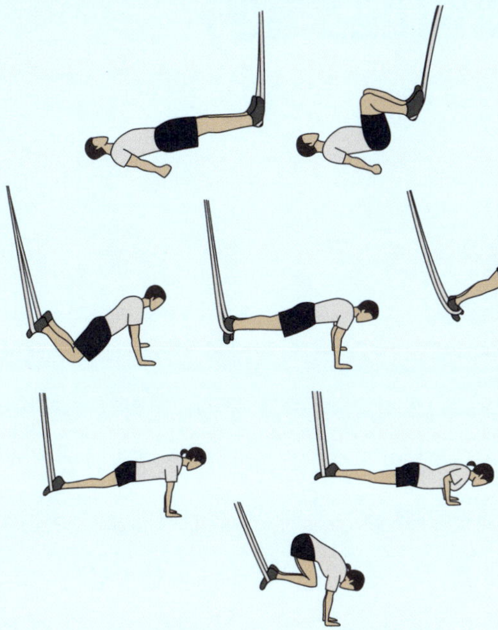

A. TRX 코어 근육 강화 운동 (고강도)

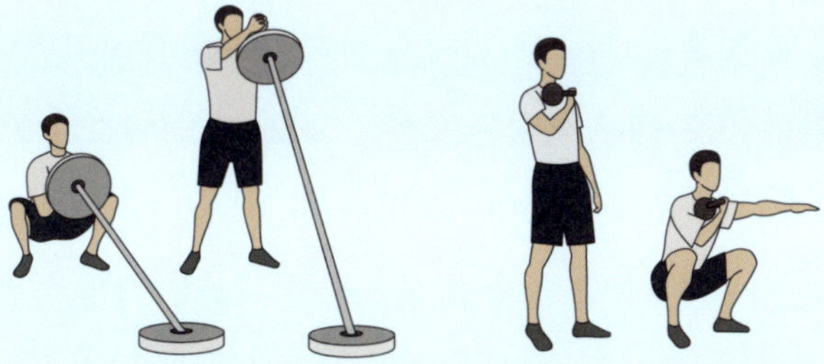

B. 웨이트 장비를 이용한 코어 근육 강화 운동 (고강도)

6. 아랫배의 애매한 통증, 서혜부 파열(스포츠 탈장)

K리그 1과 K리그 2에서 모두 득점왕을 차지하고 경남FC에 이적료 600만 달러(약 67억 원)까지 안겨 주고 중국슈퍼리그 허베이화샤로 이적한 말컹을 기억하시나요? 말컹은 K리그 무대를 주름잡았지만, 지난 2018 시즌 중반이었던 6월에 부상 때문에 고국 브라질로 돌아가야만 했습니다. 말컹을 멈추게 한 부상은 왼쪽 '서혜부 파열'이었습니다. 말컹은 이 부상으로 한 달 동안 브라질에서 재활에 전념해야 했습니다.

'서혜부 파열(inguinal disruption)'은 서혜부 부근의 아래쪽 복벽 후면부 근육, 힘줄 혹은 서혜부 인대가 약해지거나 찢어지면서 발생하는 부상을 말합니다. 서혜부 파열은 보통 '스포츠 탈장(헤르니아, hernia)'으로 알려져 있으나, 실제로 장이나 장막이 밀려 나오는 '진짜 탈장'은 아닙니다. 말컹뿐만 아니라 모든 축구 선수들이 서혜부 파열 부상에서 자유로울 수 없습니다. 그럼 다음의 사례를 한번 살펴볼까요?

Case 1

프로팀 여자 미드필더. 좌측 내전근 힘줄 통증이 있고, 배꼽 아래 복벽 통증과 치골 부위 압통감을 호소했습니다. 내전근 힘줄염과 복근파열 의심하에 한 달 이상 휴식과 치료를 반복하였으나 호전되지 않았죠. 결국 서혜부 파열로 진단받고 수술 후 재활 치료를 받았습니다.

Case 2

U-15 대표 남자 미드필더. 통증이 3개월 이상 지속되는 양측 골반, 치골은 물론 고환 부위의 기분 나쁜 통증으로 고생했습니다. 그동안 골반 MRI 검사, 초음파 검사 등을 받았으나 특별한 이상을 발견하지 못한 채 휴식과 치료를 반복했습니다. 그래도 호전이 없었고, 양측 서혜부 파열 진단 후 결국 수술을 받았죠. 수술 1주 후부터 4주간 재활 치료 후 통증 없이 복귀했습니다.

원인

해부학적으로 치골에는 아래쪽으로 내전근이 부착되고, 위쪽으로는 내·외복사근이 부착됩니다. 치골을 중심으로 아래쪽 내전근과 위쪽 내·외복사근이 동시에 빠르고 강하게 수축할 경우 상대적으로 약한 복사근 부착 주변 부위가 찢어지면서 스포츠 탈장이 발생하게 됩니다. 격하게 몸통과 다리를 비틀거나 회전하는 동작, 킥 동작, 스프린트 동작 등 서혜부에 걸리는 장력을 높이는 동작이 반복적으로 누적될수록 발생 위험성이 더 높습니다. 그래서 프로 선수들처럼 경기력 수준이 높은 선수들에게서 발생할 확률이 높게 나타납니다.

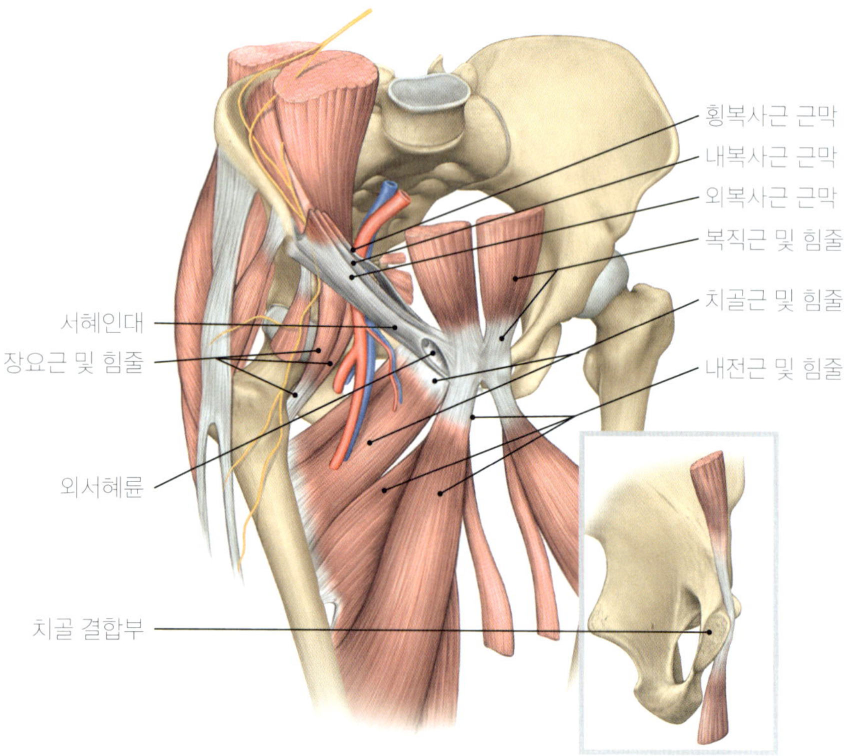

[그림 3-5] 서혜부 통증을 유발할 수 있는 복잡한 해부학 구조 모형

증상

선수들이 가장 불편해하는 증상은 앞서 말씀드린 두 선수의 케이스에서처럼, 처음엔 주로 특별한 이유 없이 치골 주변 혹은 서혜부 부근에 통증이 나타나다가, 서서히 아랫배 쪽으로 애매모호한 통증이 옮겨 가면서 다양하게 나타납니다. 그중 아래와 같은 5가지 증상이 대표적이에요.

1) 치골결절 부위 압통
2) 서혜인대 상부 3분의 1(내서혜륜) 부근 압통
3) 탈장의 증거 없이 서혜인대 하부 3분의 1(외서혜륜) 부근 붓기 및 통증
4) 내전근 기시부 통증
5) 허벅지 안쪽이나 회음부로 방사되는 모호한 통증

진단

서혜부 통증이 나타나면 비슷한 부상들을 구분해 내는 감별 진단이 가장 중요합니다. 그래야 치료 방향이 제대로 설정되기 때문입니다. 위 5가지 증상 중 3가지 이상 해당 사항이 있으면 서혜부 파열로 진단합니다. 바로 누운 자세에서 윗몸 일으키기 동작 중에 동일한 통증을 유발시킬 수 있지요. 자기 공명 영상(MRI) 검사나 초음파 검사 등으로는 초기나 심하지 않은 경우에는 대부분 진단하기 어렵지만, 치골염, 내전근 힘

줄염 등 다른 부상과의 감별을 위해 검사가 필요하기도 합니다.

서혜부 파열은 흔히 서혜부 탈장은 물론, 내전근 손상, 내전근 힘줄염, 치골염 등으로 오인되기도 합니다. 서혜부 파열은 복벽에 구멍이 생기지 않기 때문에 탈장처럼 장이나 장막이 복벽을 밀고 나오면서 아랫배 일부가 불룩하게 나오는 경우는 거의 없다고 봐야 합니다. 또한 내전근 손상이나 힘줄 염증과 관련된 통증은 대부분 휴식과 함께 호전되고, 치료 후에 곧바로 증상이 재발되는 경우는 드물죠. 하지만 서혜부 파열의 경우, 쉬면 통증이 사라졌다가도 다시 복귀해서 운동을 시작하자마자 비슷한 통증이 반복되는 현상이 수개월 간 지속되는 특징이 있습니다. 제대로 감별하지 못해 프로 선수들의 경우도 증상 발생 직후부터 정확한 진단 및 치료를 받기까지 수개월이 걸리는 만큼 진단이 어렵습니다.

치료와 재활

진단 후 증상과 기간을 보고 판단합니다. 초기에는 약물 치료와 물리 치료를 포함한 재활 치료가 우선입니다. 골반을 포함한 코어의 안정화에 기여하는 엉덩이 근육들(특히 대둔근/중둔근)을 포함해 후복벽 강화를 위한 횡복근 및 내/외 복사근 근력 훈련이 필요합니다. 또한, 골반 주변부 근육군이 지나치게 긴장되지 않고 균형을 이룰 수 있도록 폼 롤러 등을 이용한 유연성 훈련도 필요합니다. 이 기간에는 대체 운동으로 수영이나 요가가 도움이 될 수 있습니다. 2개월 이상 증상 변화가 없거나 지속적으로 악화된다면 수술적 치료가 필요합니다. 수술은 서혜부에 열상이 확인되는 파열 부위를 봉합하게 됩니다. 수술 후에는 반드시 4~6주간 재활 과정을 거쳐야 하는데요, 기간별로 재활 훈련을 간단히 요약하면 다음과 같습니다.

1주차: 휴식을 취하면서 일상적인 걷기와 계단 오르기까지 수행.

2주차: 본격적인 재활 프로그램 시작. 등척성 운동 형태로 복벽(횡복근/복사근)과 고관절(굴곡근/신전근/내외전근/회전근) 강화 운동을 실시하고, 허리 자세 교정을 실시.

3주차: 등척성 운동 강도를 높이고, 기본 자세에서 고무 밴드를 이용한 기능성 운동을 서서히 시작.

4주차: 러닝 프로그램을 시작하고, 본격적인 저항성 근력 운동을 시작.

5~6주차: 축구 전문 동작을 포함한 본격적인 기능 훈련을 통해 팀 훈련이 가능하도록 준비.

무엇보다 전체 재활 과정 중에는 서혜부 파열 재발 방지는 물론, 서혜부 주변에서 발생할 수 있는 내전근육이나 힘줄 부상을 예방하기 위한 관리도 반드시 포괄적으로 동반되어야 한다는 점을 꼭 기억하세요.

7. 모든 선수의 고민, 햄스트링 손상

2020년 정초부터 해외에서 슈퍼스타들이 부상으로 수술대에 누운 사진이 많이 나왔습니다. 소속팀과 부상 시기는 다르지만, 다친 부위는 거의 비슷합니다. 손흥민 팀 동료 해리 케인과 FC바르셀로나 공격수 우스만 뎀벨레는 햄스트링을 크게 다쳐 수술까지 받았습니다. 해리 케인은 햄스트링 근육과 힘줄 이행 부위의 부분 파열이 있었지만 수술을 선택한 케이스였고, 우스만 뎀벨레는 햄스트링 힘줄이 완전 파열을 당하는 큰 부상이었습니다. 두 선수처럼 수술 후 그라운드로 돌아오려면 각각 최소 10주간은 치료와 재활을 해야 합니다.

두 선수 부상이 특별한 것은 아닙니다. 축구 선수라면 누구나 은퇴하기 전까지 '허벅지 뒷근육' 부상에 대한 공포에서 자유로울 수 없죠. 축구를 보다가 중계 캐스터가 허벅지 뒤를 만지며 불편한 표정을 짓는 선수를 보며 "아… 저 선수 뒷근육이 올라온 것 같네요."라고 말하는 걸 누구나 한 번쯤은 들어 봤을 겁니다. 이미 실제로 축구를 하다가 이 부위를 다친 경험이 있는 독자도 있을 겁니다. 앞 장에서도 언급했지만, 햄스트링 근육 손상은 축구 선수들에게 발생하는 전체 근육 손상 중 37%를 차지할 정도로 흔합니다. 이 중 3분의 2 정도가 경기 중에 발생합니다. 발생위험도는 훈련 중일 때보다 경기 중일 때가 무려 11배나 높은 것으로 알려져 있습니다. 유럽의 프로 팀에서는 한 시즌 중에 이 부상이 대략 7건 정도 발생하고, 복귀까지 대개 평균 훈련 불참 16일+3경기 결장이 불가피하다는 통계가 있습니다. 하지만, 4주 이상 재활이 필요한 경우도 전체 부상 중 17%나 됩니다.

햄스트링 부상을 현대 축구가 낳진 않았지만, 더 많이 만들어 낸 것은 분명한 사실입니다. 공수 전환이 빨라지고 전체 게임 스피드가 높아지면서 선수들이 스프린트 속도가 증가하고 횟수도 많아졌고, 이로 인한 햄

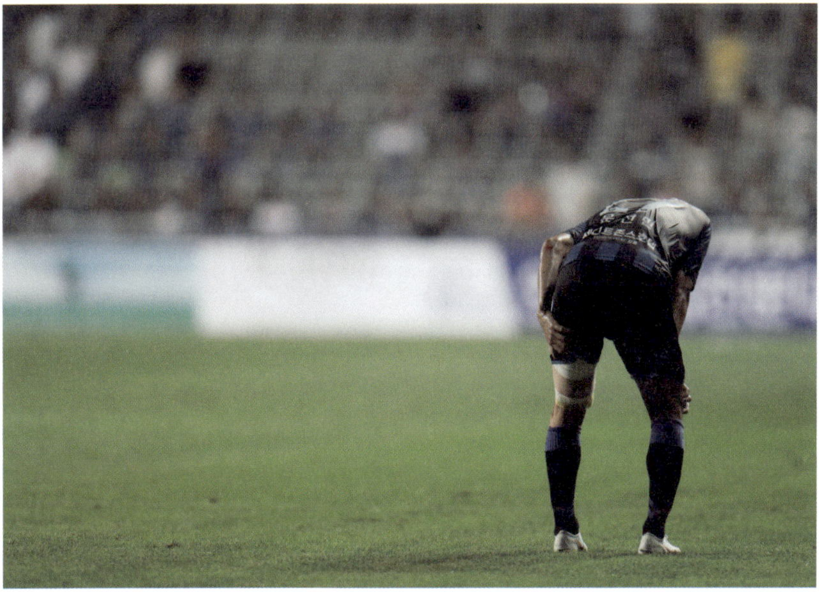

스트링 부상 발생 위험이 함께 늘고 있지요. 몸 관리가 소홀해지는 순간 허벅지 뒤쪽 근육은 여지없이 올라온다고 할까요? 어떤 리그 혹은 클럽에서 뛰느냐도 중요하지 않습니다. 리오넬 메시와 크리스티아누 호날두 그리고 기성용까지 모두 이 부상으로 고생한 적이 있습니다. 하물며 동네 조기 축구에서조차 흔한 부상이니, 프로와 아마추어 선수 사이에 차이도 없습니다. 나이도 묻지 않고 찾아오는 부상이기도 합니다. 사실 제가 근무하는 병원에도 시즌을 가리지 않고 초·중·고 선수는 물론, 대학생, 프로 선수들이 치료와 재활을 위해 꾸준히 찾아오고 있으니까요.

원인

허벅지 뒷근육은 긴 소시지 다발처럼 보이는 생김새 때문에 흔히 햄스트링으로 불립니다. 대퇴이두근(biceps femoris), 반건양근(semitendinosus muscle), 반막양근(semimembranosus)으로 구성되어 주로 무릎을 구부릴 때 사용합니다. 특히, 축구 선수들에게는 고속 주행 혹은 방향 전환 중에 무릎 관절 움직임을 가속시키는 추진체 역할뿐만 아니라, 감속시켜 제어하는 고성능 브레이커 역할도 합니다. 이때 장력에 저항하는 근육이 길어지면서 발휘되는 신장성 근력이 약하면 근육(섬유)이 찢어지게 되는 겁니다. 이 때문에 햄스트링 부상의 약 52% 정도가 달리기나 스프린팅 때 근육(섬유) 일부 혹은 전부가 찢어지거나 늘어나면서 발생합니다.

약 17% 정도는 근육 과사용에 의해 발생하는 만큼, 누적된 근육의 피로도 부상의 한 위험요소라고 할 수 있습니다. 경기 일정이 빡빡한 기간에는 충분한 휴식과 회복이 중요한 이유입니다. 하지만, 무엇보다 중요한 발생 원인은 과거 부상 이력입니다. 내전근 손상과 마찬가지로, 햄스트링을 한 번 다쳤던 선수는 조만간 다시 부상을 당할 위험성이 매우 높아집니다. 재발률이 약 25~30%까지 된다는 보고가 있을 정도입니다. 대표적으로 우스만 뎀벨레는 2~3회 재발한 전력이 있습니다. 간혹 어떤 선수는 과도한 뒷근육 스트레칭 동작을 하다가 찢어지기도 합니다만, 축구 선수에게는 찾아보기 드문 경우에 해당합니다.

증상

일단 운동 중에 '뚝' 하는 특별한 느낌과 함께 갑작스럽게 통증이 발생합니다. 다치고 나서 스트레칭을 하거나 마사지를 해 보더라도 다시 고속으로 뛰거나 방향 전환할 때 불편을 겪거나 통증이 있기 때문에 운동이 불가능해집니다. 특히, 다리를 뻗치는 동작에서 통증이 심하죠. 대퇴사두근이나 내전근 손상 때와는 달리, 햄스트링과 종아리 근육 손상을 당한 선수들은 참고 뛸 수 없는 상태가 됩니다. 파열 부위가 심한 경우 무릎 뒤 오금 쪽에 멍이 심하게 드는 경우도 있는데요, 손상 부위 출혈이 근막 주변을 따라 피하로 이동하면서 나온 것이니 걱정할 필요는 없겠습니다.

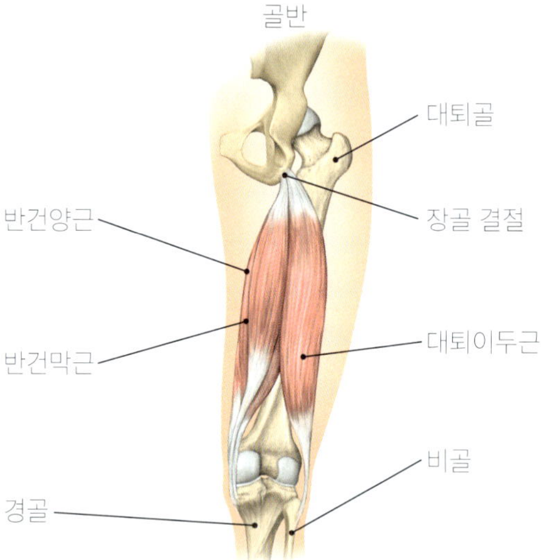

[그림 3-6] 햄스트링(hamstring) 근육군 해부학적 모형

진단

근육 파열 후 진단은 치료를 결정하는 데 있어서 중요한 역할을 합니다. 뎀벨레의 경우처럼 완전 파열이거나 힘줄 부착 부위에 견열골절(avulsion fracture)이 동반되는 경우 수술이 필요할 수도 있기 때문에 진단이 매우 중요한 것이죠. 엉덩이 쪽에 통증과 압통이 심한 햄스트링 손상, 골반 쪽 통증이 심한 대퇴사두근 손상, 회음부에 가깝게 압통이 심한 내전근 손상이 의심될 때는 힘줄 파열이나 골절을 확인하기 위해 초음파

와 함께 X-ray와 MRI 검사를 통한 정밀 진단이 필요합니다. 그 외에는 대부분 이학적 검사와 초음파 검사만으로 파열 부위를 확인할 수 있기 때문에 진단이 가능합니다.

햄스트링뿐만 아니라, 모든 근육 손상은 파열 정도에 따라 1도 손상(미세 파열), 2도 손상(부분 파열), 3도 손상(완전 파열)으로 분류합니다. 초음파 검사에서 진단되는 경우는 대부분 2도 손상(부분 파열)이 가장 흔합니다. 2도 손상의 경우도 정도에 따라 경중을 나누는데, 회복까지 걸리는 예후가 다르기 때문입니다. 부위와 정도에 따라 다르지만, 2도 손상의 경우 회복까지는 대개 6주 정도가 예상돼요. 경험적으로 보면 종아리나 햄스트링 손상 후 복귀까지 대퇴사두근이나 내전근 손상보다는 좀 더 오랜 시간을 필요로 합니다. 폭발적인 동작이나 고속 주행에서 보다 핵심적으로 활성화되는 근육군이기 때문이죠.

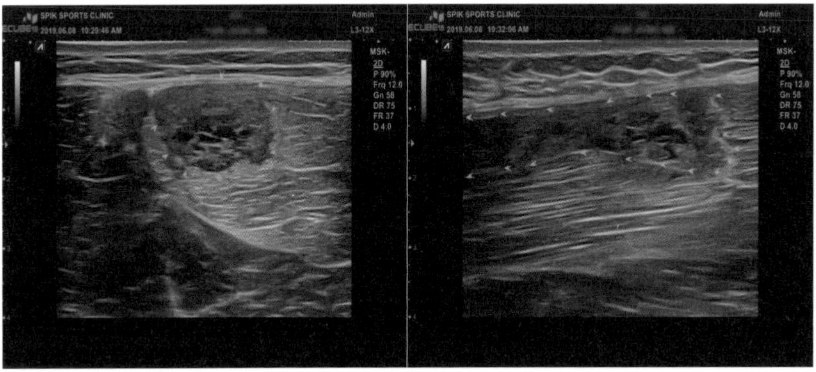

[그림 3-7] 햄스트링 파열 초음파 검사 사진(M/14, 축구 선수)

치료

햄스트링 손상은 해리 케인이나 우스만 뎀벨레의 경우와는 달리, 일반적으로 수술이 필요 없고 주사 치료와 물리 치료, 재활 치료를 포함한 보존적인 재활 치료로 충분합니다. 다른 부위의 근육 손상도 마찬가지죠. 부상 직후 치료는 초음파 검사에서 파열 부위에 혈종(피가 고인 상태)이 있는 것으로 확인된 경우 먼저 이를 제거하는 것이 좋습니다. 피가 고인 공간이 클수록 파열된 부위의 근육 간 접촉 거리가 멀어져 근섬유의 재생속도가 늦어지는 부정적 효과가 있습니다. 혈종 제거 후에는 플라센텍스 주사(일명 DNA 주사)나 PRP 주사(자가 혈장 주사) 치료를 시행하게 되는데, 근육의 재생을 돕고 통증을 완화시켜 복귀를 단축시킬 수 있습니다. 손상 정도와 범위에 따라 2~3회 정도의 주사 치료가 필요한 경우가 있습니다. 주사를 맞지 않을 경우와 비교하면 약 2주 정도 치료를 앞당길 수 있죠. 급성기 동안 손상 부위에 피가 고인 경우, 주사 후 첫 일주일 동안은 파열 부위에 압박이 매우 중요합니다. 적절한 압박은 손상 부위의 지혈 효과는 물론, 파열 부위 간 접촉면을 넓혀 손상 부위의 복원 시간을 단축시켜 주기 때문이죠.

급성기에는 손상 부위 냉각도 매우 중요합니다. 냉각은 얼음찜질을 통한 아이싱을 포함해, 질소가스나 CO2 분사를 통한 섭씨 영하 70도까지 온도를 낮출 수 있는 장비를 이용하는 급속 냉기 치료(Cryotherapy)로 진행됩니다. 또한, 환부를 섭씨 10도 내외의 물에 담그는 냉욕(cold water immersion)을 이용할 수 있습니다. 이를 통해 통증과 부종 조절은 물론, 근육 세포의 재생 과정에 도움을 줄 수 있습니다. 급성기를 지난 후에는 냉각은 물론 열치료도 도움이 됩니다. 손상 부위에 가해지는 심부열은 혈류를 증가시켜 근육 재생에 필요한 물질을 운반하고, 염증 대사물의 제거를 도와 근육 복원 과정에서 근육 세포를 자극하는 역할을 합니다. 또한, 근육의 물리적 긴장도를 낮춰 통증이나 당김 증상을 완화해 주기도 합니다. 초음파 장비를 이용할 수도 있지만, 고주파 장비를 활용하면 보다 넓은 부위에 효율적으로 열을 전달할 수 있습니다.

전기 자극 치료는 초기부터 적용할 수 있습니다. 근육 손상 초기에는 찢어진 부위의 통증 때문에 자의적인 수축을 통한 근육 활성 운동이 어렵습니다. 등척성 운동이 도움이 되기는 하지만, 근육의 양과 질(근력)을 유지하기 위해서는 전기 자극을 통한 근육 수축이 도움이 됩니다. 전기 자극을 통한 운동 신경의 활성화는 근막 긴장을 이완시켜 통증을 완화하는 효과를 나타내기도 합니다. 마사지 혹은 근막이완술과 같은 도수 치료는 파열된 부분이 복원되기 전에는 제한적으로 적용해야 합니다. 손상 초기에 파열된 부위에 직접 물리적 힘이 가해지면 범위가 더 확장되어 악화될 우려가 크기 때문에 파열 부위가 복원되기 전에는 반드시 피해야 합니다. 만일 꼭 해야 한다면 파열 부위보다는 주변부를 치료하는 것이 좋습니다. 햄스트링 손상의 경우 허리 근육과 엉덩이 근육, 종아리 근육이 주변 근육에 해당됩니다. 손상 근육은 초음파 검사에서 근육 재생을 확인한 후 직접적으로 도수 치료를 시작할 것을 권합니다.

재활

재활은 통증 없이 어느 정도 저항에도 견딜 수 있는 시점에서 손상 부위의 점진적인 근육 강화 운동을 포함한 프로그램을 시작합니다. 햄스트링 근육 손상은 재발률이 높기 때문에 손상 후 재활도 예방을 위한 훈련이 주를 이룹니다. 햄스트링 근육군의 신장성수축력(eccentric fore)을 강화시키기 위한 근력 강화 훈련이 필수입니다. 수많은 프로그램들이 있지만, 제대로 검증된 훈련법은 엉덩이와 허리를 일직선으로 만들면서 최대한 앞으로 기울여 버티는 노르딕 햄스트링 운동(Nordic hamstring exercise) 정도입니다. Part 4에서 이 운동을 자세하게 설명했으니 그 부분을 참조하시고 따라 하면 됩니다. 이 운동은 재활 훈련 중 일부이지만, 훈련 중 루틴으로 활용하면 강력한 예방 효과를 지니죠. 하지만, 어설프게 시도했다가는 훈련 중에 오히려 부상당할 위험성이 높은 운동이기 때문에 반드시 본인의 상황에 맞게 전문가와 상의 후 시작하는 것이 좋습니다. 손상 후 조깅과 스프린트, 방향 전환 시작 시점을 보고 복귀 기간을 대략적으로 예측하기 때문에 통증 없이 달릴 수 있는가를 모니터링하는 것도 중요합니다.

8. 지독한 불행, 무릎 전방십자인대 손상

'2002 한일 월드컵'에서 4강 신화를 일궜던 황선홍(현 U23 국가 대표 감독)과 K리그 역대 최다골 보유자이자 2020 시즌 K리그 1에도 골 행진을 이어 가고 있는 이동국(전북현대)은 대한민국 스트라이커 계보를 잇는 공격수라는 공통점이 있죠. 둘은 한때 큰 부상을 당해 월드컵에 나서지 못했던 경험도 공통적으로 가지고 있습니다.

먼저 황선홍은 '1998 프랑스 월드컵' 직전에 한 중국 평가전에서 상대의 거친 태클에 몸이 허공으로 붕 떴다가 떨어지며 큰 부상을 당했습니다. 그리고 이동국은 '2006 독일 월드컵' 직전 리그 경기 도중 방향 전환을 시도하다 혼자 넘어졌고, 이후 한동안 그라운드를 밟지 못했어요. 두 선수 모두 이 부상으로 그 해 월드컵에 나서지 못한 것은 물론입니다.

이들을 울린 부상은 다름 아닌 '전방십자인대(Anterior Cruciate Ligament) 손상'입니다. 이는 무릎 관절 내부의 정강이뼈와 대퇴골에 연결된 굵고 질긴 인대가 끊어지면서 무릎에 불안정성을 증가시키는 부상입니다. 축구 선수들에게 흔한 부상은 아니지만, 이 부상을 당한 프로 선수들 약 3분의 1 정도가 선수로서 활동을 접을 만큼 큰 부상으로 알려져 있죠. 축구를 하고 있는 사람이라면 프로든 아마추어든 상관없이 모두 전방십자인대 손상이 얼마나 치명적인지 알고 있을 겁니다. 전방십자인대 손상을 두 장에 걸쳐 자세하게 알아보는 이유가 여기에 있습니다.

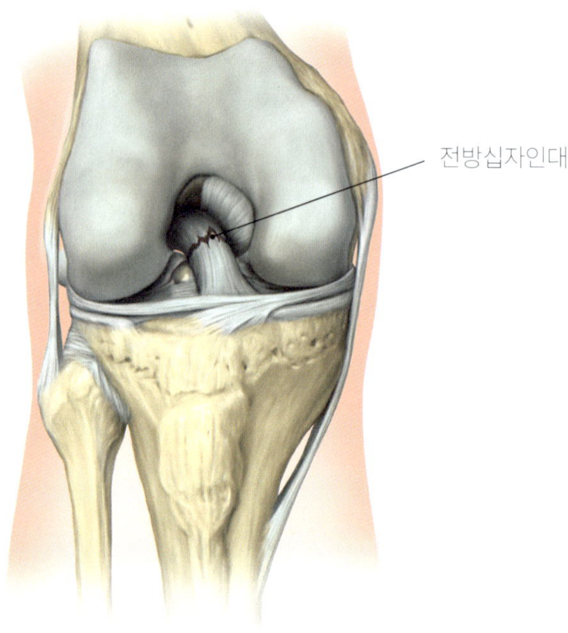

[그림 3-8] 무릎 전방십자인대(anterior cruciate ligament) 파열 모형

증상

흔히 점프 후 착지하는 동작, 런닝 중 감속하거나 한쪽 다리로 피봇(pivot)하는 동작 중에 '뚝' 혹은 '우두둑'하는 느낌이 듭니다. 또한 부상은 다른 선수와의 충돌과 상관없이 발생하지요. 손상 후에는 대개 무릎이 곧바로 심하게 붓고 통증이 심해 걸을 수조차 없습니다. 반월 연골판이나 내측측부인대 손상이 동반된 경우가 흔하며, 이때 증상은 더 심합니다.

원인

무릎 주변의 신경 근육 체계의 불균형이 전방십자인대 부상 발생의 원인으로 알려져 있습니다. 즉, 점프 후 착지할 때 무릎이 안쪽으로 쏠리는 현상이 나타나거나 허벅지 앞쪽 대퇴사두근에 비해 이를 제어하는 허벅지 뒷근육(햄스트링)의 근력과 활성도가 약할 때, 또는 양측 다리의 근력이나 유연성에 큰 차이가 있을 때 부상 위험성이 높아집니다. 그리고 코어(중심 근육)의 불안정성이 커지면, 즉 신체 무게 중심이 다리에서 멀어지면 부상 가능성이 높아지죠. 특히, 여자 선수들은 이와 같은 성향이 선천적인 다리 뼈의 정렬 상태로 인해 더 강하게 나타나므로 전방십자인대 손상이 남자에 비해 약 3~10배 정도 높게 나타납니다.

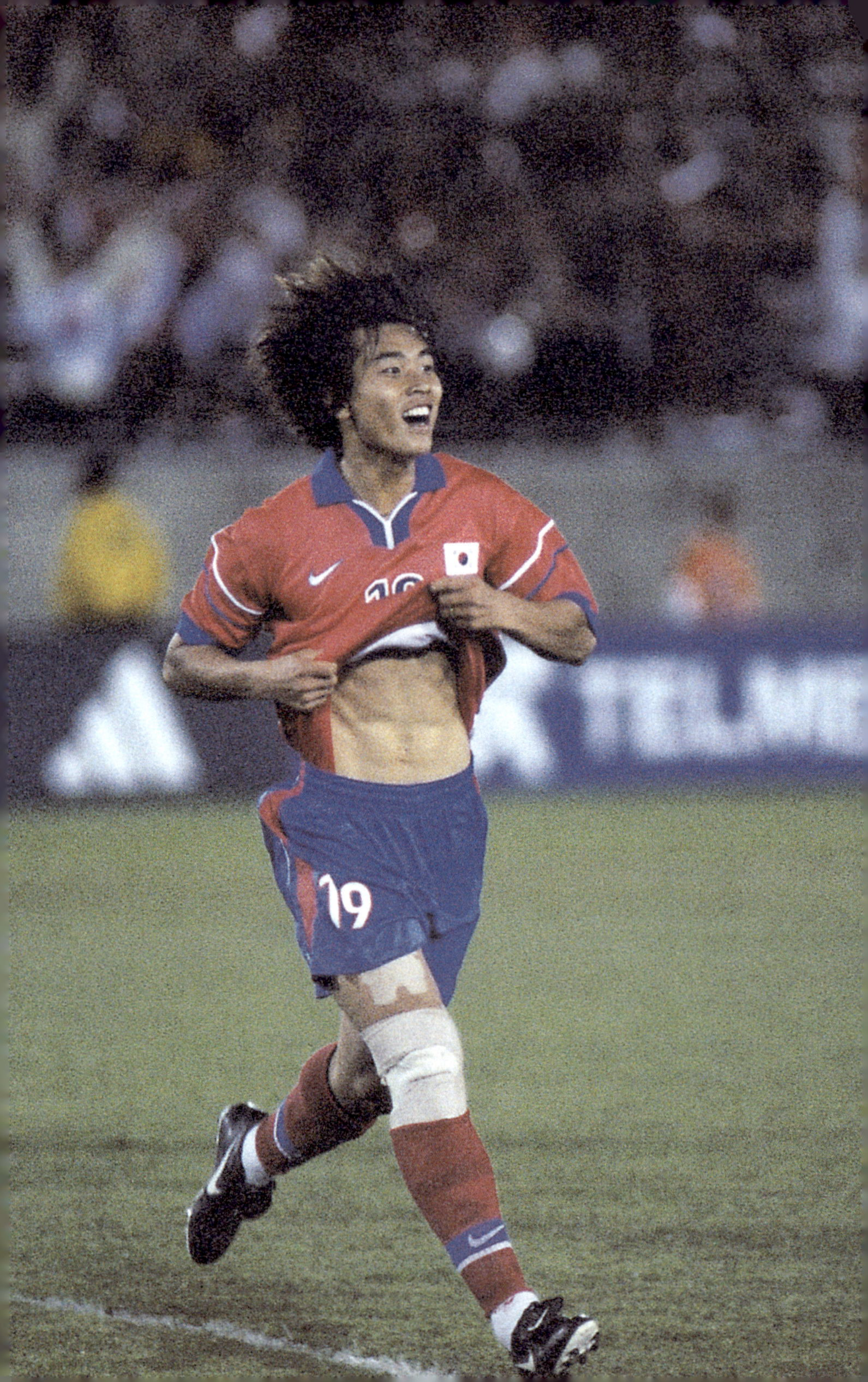
19

치료

축구 선수들의 경우 수술을 통해 주로 관절경을 이용하여 전방십자인대 재건술(reconstruction)을 실시합니다. 수술적 치료는 부상 직후 붓기가 사라질 때까지 대략 2~3주까지 기다렸다가 시행하고, 수술을 기다리는 동안에는 주로 통증 감소, 관절 가동 범위 확보와 근력 유지 및 환자 교육을 목적으로 수술 전 재활 치료를 진행합니다.

전방십자인대 재건술로는 보통 무릎 아래쪽과 위쪽에 구멍을 뚫어 자가 이식(autograft) 혹은 동종 이식(allograft)을 실시합니다. 수술 후 1~2주 정도 입원한 상태에서 초기 재활을 시행한 다음 퇴원하여 본격적인 재활을 시작하게 됩니다. 수술적 치료의 실패율은 약 17~30% 정도로 보고되고 있지요.

반면 근육 발달이 좋고, 불안정이 심하지 않은 일반인의 경우 수술 치료 없이 재활 운동으로 치료를 대신하기도 합니다. 수술 여부와 관계없이 장기적으로 연골 손상이 발생, 관절염이 조기에 발생할 가능성이 높아집니다.

재활

전방십자인대 손상의 재활은 사실 수술 전부터 시작된다고 해도 과언이 아닙니다. 수술 전에 무릎 주변 근력을 최소한 부상 전 상태로 유지해야 수술 후 회복이 빠르기 때문이죠. 동반된 손상이 없거나 미미할 경우나 단순히 전방십자인대만 파열된 경우에는 수술 후 가능한 빨리 체중부하를 비롯한 관절 가동 범위를 확보하는 가속 재활 프로그램에 따릅니다. 이를 통해 집중적으로 치료한다면 6개월 내에 그라운드 복귀를 기대할 수 있죠. 로베르토 바지오의 경우가 그 대표적인 예입니다.

세리에 A에서 뛰던 바지오는 '2002 한일 월드컵'을 앞두고 왼쪽 무릎 전방십자인대를 다쳤지만, 재건 수술 이후 정확히 77일 만에 공식 경기에 복귀해서 교체로 20분 동안 뛰면서 2골을 넣었고, 2주 후에는 풀타임을 뛰면서 1골을 넣은 놀라운 기록이 있습니다. 하지만, 부상 재발에 대한 우려로 아쉽게도 월드컵 대표팀 명단에는 이름을 올리지 못했죠. 그래서 월드컵 16강에서 한국과 붙었던 이탈리아 대표팀에 바지오가 없었던 걸 기억하시죠? 이런 특별한 경우를 제외하고는 부상 재발에 대한 두려움을 없애는 시간까지 고려한다면 실전 경기 복귀는 대략 8~10개월까지 걸릴 수도 있습니다. 동반된 손상이 있을 경우 이보다 훨씬 오랜 기간 동안 조심스럽게 재활 과정이 이루어지므로 사회적 비용이 꽤 높은 편입니다. 즉, 부상의 예방이 그만큼 중요하다고 할 수 있습니다.

9. 무릎 전방십자인대 손상, 재건 수술 후 관리

앞 장에서 설명한 것처럼 황선홍과 이동국은 무릎 전방십자인대 부상으로 직후에 열린 월드컵에는 나서지 못했지만, 길지만 성공적인 재활 과정을 거쳐 재기에 성공해 한국 축구 역사에 큰 족적을 남겼습니다. 하지만, 그렇지 못한 경우도 많습니다. 제대로 된 치료를 받지 못했거나, 회복이 완전치 않은 상태에서 성급하게 그라운드에 복귀했다가 다시 부상을 당해 선수 생활이 끝나는 최악의 사례도 심심치 않게 찾아볼 수 있습니다.

축구 선수들에게 재앙과도 같은 전방십자인대(Anterior Cruciate Ligament) 손상에 관한 수술적 치료와 사후 관리는 1년 내 복귀율이 65~88%에 이를 정도로 큰 진전을 이루었는데요, 일부 논문에서는 프로 선수들의 경우 수술 후 집중 관리와 재활로 복귀율이 94%에 달한다고 말하지만, 3분의 1 정도는 복귀하지 못한다는 통계도 있지요. 이 때문에 부상을 당한 선수는 수술 후 잘 짜인 재활 프로그램을 따르면서도 여전히

'언제쯤 복귀할 수 있을까?' 혹은 '다시 경기에 뛸 수는 있을까?' 하는 의구심을 떨쳐 버릴 수 없는 게 사실입니다. 그래서 이번에는 전방십자인대 재건 수술을 앞두고 있거나, 수술 후 재활 훈련 중에 있는 선수들이 성공적인 복귀를 예측할 수 있는 긍정적인 신호들을 각 단계별로 살펴보도록 하겠습니다.

수술 전

수술 날짜를 기다리고 있는 선수라면 무릎 주변 근력을 유지하기 위해 집중적으로 관리해야 합니다. 특히 수술 전 허벅지 앞쪽 근육(대퇴사두근) 근력은 수술 결과에 영향을 미치는 대단히 중요한 부분이지만, 실제로 손상 후에는 통증과 불안감으로 무릎 사용이 제한되면서 근력이 급속히 감소하는 것이 보통입니다. 평소보다 크게 감소하지 않도록 훈련을 이어 가기 위해서는 상상하기 힘든 노력과 대단한 용기가 필요합니다.

수술 후

성공적으로 수술을 마친 선수들은 통증이 없는 한 가능한 빨리 무릎이 완전히 펴지도록 관절 가동 범위(ROM) 운동을 꾸준히 시행해야 합니다. 왜냐하면, 수술한 무릎 관절을 끝까지 펼 수 있어야 수술 후 2년 내 무릎이 느슨해지면서 불안정해질 확률이 낮아지기 때문이에요. 또, 수술이 끝난 직후부터 대퇴사두근 근력 훈련은 되도록 일찍 시작해야 합니다. 대퇴사두근 훈련은 수술 후 첫 2주 동안 등척성(길이가 변하지 않는 근육 수축) 운동을 꾸준히 시행해야 근력 약화를 최소화할 수 있죠. 수술 직후라면, 전기 자극을 이용한 근육 수축도 도움이 될 수 있습니다.

수술 후 6주부터는 본격적인 저항성 운동을 단계적으로 시작하는 것이 좋습니다. 전통적인 저항성 훈련과 동시에 수술 부위 주변 근육이 다양한 자극을 경험할 수 있도록 신경 근육 활성 훈련 프로그램(neuromuscular facilitation training program)을 동시에 시행하면 보다 높은 수준의 근력 회복을 기대할 수 있습니다. 신경근 활성 훈련은 불안정한 상황에서 수술한 관절이 안정적으로 적응해 기능을 회복하도록 돕는 재활 운동을 말합니다. 대퇴사두근과 햄스트링 근육의 근력이 다치지 않은 쪽과 점점 비슷해지고 있다면, 그만큼 복귀에 가까워지고 있다는 증거입니다.

변수

재건술에 사용되는 힘줄 종류(자가 힘줄 vs 동종 힘줄)의 선택에 따라 수술 후 결과가 조금씩 다릅니다. 일단 자가 힘줄(본인의 타 부위 힘줄, autograft)을 사용했다면 장기적으로 봤을 때 긍정적입니다. 자가 힘줄을 이식한 경우는 동종 힘줄(다른 사람 사체 힘줄, allograft)보다 이식한 힘줄이 다시 끊어질 확률이 5배 정도 낮다고 합니다. 자가 힘줄은 이식 부위에 안착되는 시간이 동종 힘줄보다 빠르기 때문인데요, 힘줄을 떼어 낸 부위의 통증 때문에 다소 회복이 지연될 수는 있지만, 전체 회복 기간에는 큰 영향이 없습니다.

동반 손상도 수술 후 회복에 지대한 영향을 미칩니다. 전방십자인대 손상은 흔히 내측 혹은 외측 반월판 연골 파열이 동반되는데, 일단 동반 손상 부위가 없다면 빠른 회복을 기대해도 좋습니다. 전방십자인대와 동반 파열된 반월판 연골은 찢어진 부분을 제거해 다듬거나(절제술) 봉합하는(봉합술) 과정을 거치고, 이는 어떤 이유에서든 수술 후 회복 과정에 부정적인 영향을 주죠. 특히, 전방십자인대 재건술과 반월판 연골 봉합술이 동반된 경우는 관절 가동 범위를 확보하고 본격적으로 근력 훈련을 시행하기까지 보통 약 2~4주 이상 시간이 더 필요합니다.

심리적인 요인도 필드로 복귀하는 데 지대한 영향을 미칩니다. 수술 후 주치의를 비롯해 재활 훈련 센터의 메디컬 스태프를 믿고 긍정적인 마음으로 훈련에 집중하고 있다면 복귀까지 걸리는 시간을 단축시킬 수 있죠. 이미지 훈련을 포함한 명상 훈련은 기능적 재활 훈련 과정에 큰 도움이 됩니다. 재활 프로그램에 대한 부정적인 시각과 스태프에 대한 불신, 현재 처지에 대한 비관 등은 회복에 부정적인 영향을 끼칩니다. 특히, 부상 재발에 대한 공포는 복귀 직전 마지막 기능 훈련 단계나 필드 훈련 과정을 지연시킬 수 있으므로 반드시 극복해야 할 필요가 있습니다.

복귀 후 관리

불행히도 수술한 전방십자인대가 다시 끊어질 재발률은 3~6% 정도 됩니다. 한 가지 특이한 점은 수술하지 않은 반대쪽 전방십자인대가 손상될 확률도 이와 비슷하게 높다는 점입니다. 그만큼 한번 전방십자인대 손상을 경험한 선수들은 반대쪽도 다칠 위험이 높다는 말이지요. 그래서 재활 후에도 재발 방지를 위한 지속적인 사후 관리가 매우 중요합니다. 팀 훈련복귀 전에 시행하는 호핑(한 발로 반복 멀리뛰기) 테스트는 기능적인 회복을 판단하는 동시에 위험 요소를 평가하는 중요한 관문 중 하나입니다. 수술한 무릎이 불안정성 없이 반대쪽과 버금갈 정도로 호핑을 수행할 수 있는지를 평가하는 검사입니다. 이때 착지 기술, 발과 무릎의 위치와 정렬 상태, 골반의 안정성 등의 종합적인 평가도 필요합니다. 이에 대한 피드백을 반영해 재훈련 과정을 거쳐 지속적으로 보강 훈련을 하면 재손상 위험성을 낮출 수 있습니다. 먼저 재활 기간 동안 무릎의 신전 근육군 (즉, 대퇴사두근)과 굴곡 근육군(즉, 햄스트링 근육)의 균형이 잘 맞춰진 상태라면 이를 잘 유지할 필요가 있습니다. 대퇴사두 근육에 비해 햄스트링 근육이 상대적으로 약해지면, 과도한 무릎의 신전력 때문에 전방십자인대에 걸리는 부하가 증가할 수 있기 때문이죠. 그리고 고관절의 외전근육군(즉, 대둔근, 중둔근)의 강화를 통한 활성화가 매우 중요합니다. 고관절 외전근육군의 약화로 인해 무릎의 외반력이 높아져 전방십자인대 손상 위험을 높일 수가 있기 때문입니다. 마지막으로 코어 근육 강화도 매우 중요합니다. 활성화된 코어 근육은 방향전환 동작이나 착지과정에서 체간의 무게 중심이 하체의 무게 중심으로부터 이탈되는 현상을 막아, 무릎 관절에 순간적으로 증가할 수 있는 외반력을 최소화하기 때문에 전방십자인대 손상 예방에 도움이 됩니다. 결국, 실전에 복

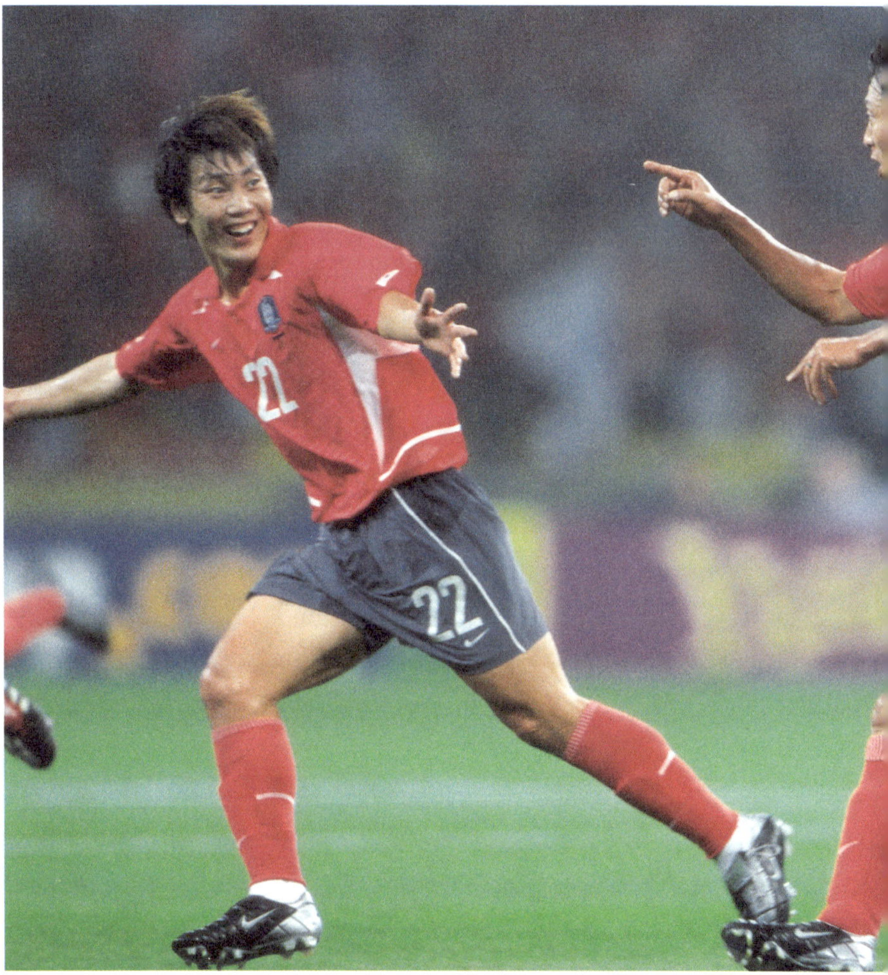

귀한 후에도 재발을 막기 위해서는 허벅지 근육과 엉덩이 근육을 포함한 하체 근육군 훈련과 함께, 철저한 코어 근육 운동을 소홀히 해서는 안 될 것입니다.

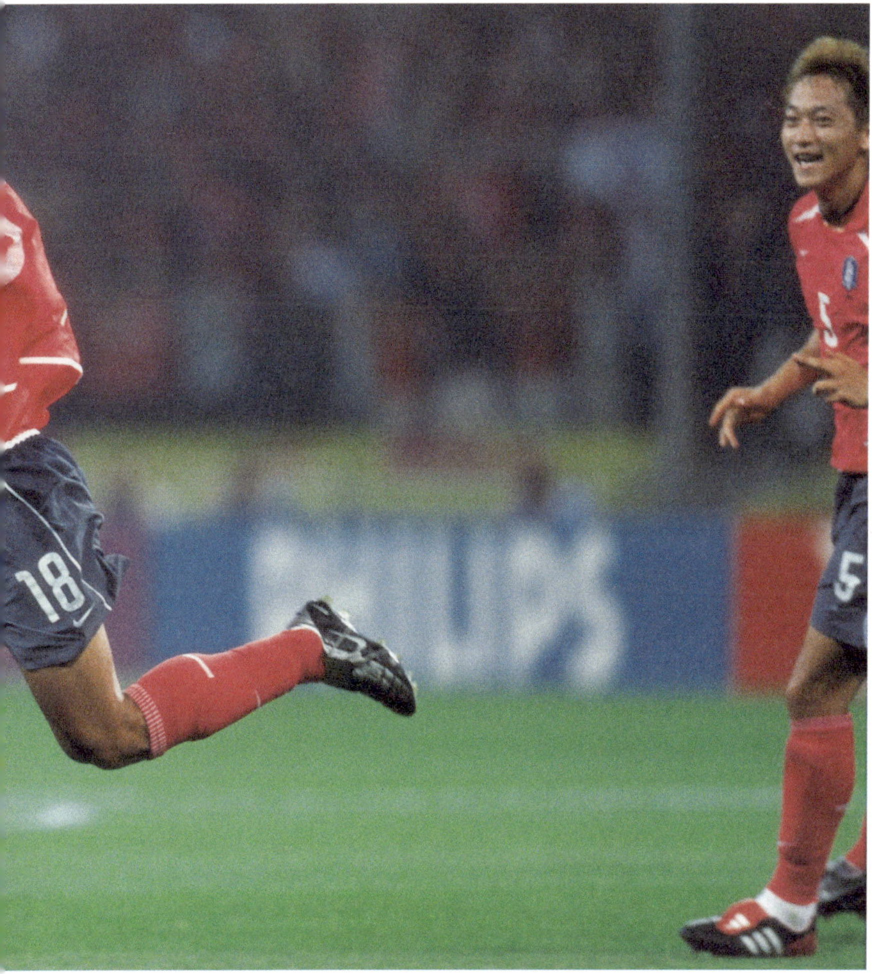

10. 덜렁거리는 무릎,
무릎 내측측부인대 손상

무릎 내측측부인대(Medial Collateral Ligament) 손상은 축구 선수들의 전체 부상 중 약 5%를 차지할 정도로 흔한 무릎 부상 중 하나예요. 대부분의 손상이 비수술적인 방법으로 치료되므로 손상 자체를 가볍게 여기는 경향이 있습니다. 하지만 수술을 하지 않더라도 경우에 따라서는 그라운드로 돌아오기까지 상당히 긴 치료 및 재활 기간을 요구하는 꽤 심각한 손상이며, 경우에 따라서는 수술이 필요한 부상이므로 꼭 한번 짚고 넘어갈 필요가 있습니다.

Case 1

한창 컨디션을 끌어올렸던 아우크스부르크의 지동원은 지난 2018년 9월 15일 분데스리가 경기에서 시즌 첫 골을 터뜨렸습니다. 당시 지동원은 높이 뛰어올라 착지하는 세리머니를 하다가 무릎 통증을 느껴 교체됐습니다. 진단 결과 왼쪽 무릎 내측 인대 부상을 입은 것으로 확인됐죠. 소속팀이나 대표팀 입장에서 매우 씁쓸한 부상이 아닐 수 없겠네요. 지동원 선수는 두 달이 지난 같은 해 11월 중순에야 팀 훈련에 복귀할 수 있었습니다.

Case 2

김진수는 이보다 앞선 3월 24일 '2018 러시아 월드컵' 직전 국가 대표 친선전에서 부상을 당했습니다. 월드컵 출전을 목표로 1차적으로 재활 치료를 선택했으나 월드컵에 가지 못했죠. 이후에도 무릎 관절 불안정성은 지속되어 결국 6월에 수술을 받았습니다. 같은 해 10월 28일 교체 출전하면서 수술 후 4개월 만에 복귀는 했지만, 부상 직후부터 회복까지 7개월이나 걸렸어요. 2018 시즌 거의 통째로 부상 치료를 위해 보내게 된 셈입니다. 복귀한 첫 경기에서 눈물을 흘릴 정도였습니다.

원인

무릎 내측측부인대는 대퇴골 내과에서 시작해 경골 내과 아래 부위에 부착하는 연부 조직으로, 무릎 관절의 내측 측방 운동을 안정시키는 역할을 해요. 내측측부인대 손상은 주로 무릎 바깥쪽에서 안쪽으로 직접적인 강한 힘이 가해지는 접촉에 의한 직접 손상과, 무릎 아래쪽 하퇴부가 바깥으로 외회전하는 힘과 무릎 관절의 외반력에 의한 비접촉성 간접 손상에 의해 발생합니다. 축구 선수의 부상은 대부분 간접 손상에 의해 일어나는 경우가 많습니다.

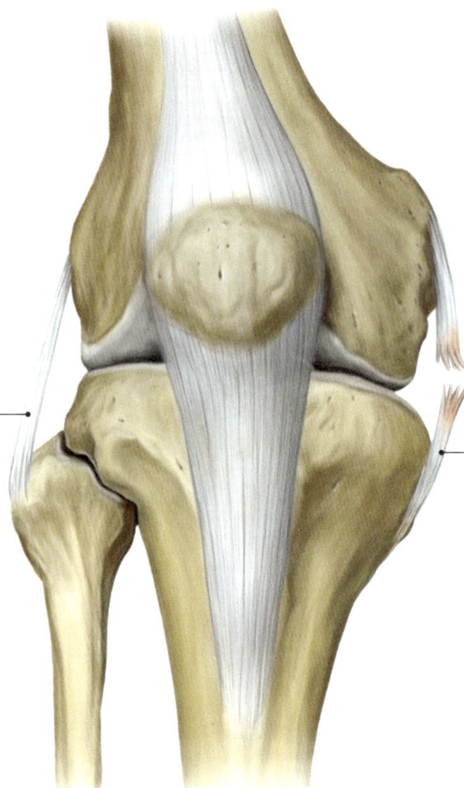

[그림 3-9] 내측측부인대(medial collateral ligament) 손상 모형

증상

내측측부인대는 손상 즉시 통증과 부종이 나타납니다. 심하게 다친 경우, 무릎 관절이 구부릴 수 없는 상태가 되기도 하죠. 손상 정도는 당시의 무릎 위치, 근력 상태, 그라운드 상태 등에 따라 다양한 정도로 나타납니다.

진단

내측측부인대 손상은 초음파 검사로 쉽게 진단될 수 있습니다. 하지만 붓기가 심하고 관절각도 제한이 심할 경우, 반드시 MRI 검사를 함께 시행할 필요가 있습니다. 왜냐하면, 손상 당시 외회전력이 심하게 걸린 경우 해부학적으로 이와 직접 연결된 관절막(articular capsule)과 내·외측 반월상연골(medial meniscus)의 동반 손상은 물론 전방십자인대(anterior cruciate ligament)까지도 함께 손상될 수 있어 확인이 필요하기 때문이죠.

진단에 의한 손상 정도에 따라 1~3도로 분류됩니다. 1도 손상은 인대를 구성하는 일부 섬유가 찢어지거나 늘어난 경우로 국소 부위의 통증 이외에 무릎이 약간 붓는 정도이며, 관절 운동 범위(range of motion, ROM)의 제한은 거의 없습니다. 2도 손상은 부분적으로 인대가 찢어진 경우로 외반 검사(valgus stress test)에서 약간의 이완이 보이며 수동적 관절 운동 범위의 제한이 뚜렷합니다. 3도 손상의 경우 완전히 인대가 끊어진 상태입니다. 이때는 심한 무릎 관절의 종창과 함께 측방 불안정성이 심하여 무릎 관절을 완전히 신전한 상태에서도 외반 검사상 확실한 이완을 보이며, 수동적 관절 운동이 불가능합니다.

치료

손상 정도에 관계없이 손상 직후(일주일 이내)에는 'PRICE', 즉 손상 부위를 보호(Protection)하면서 쉬게(Rest) 하고, 염증 및 붓기를 가라앉히기 위해 얼음(Ice)을 대고 압박(Compression)을 하면서 부상 부위를 높여(Elevation) 주는 것을 기본으로 합니다.

1~2도 손상은 보존적 치료가 원칙입니다. 이때 적극적으로 물리 치료 및 약물 치료를 병행하면 통증과 함께 염증 및 붓기를 효율적으로 완화시킬 수 있죠. 불안정성이 약간 심한 2도 손상의 경우, 초기에 부목을 대서 고정을 한 후 목발을 사용하다가 보조기를 이용하는 것이 원칙입니다. 부상 직후 붓기와 염증을 줄이고 손상된 인대 주변 조직의 재생을 위해서 PDRN(일명 DNA)을 일주일 간격으로 2~3회 주사하는 치료가 큰 도움이 될 수 있어요. 급성기가 지난 후에는 통증 조절을 위해 체외 충격파 치료(ESWT)가 필요합니다.

수술은 완전히 인대가 파열되어 내측 불안정성이 심한 3도 손상이나 반월상 연골 혹은 전방십자인대 손상이 동반되었을 경우에 실시하게 됩니다. 내측측부인대 단독으로 완전 파열된 경우에도 수술 후 복귀까지는 약 3~4개월가량의 기간이 필요해요. 2도 손상이라고 하더라도 불안정성이 심한 거의 완전 파열에 준하는 경우에는 보존적 치료(재활)와 수술적 치료의 선택이 매우 중요합니다. 전북현대 김진수 선수가 이런 케이스에 해당하죠.

재활

재활 치료를 위해 관절 운동은 통증이 없는 범위 내에서 되도록 일찍 시작하는 것이 근력 보존과 관절 운동 범위 확보 및 고유 감각(proprioception) 기능 회복에 유리합니다. 무릎 관절 주변의 근육 강화 운동은 되도록 빨리 등척성(isometric) 운동부터 시작해 폐쇄 역학 사슬 운동(closed kinetic chain exercise)을 시행하도록 합니다. 손상 후 일주일 후부터는 부분적인 체중 부하와 함께 본격적인 고유 감각 수용체 운동(proprioceptive exercise)을 시작하는 것이 바람직합니다. 통증이 완화되고 관절 운동 범위를 회복했다면 손상 2~3주 이후부터는 본격적인 근력 강화 및 축구에 필요한 기본적인 기능적 훈련을 시작해서 점차 운동의 양과 질을 증가시켜 나가야 합니다. 특히, 무릎 관절의 불안정성을 최소화하는 과정이 매우 중요하죠. 롱킥을 하거나, 트래핑하는 과정에서 볼에 의한 충격으로 무릎 관절의 덜렁거림을 줄이기 위해서는 대퇴사두근의 강화가 반드시 필요합니다.

착지 과정 중에 발생하는 체중 중심의 이동에 의한 무릎의 동요를 최소화하기 위한 훈련도 필요합니다. 그러기 위해서는 다양한 상황들을 단계적으로 설정한 후, 이를 적응시켜 나가는 과정을 거쳐야 실전에 자신감을 갖고 나설 수 있습니다. 이와 같은 기본적인 재활 프로그램을 바탕으로 전 재활 기간 중 각 단계별로 수중 재활 훈련을 적용한다면 통증 및 붓기 조절은 물론 관절 운동 범위 및 근력 향상을 가속시킬 수 있을 겁니다.

내측 인대 손상의 경우 1~2도 손상이 대부분이에요. 하지만, 몇몇 유소년 선수가 혹시나 하는 마음으로 수술적 치료법을 찾아 유명 병원을 돌아다니거나, 간혹 제도권 밖에서 기적과 같은 치료법을 찾기 위해 기웃거리다가 돌아오기를 반복하는 것을 많이 보게 됩니다. 대부분 병원 밖에서 서성거린 시간만큼 회복은 느려지고, 결국 필드로 복귀하는 시간 또한 그만큼 길어지게 됨을 잊지 말아야겠습니다. 어떤 부상이든 간에 손상된 조직이 회복되기 위해 생리적으로 절대적인 시간이 필요하고, 이 시간을 기적처럼 앞당기는 요행이나 지름길은 없습니다. 손상된 조직의 회복기에는 상황을 긍정하는 인내와 부단한 노력만을 요구하는 재활 과정이 필요할 뿐입니다. 기적은 없지만 과학은 있답니다.

11. 커리어를 위협하는 고질병, 무릎 관절연골 손상

한국 축구 레전드 박지성은 현역으로 뛰는 동안 줄곧 무릎 때문에 고생했어요. 박지성이 프로 입단 이후 처음으로 무릎에 칼을 댄 건 2003년이었습니다. 당시 네덜란드 에인트호번에서 뛰던 박지성은 '반월상 연골판 부분 절제술'을 실시했습니다. 이후 4년여가 흐른 2007년 4월, 맨체스터 유나이티드에서 뛰던 박지성은 미국으로 건너가 '무릎 관절연골 재생 수술'을 받았습니다. 박리성 골연골염(Osteochondritis dissecans) 진단을 받았기 때문이죠. 수술 이후에도 박지성은 대표팀 경기를 위해 장거리 비행을 할 때마다 무릎에 물이 차는 증상을 호소했다고 합니다. 결국 장거리 이동에 부담을 느낀 박지성은 만 30세가 되던 2011년에 열린 카타르 아시안컵을 끝으로 대표팀 은퇴를 선언했어요. 대표팀 은퇴를 선언한 지 3년 만인 2014년에는 선수 생활을 마무리했습니다. 지속적인 무릎 부상으로 더 이상 선수 생활을 이어 가기 어렵다고 판단한 거예요. 누구보다 철저한 관리에도 불구하고 30대 초반의 나이에 박지성을 은퇴하게 만든 부상, 무릎 관절연골(Articular Cartilage) 손상을 알아봐야 하는 이유는 충분하겠죠?

원인

무릎 관절연골(Articular Cartilage)은 관절 사이에 따로 존재하는 내·외측 반월상 연골판과는 별개의 구조물로서 대퇴골의 원위 과 (femoral condyle)와 경골의 과(medial & lateral tibial condyle)를 싸고 있는 조직입니다. 흔히 '물렁뼈'라고 불리는 관절연골은 반월상 연골판(meniscus)과 상호 작용하여 무릎이 굴곡과 신전 운동을 하는 동안 관절면을 부드럽게 하고, 충격 흡수 및 관절을 안정시키는 작용을 해요. 축구 선수들의 관절연골 손상은 한 경기당 평균 8~13㎞ 거리를 커버할 만큼 많은 달리기와 잦은 방향 전환 등과 같은 직접적인 위험 요소에 반복적으로 노출되면서 독립적으로 발생하기도 합니다. 그리고 전방십자인대 손상이나 반월상 연골판 절제술 이후에 관절 내 충격이 비정상적으로 분산돼 2차적으로 발생이 가속되기도 하죠.

박지성의 경우는 2003년 시행했던 '반월상 연골판 부분 절제술'로 인해 관절 내 충격이 비정상적으로 분산돼 데미지가 누적된 것이 2007년 무릎 관절연골 수술까지 하게 된 주원인이라는 주장이 설득력 있게 받아들여지고 있습니다. 왜냐하면, 2007년 수술 직전 경기였던 블랙번 경기에서 기억날 정도로 큰 충돌이나 충격이 없었고, 정밀 검사 기간 동안에도 일상생활에 지장이 있을 만한 자각 증상이 거의 없었기 때문이죠. 결과적으로 운동 중 발생한 갑작스런 부상보다는 선행 수술 이후에 점진적으로 발생한 부상으로 볼 수 있습니다.

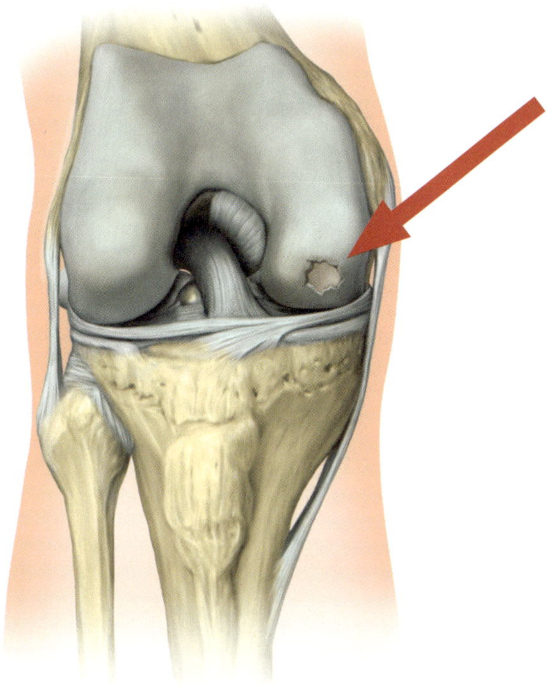

[그림 3-10] 대퇴내과(femoral medial condyle)의 골연골 결손 모형

증상

급성 손상기에는 일반적으로 운동 후에 뜬금없이 무릎이 붓거나, 잠김 현상(locking), 혹은 통증이 수반됩니다. 하지만, 다른 조직에 비해 감각 신경 및 혈관 분포가 적어 미세 손상이 발생하는 초기뿐만 아니라 지속적으로 손상이 진행돼 연골의 일부가 떨어져 나와 생긴 유리체(loose body)가 생성될 때까지도 증상을 자각하지 못하는 경우가 흔합니다. 손상을 모르고 지내다 방향 전환이나 점프 동작 등에서 '힘 빠짐'이나 '힘 풀림' 증상을 겪게 되는 일도 흔해요.

진단

숙련된 이학적 검사와 더불어 관절경 검사, CT 혹은 MRI 검사 등을 이용한 세밀한 영상 진단이 필요합니다. 영상 이미지상에 나타나는 물렁뼈 병변의 모양, 크기와 깊이에 따라 치료 방향이 결정되기 때문에 아주 중요하죠. 특히, 어린 선수들은 조기에 발견한다면 무릎 건강을 지킬 수 있습니다. 경험이 풍부한 의료진은 문진을 통해 관절연골면의 이상이 있는 선수들이 불편해하는 특징적인 증상이나 동작들을 절대 그냥 넘어가지 않습니다.

치료

크기가 작고 손상 정도가 심하지 않은 경우로 진단받은 경우에는 비수술적 치료를 진행하기도 합니다. 하지만, 일반인들과는 달리 축구 선수들은 많은 경우 수술적 치료가 필요할 수 있습니다. 특히 어리거나 젊은 선수들은 더욱 그렇죠. 왜냐하면, 당장 통증이나 붓기가 없다는 이유로 그대로 방치한 채 강도 높은 운동을 지속하는 경우 점차 악화돼 결국은 축구 선수로서의 관절 기능을 상실할 수 있기 때문이에요. 관절 기능을 최대한 보존하는 것을 목표로 손상의 정도와 선수의 연령, 동반 손상, 원인이 되는 질환 동반 등을 고려하여 수술 방법을 선택합니다.

수술 방법은 단순히 박리돼 유리된 연골편을 제거하기도 하고, 골연골편 제거 후 다발성 골 천공술(multiple drilling) 혹은 미세 골절술(microfracture)을 시행하기도 합니다. 골연골부에 자가 또는 동종 골연골 이식(osteochondral auto- or allo-graft)이나 자가 연골세포 배양 이식술(autologus chondrocyte transplantation)을 시행할 수도 있죠. 최근에는 줄기세포 이식술을 시행하여 좋은 결과를 내는 경우도 있습니다. 넓은 의미로는 이 치료법들이 모두 연골을 재생시키는 방법에 해당합니다. 박지성 선수도 미세 천공술을 받은 것으로 파악되고 있어요.

재활

수술 후 재활 방법은 회복 기간을 단축시킬 수 있는 가속 재활 프로토콜 등도 무릎의 다른 부위 부상에 비해 확실히 정립되지 않았습니다. 다만, 미세 천공술 방법으로 수술 후 손상 조직(연골)의 회복을 촉진시키기 위해 수술 직후 연속적인 수동적 관절 운동이 연골의 재생에 많은 도움이 된다고 알려져 있어요. 수술 초기에는 손상 부위의 체중 부하를 주지 않는 수중 운동이나 자전거 타기 운동을 하면서, 점진적으로 수중이나 트램펄린에서 체중 부하를 늘려 가는 것을 추천하고 있습니다. 연골 이식술이나 줄기세포 이식술을 시행한 경우에는 이식편이 생착할 때까지 더 보수적인 방법으로 보호하기 때문에 재활 과정 중 수술한 집도의와의 커뮤니케이션이 매우 중요하죠.

근력 운동 역시 초기에는 손상 부위에 최소한의 부하가 걸리는 범위 내에서 시행할 것을 추천합니다. 통증이 줄어들면 그다음으로는 무릎 주변 근육(대퇴사두근, 햄스트링 등)의 강화가 가장 중요합니다. 손상된 관절연골면으로 전달되는 충격 부하를 분산시키고 최소화하기 위한 최선의 방법이기 때문이죠. 통증과 부종은 재활 기간은 물론, 복귀 이후까지도 계속 반복될 수 있습니다. 이 부상은 그만큼 다른 부상과는 달리 복귀 때까지 통증과 부종을 완벽하게 제어하기가 어려워요. 다친 다리가 다치지 않은 쪽과 근력의 차이가 없고, 힘 빠짐 없이 다양한 방향 전환 동작들을 수행할 수 있는 상태일 때 복귀를 결정하게 됩니다.

아쉽게도 수술 후 재활 치료의 예상 기간이나 그라운드 복귀 시점을 단정하기에는 논란의 여지가 많습니다. 가장 많이 하는 미세 천공술의 수술적 치료는 약 10~12개월 정도의 회복 기간을 예상하는 정도입니다. 참고로 박지성은 2007년 4월 수술해 8개월 뒤인 그해 12월에 복귀했습니다. 하지만, 기약 없이 긴 재활 기간 때문에 많은 선수들이 수술 후 필드로 복귀하지 못하는 경우도 많죠. 특히, 어린 선수들은 장기간의 훈련 불참으로 인해 또래 선수들보다 기량 발전을 기대할 수 없어 더 치명적이라 할 수 있습니다. 그렇기 때문에 부상 예방을 위해 어린 나이에 과도한 훈련을 피하고 충분한 휴식을 보장하는 것이 중요해요. 또, 조금이라도 무릎에 이상이 느껴지면 진료를 통해 정밀한 검사가 필요합니다.

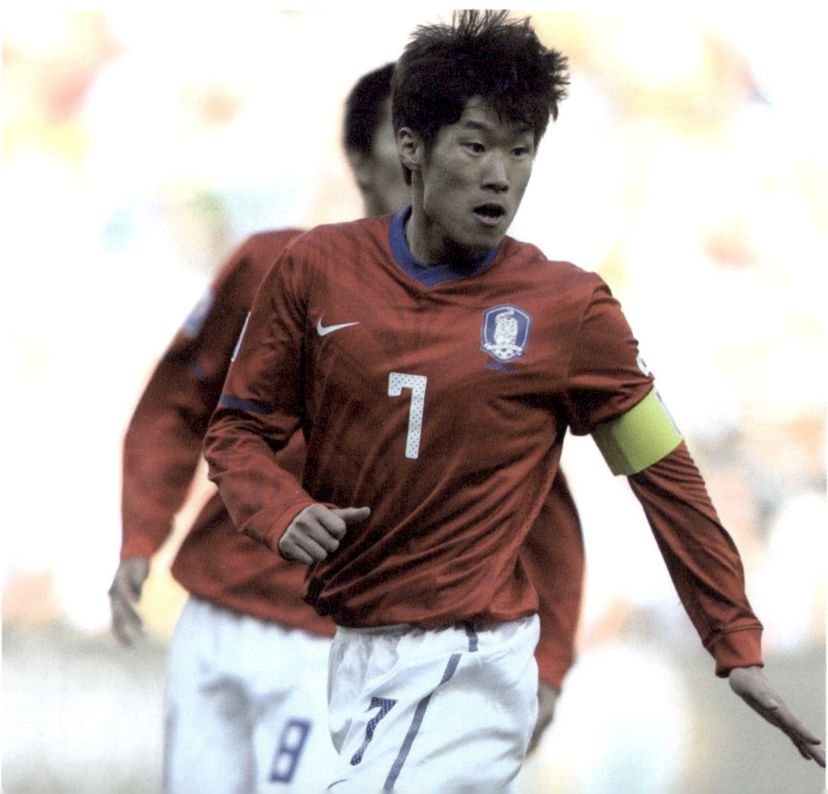

12. 잊을 만하면 찾아오는 부상, 발목인대 손상

콜린 벨 감독이 이끄는 한국 여자 대표팀은 '2020 도쿄 올림픽 아시아 지역 최종 예선'에서 플레이오프에 진출하면서 사상 최초로 올림픽 무대를 바라보고 있었습니다. 3월에 중국과 홈&어웨이로 치르는 플레이오프에서 승리하면 2020년 여름에 열리는 도쿄 올림픽에 참가할 수 있는 가능성이 있었죠. 그때까지 한국은 여자 월드컵에도 3회나 진출한 강호지만 올림픽 참가 경험은 없었습니다. 아시아 무대에는 호주, 북한, 일본, 중국과 같은 강호가 많기 때문에 여자 축구는 월드컵보다 올림픽에 진출하기가 더 어렵죠. '지메시' 지소연(첼시레이디스)을 비롯한 주축 선수들의 나이가 30대 내외라 이번 올림픽이 마지막이라는 각오로 도전한 이유였습니다.

하지만, 새로 부임한 콜린 벨 감독이 여자 대표 선수단을 잘 이끌고 있던 중 악재를 만났습니다. 주장 역할을 많이 맡았고, 중원에서 맹활약하는 조소현(웨스트햄유나이티드)이 부상으로 경기에 나설 수 없게 된 것입니다. 대표팀 소집 5주 전 소속팀에서 발목 부상을 당한 후 재활을 하다가 대표팀에서 복귀를 준비하고 있던 참에 다시 부상을 입은 건데요, 이미 4~5주 이상 재활을 했는데, 처음부터 다시 재활에 매달려야 하는 상황을 맞이한 것이죠. 조소현의 부상은 발목의 외측 복숭아뼈와 거골을 잇는 전거비인대 손상으로 알려졌습니다. 축구 선수들에게는 전거비인대 이외의 발목 부상도 흔하고 증상도 가볍기 때문에 무릎 부상보다는 다소 경시되는 경향이 있죠. 그래도 발목 부상도 확실히 알아야 제대로 대처할 수 있습니다.

원인

축구 선수들의 발목 부상은 전체 부상 중 약 14%에 해당할 정도로 흔합니다. 발목 손상 중에는 뼈와 뼈를 연결하는 구조물인 인대 손상이 가장 많습니다. 발목인대 손상은 발목이 바닥 쪽으로 펴진 상태(족저굴곡)에서 발바닥이 안쪽으로 돌아가는 내번(inversion) 손상이 가장 흔하죠. 이때는 인대 중에서도 외측에 있는 전거비인대(anterior talofibular ligament)가 가장 자주 손상을 입고, 종비인대(calcaneofibular ligament) 손상을 동반하기도 합니다. 반대로 발목이 바깥쪽으로 돌아가는 외번(eversion) 손상이 발생하면, 내측 복숭아뼈와 연결된 삼각인대(deltoid ligament)가 잘 다치죠. 주로 상대 선수로부터 바깥쪽에서 들어오는 태클에 의한 손상이 많습니다. 드물지만, 발목이 위쪽으로 접힌 상태(족배굴곡)에서 정강이 바깥쪽으로 외회전하면서 손상이 일어나기도 해요. 이때는 발목관절 전방상부에 있는 경골과 비골의 하부인대결합(syndesmosis)이 잘 찢어집니다. 축구화 스터드가 잔디에 박힌 상태로 방향 전환을 하다 다치는 경우가 많습니다.

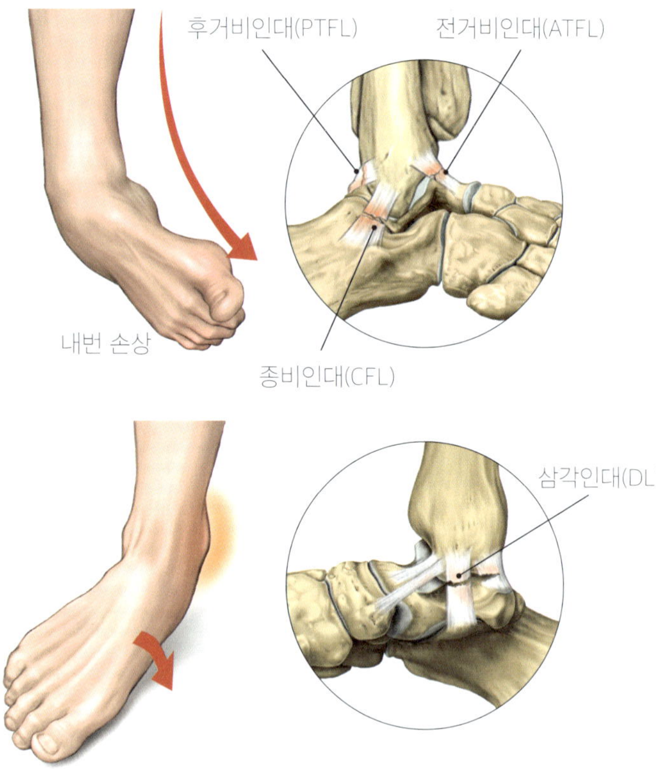

[그림 3-11] 전거비인대(anterior talofibular ligament)와 종비인대(calcaneofibular ligament) 및 삼각인대(deltoid ligament) 손상 기전 모델

증상

발목인대는 다친 직후 붓기와 통증이 심해집니다. 경미한 손상의 경우 심하지 않을 수도 있지만, 보통 첫 1~2일은 잘 걷기가 힘들 정도로 심한 통증을 동반하죠. 부위에 따라 증상도 조금씩 다릅니다. 전거비인대 손상의 경우는 바깥쪽 복숭아뼈 주변으로 붓기와 통증이 생깁니다. 심하게 다친 경우, 붓기가 빠지고 나서도 걷거나 뛸 때 덜컥거리는 불안정감이 나타나요. 삼각인대를 다친 선수들은 발등으로 볼을 임팩트할 때 통증이 가장 심하죠. 점프 후 착지할 때는 발목 내측으로 '씹히는' 느낌이 난다고도 종종 표현하기도 합니다. 경비인대결합의 경우는 순간적인 방향 전환 동작이나 스쿼트나 런지 동작을 할 때 불편감이 나타나죠.

진단

발목을 다치면 일단 골절이 있는지 확인하기 위해 X-ray 촬영을 합니다. 이후에는 초음파 검사를 진행합니다. 최근에는 초음파 장비가 발달해서 발목 부상 정도를 바로 파악할 수 있지요. 초음파 검사로 인대 손상을 발견한 뒤에 더 정밀한 검사가 필요하다면 MRI 촬영을 하게 됩니다. MRI 촬영으로는 관절 내부 구조물, 연골 손상, 상세한 인대 부상 정도를 파악할 수 있습니다. 인대 손상은 정도에 따라 3등급으로 분류돼요. 인대섬유가 단절 없이 늘어나거나 주변 조직의 손상으로 붓기만 있는 경우 1도 손상,

인대섬유의 부분적인 파열이 관찰되면서 붓기와 피하출혈(멍)이 관찰되는 경우 2도 손상, 인대가 완전히 단절된 경우는 3도 손상에 해당합니다.

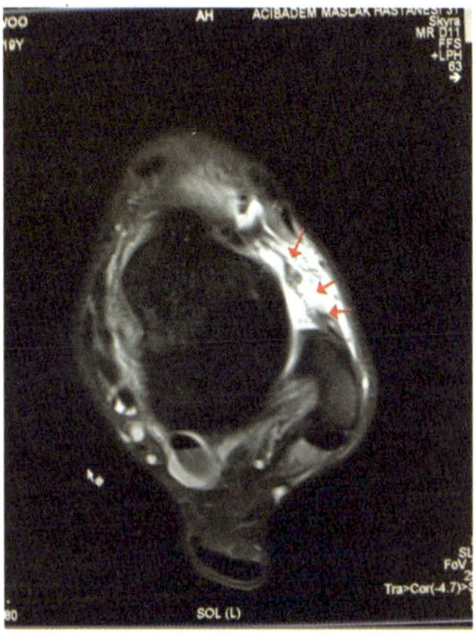

[그림 3-12] 전거비인대 완전 파열 MRI 사진

치료

발목인대 손상은 정도에 따라 다르기는 하지만, 전거비인대는 완전 파열 이라도 일차적인 손상일 경우 압박과 물리 치료, 주사 치료, 고정 등을 포함한 보존적 치료를 우선적으로 시행합니다. 프롤로주사, PDRN(DNA) 주사, PRP(자가혈 혈소판 풍부 혈장) 주사. 콜라겐(Atelocollagen) 주사 등, 적극적인 주사치료를 통해 통증 감소, 주변조직 강화 등의 효과를 기대할 수 있습니다. 전거비인대의 수술적인 치료는 부분 파열이나 완전 파열의 구분 없이 손상이 반복되고 불안정성이 심해 경기력에 영향을 주는 경우가 대상이 됩니다. 이때는 발목관절의 안정성을 높이기 위해 찢어진 인대를 꿰매는 인대 봉합술과 다른 조직을 이용하는 인대 재건술을 시행합니다. 삼각인대나 경비인대결합 손상도 심각한 불안정성이 동반될 때 수술적인 치료를 하지만, 부분 파열의 경우 대부분 재활 치료로 회복될 수 있습니다.

전거비인대 부상은 대개 재활에 최대 6주(완전 파열) 정도 걸립니다. 내측 복숭아뼈의 아래에 있는 삼각인대를 다치면 조금 더 오래 재활해야 합니다. 초음파에서 확인되는 부분 파열도 6~8주 정도 재활하는 경우가 많고, 더 심한 경우에는 10주 이상의 재활이 필요할 수도 있어요. 삼각인대 손상 후에는 프리킥과 같은 데드볼을 찰 수 있을 때까지 재활을 지속해야 합니다.

재활

압박과 아이싱, 주사 치료 등으로 통증과 부종을 조절한 뒤 발목관절의 가동성을 확보해야 합니다. 특히 수술을 한 경우라면 더욱 신경을 써야겠죠. 그와 동시에 '발목 주변 센서(고유 수용 감각 기능, proprioception)'를 회복하는 운동을 시작합니다. 재활 초기에는 체중 부하가 적은 자세로 시작해 상대적으로 안정된 바닥면에서 고유 수용 감각을 활성화하는 수준에서 진행합니다. 이후 점차 체중 부하를 늘려 가면서 밸런스패드나 트램펄린 등과 같은 불안정한 바닥면을 이용해 난이도를 높여 나가게 됩니다.

초기 근력 운동은 발목과 발의 내재근 근력 강화를 동시에 시작합니다. 타월 끌기는 처음엔 저항이 없는 상태에서 시작해서 점차 저항을 늘려 나가고, 발목이 움직일 수 있는 방향으로 전개시킵니다. 이후에는 발목 위주의 저항 운동을 시작하는데, 주로 밴드를 이용하여 내번, 외번, 족배굴곡, 족저굴곡 운동을 시행합니다. 특히 외측인대 손상인 경우 외번 운동에 집중적으로 신경 써야 하죠. 정적인 상태에서 무리 없이 운동이 가능해지면, 동적인 기능 훈련을 시작합니다. 주로 가벼운 점프와 방향 전환을 비롯한 민첩성 운동을 포함한 실내 운동부터 시작해서 점차 필드에서 축구 전문 훈련이 가능해지도록 전개해 나갑니다.

단계적인 재활 치료는 결국 발목인대의 재손상(re-injury) 위험을 최소화하는 것입니다. 그러려면 충분한 재활 치료 과정을 거쳐야 하는데, 말처럼 쉽지 않죠. 유럽 축구 선수들의 부상 후 재손상률을 24~42%까지 다양하게 보고했는데, 놀라운 사실은 대부분의 재손상의 주요 위험 요인이 충분하지 않은 재활 훈련이라는 사실입니다. 실제로 2004~2005 시즌 동안 영국의 92개 프로팀 중 84개 팀의 선수들을 대상으로 한 연구에서는 전체 재발한 부상 중에 약 22.5%가 부상에서 복귀 후 일주일 내에, 무려 51.9%가 5주 내에 발생됐다는 결과가 나왔습니다. 이는 결국 충분한 재활 과정을 거치지 않은 채 성급한 복귀로 인한 결과로 해석할 수 있는 이유죠. 또한 재손상에 의한 전체 부상 중 발목 부상이 허벅지 부상을 제외하고는 가장 높은 비율을 차지했다는 점도 주목해야 합니다.

무엇보다 첫 손상보다 재손상 때 부상 정도가 더 심했고 복귀 때까지 약 일주일이 더 걸렸다는 점을 잊어서는 안 됩니다. 재손상이 계속 일어나면 발목이 '고질병'이 될 수도 있으니 매우 조심해야 하죠. 만성적인 발목 불안정성은 관절 주변 뼈와 인대를 느슨한 상태로 만듭니다. 이 같은 상태가 유지된 채로 시간이 지나면 관절 주변에 있는 뼈가 돌출되어 골극을 만들기도 하고, 관절면에서는 마모가 시작되면서 연골연화증이나 관절염으로 이어지게 됩니다. 결국 대부분의 발목 문제는 느슨한 인대로부터 시작되기 때문이죠.

그렇다면, 발목인대 파열 후 재활만 제대로 하면 바로 경기 출전이 가능할까요? 재활 훈련을 충분히 하고 심리적으로 굳건한 안정을 얻었다면 마지막으로 컨디션 저하 효과(deconditioning effect)를 이겨 내야 합니다. 즉, 비교적 긴 재활 기간 동안 생기는 근골격계 기능과 심폐 기능 등의 변화에서 오는 지구력, 스피드, 파워 등과 같은 경기력에 영향을 주는 능력 저하를 어떻게 극복하느냐가 관건이죠. 일반인에 비해 컨디션 저하 효과가 크지 않다고는 하지만, 키 플레이어일수록 미세한 컨디션의 변화가 실제 경기에서는 결정적인 모습으로 나타날 수도 있습니다.

아무리 훌륭한 선수라도 스포츠에 있어서 예기치 못한 부상의 공포에서 벗어날 수는 없습니다. 운명적으로 피할 수 없는 부상을 당했더라도 그 부상의 본질을 제대로 이해하고 적절한 치료와 함께 충분한 재활 과정을 거친다면 예전의 모습을 회복하는 게 그리 어려운 일은 아닙니다.

13. 다치면 최소 3개월, 골절

접촉성 스포츠인 축구 경기에서 선수들의 골절 부상은 흔하게 찾아오는 부상입니다. 상대의 고의성이나 개별적인 플레이스타일의 영향도 받을 수 있지만, 태클과 몸싸움, 볼 경합 상황이 잦은 축구의 특성상 어쩔 수 없는 부분이에요. 실력이 뛰어난 스타 선수들도 예외 없이 당할 수 있는 골절 부상은 예고 없이 발생합니다. 안면이나 상지 말단을 제외한 주요 부위에 일단 골절이 발생하면 평균 최소 3개월 정도 장기간 결장을 초래하기 때문에 심각한 부상이라 할 수 있죠.

Case 1

한국 축구 영웅 손흥민도 2017년과 2020년 두 차례 전완부 요골 골절에 울었습니다. 2017년에는 '2018 러시아 월드컵' 예선전에서 부상을 당했고, 2020년 2월에는 애스턴빌라와 한 잉글리시 프리미어리그 경기에서 2017년과 거의 비슷한 부위가 부러졌어요. 손흥민은 두 차례 모두 고정하는 수술을 받았습니다.

Case 2

네이마르는 뛰어난 축구 실력에도 불구하고 2018년과 2019년에 연속해서 오른발 중족골 골절을 당했습니다. 2018년 2월에 오른발 중족골 골절 및 발목 인대 파열로 수술을 하며 아쉬움을 삼켰는데, 2019년 1월 24일 열린 스트라스부르와의 쿠프 드 프랑스(FA컵) 32강전에서 다시 한 번 같은 부위를 다치고 말았어요. 네이마르는 2017/2018 시즌 20경기(이하 리그 기준), 2018/2019 시즌 17경기를 뛰는 데 그쳤습니다. '2014 브라질 월드컵'에서는 콜롬비아와 한 경기에서 상대 수비수 후안 수니가의 무릎에 가격당해 척추 골절 부상 경험도 있었죠.

Case 3

이청용은 지난 '2015 호주 아시안컵' 조별 리그 1차전에서 정강이뼈 실금 골절 진단을 받으며 남은 아시안컵 일정에서 제외됐습니다. 이는 2011년에는 경골 골절로 약 1년간 고생했던 같은 쪽 다리 부상이라 경기를 지켜본 모든 팬들의 걱정이 본인만큼 컸습니다. 당시 언론에서는 회복에 3주가량 소요될 것이라고 예상했지만, 실제로 이청용이 실전에 복귀하기까지 3개월이 넘게 걸렸습니다.

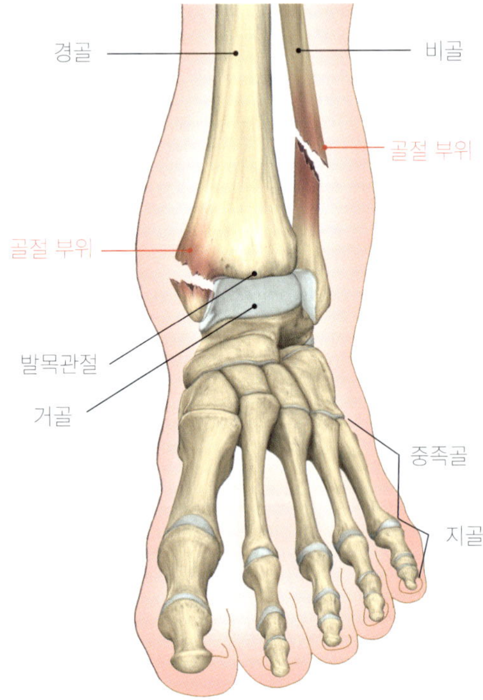

[그림 3-12] 경골 및 비골 골절 모식도

Case 4

김신욱은 '2015 인천 아시안게임' 당시 예선 첫 경기에서 비골에 실금이 가는 골절상을 입었습니다. 그때까지 이청용 선수와 비슷하게 정렬이 어긋나지는 않았어요. 그러나 2주 후 북한과의 결승전에서 골절된 상태로 교체 출전한 다음 뼈의 정렬이 흐트러져 남은 기간 동안 시즌아웃은 물론 이듬해 동계 훈련도 정상적으로 소화하지 못했을 정도로 후유증이 심각했습니다.

원인

스포츠 활동에서 골절은 운동 경기 중 상대방의 가격이나 외력에 의한 직접적인 손상으로 발생합니다. 이청용 선수의 비골은 상대에 의한 가격으로 발생했고, 손흥민이 두 번이나 당한 아래팔 골절도 몸싸움 후 착지하는 과정에서 일어났습니다. 특히 네이마르는 상대를 도발하는 플레이 스타일 때문에 수비수들로부터 집중 견제 대상이 되면서 상대 선수의 직접 가격으로 인해 다친 적이 있어요. '2014 브라질 월드컵'에서 당한 척추 골절 부상 상황이 그 예라고 할 수 있습니다. 하지만, 근육이나 인대가 과도하게 늘어나거나 비틀리는 과정에서 간접 손상 형태로 발생하기도 합니다. 어린 선수들이 킥을 하다가 일어나는 골반뼈의 견열골절이 그 예이죠. 네이마르 선수의 또 다른 사례인 중족골 피로 골절은 특정 부위에 반복적인 스트레스가 누적되면서 나타나는 골절 형태입니다.

진단

골절은 주로 X-ray에 의해 진단됩니다. 미세 골절이나 숨겨진 골절의 진단을 위해 CT, MRI와 같은 정밀한 검사가 필요하기도 합니다. 부러진 뼈의 모양에 따라서는 일반적으로 횡단형, 사선형, 나선형 혹은 분쇄형 골절로 분류해요. 드물지만, 유소년 선수들에게 주로 발생하는 힘줄이나 인대 부착 부위의 뼈가 찢겨져 나온 듯한 견열 골절 형태도 있습니다. 부러진 뼈의 정렬 상태에 따라서는 뼈가 정상에 가까운 정렬 상태를 유지(non-displaced)하는 골절과 정렬 상태를 벗어나 어긋난(displaced) 골절로 나누죠. 부러진 뼈가 피부 밖으로 노출된 유무에 따라 폐쇄 혹은 개방 골절로 진단됩니다. 개방성 골절의 경우, 감염의 위험이 높아 응급 수술을 요하기도 해요.

치료

손흥민의 요골 골절처럼 완전히 골절된 후 정렬 상태가 불량한 경우는 금속판과 나사 등을 이용해 부러진 절단면을 고정해 주는 수술을 해야 합니다. 손흥민의 요골 골절은 두 번 모두 이런 수술 방법으로 치료되었습니다. 불완전 골절이나 미세 골절, 혹은 정렬 상태가 좋은 골절은 보조기나 부목 정도의 고정만으로 회복을 기대할 수 있습니다. 이청용의 비골 골절의 경우, 3개월을 넘겨 예상보다 조금 길어지긴 했지만 수술 없이 비교적 잘 회복되었죠. 사실, 이청용이 골절 부상을 발표한 후 '실금' 골절이라 3주를 예상하는 의견들도 있었습니다. 비골 뼈의 경우 체중의 약 20%만을 지탱하는 것이 회복 기간을 짧게 예측하는 이유이기도 합니다.

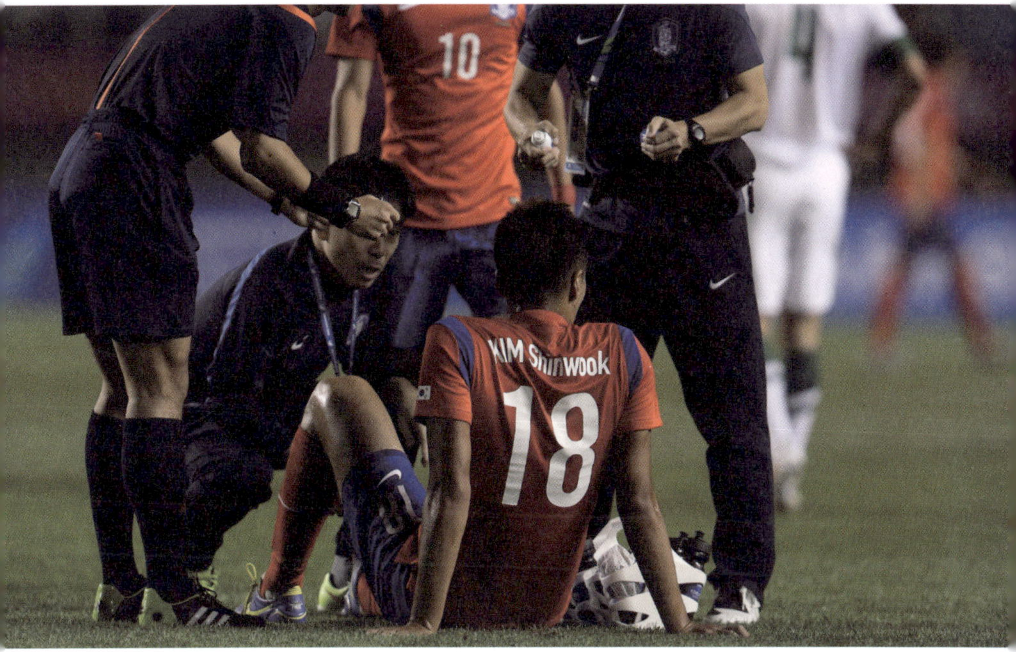

하지만 '실금' 형태 역시, 어긋나지 않게 부러진 골절 상태(non-displaced fracture)에 해당합니다. 특히 외부에서 고에너지가 직접 인체에 가해진 만큼, 생각보다 훨씬 심각한 수준의 부상으로 간주될 필요가 있는 것이죠. 눈에 보이는 뼈의 손상뿐만 아니라, 골절된 뼈 주위에 붙어 있는 근육이나 근막, 혈관 등의 동반 손상이 발생하기 때문입니다. 게다가 비골 주변에 붙어 있는 근육들은 발바닥이 땅을 밀 때 주로 쓰이는 근육이 부착되기 때문에, 뼈가 유합되지 않은 채로 달리거나 점프, 방향 전환 동작 때마다 손상된 부위 주변 근육의 수축으로 부러진 뼈의 틈이 커질 수 있고, 오히려 통증이 매우 심해집니다. 김신욱의 경우가 바로 이런 케이스에 해당하죠. 금이 간 상태에서 섣부르게 경기에 투입되었다가 곧 바로 뼈의 정렬이 어긋나는 골절로 진행되었고, 비수술적인 치료를 선택했지만 결국에는 더 오랜 기간을 거쳐 회복되었습니다.

재활

하지의 경우, 일단 뼈가 부러지면 '실금'이라고 하더라도 첫 3~4주간은 고정한 후 가골(callus)이 형성되는 약 6주까지는 체중 부하를 제한적으로 허용하는 것이 일반적입니다. 손흥민처럼 상지의 골절이라 하더라도 회복 기간은 하지와 크게 다르지 않습니다만, 체중 부하에서 비교적 자유롭기 때문에 수술 후 고정을 풀고 나면 재활과 컨디셔닝 기간은 짧아질 수 있죠. 하지만 뼈가 붙는 기간 동안은 정상 훈련은 당연히 불가능하고, 통증 없이 러닝이 가능한 이후에야 본격적인 재활 과정을 거치게 됩니다. 특히, 손흥민처럼 톱 리그에서 활동하는 선수들은 6~8주간 정상 훈련을 하지 못해 발생하는 체력 변화는 경기력에 민감하게 반영되기 때문에 복귀를 위한 컨디셔닝 훈련도 반드시 거쳐야 해요. 이청용이 부상 이후 실전 복귀까지 3개월 넘게 걸린 이유가 바로 이 때문입니다.

14. 부상 후 근육 관리, 빠른 복귀를 위한 지름길

흔히 부상을 당하면 주변에서는 “아무 생각 없이 푹 쉬어라.”라는 말을 합니다. 그런데, 부상을 당한 당사자는 이 말을 곧이곧대로 받아들여서는 곤란합니다. 부상을 당한 후 적절한 관리 없이 쉰다면, 축구 선수의 가장 큰 재산인 몸이 망가질 수 있기 때문이죠. 축구 선수들에게 훈련을 통해 발달시킨 팔다리 근육은 경기력을 발휘하기 위한 가장 기본적인 하드웨어라고 할 수 있습니다.

단백질로 구성된 선수들의 근육은 훈련이나 경기 중 당한 부상의 초기에 급격히 볼륨이 감소합니다. 부상 후 부상 부위 보호를 위해 일정 기간 동안 움직임을 제한하는 보조기나 깁스 등을 이용한 고정(immobilization)에 민감하게 반응하기 때문이죠. 고정해야 하는 기간은 부상 정도나 수술 여부와 같은 치료 방법에 따라 매우 다양하지만, 체중부하 없이 움직임이 제한되는 순간부터 부상 부위 주변 근육들은 근육량과 근력 감소를 동반하는 근육 위축(muscle atrophy)이 시작된다고 보면 됩니다.

고정 후 첫 1~2주 동안 별다른 대처 없이 방치할 경우 상대적으로 변화가 가장 심하다고 볼 수 있습니다. 연령과 성별, 훈련 상태, 근육 종류에 따라 다르지만, 건강한 사람의 경우 근육 위축은 대략 하루 평균 0.5%씩 진행되고, 근력 감소는 이보다 약 3배 정도 빨리 진행돼요. 부상 직후부터 근육과 근력 유지를 위해 적극적인 관리 프로그램이 필요한 이유입니다.

부상 후 근육 위축은 일정 기간 동안 근육을 자발적으로 수축시킬 수 없는 상태(disuse, 불용)에서 단백질 생성/분해 교체율(turnover rate) 불균형 때문에 발생하죠. 평소 건강한 사람의 인체 단백질은 매일 1~2% 정도씩 새롭게 교체되어, 약 3~4개월 후에는 완전히 새로운 단백질로 채워집니다. 이 과정 중에 단백질 합성과 분해는 균형을 이뤄 전체적으로 근육량이 일정하게 조절됩니다. 식후에는 섭취된 혈중 아미노산을 이용한 근육 단백질 합성 반응이 더욱 활발해집니다. 반면, 손상 혹은 그로 인한 수술 직후에는 일차적으로 호르몬 변화와 염증 반응 때문에 단백질 합성률보다 분해율이 높습니다. 부상 부위의 수술이나 고정에 의한 근육 활동의 저하나 불용 상태에 의해 기초 단백질 합성률은 저하되고, 식후 단백질 합성 반응에 대한 저항성도 높아져 결국은 전체적인 단백질 생성이 억제되기 때문이죠.

상당히 진행된 근육 위축은 부상 부위의 회복은 물론 경기 복귀를 위한 체력 회복을 지연시킵니다. 따라서 부상 후 재활 혹은 회복기 동안 근육 위축 현상을 최소화하기 위해서는 단백질 합성률 저하를 막고 근육 수축을 최대한 유도하기 위한 전략적 접근이 필요합니다. 부상 기간 동안 단백질 합성 저하 현상을 막기 위해서는 가장 우선적으로 적절한 영양 섭취를 고려해야 합니다. 부상 선수들의 경우 운동량 감소로 에너지 소모량도 줄기 때문에 정상적인 훈련 및 경기에 참여할 때와 동일한 영양 섭취는 불필요한 체지방 증가로 이어질 수 있어요. 그렇다고 무작정 식사량을 줄이는 것도 바람직하지 않습니다. 전체 칼로리는 줄이되 단백질 섭취량은 유지함으로써 체지방은 늘지 않고 근육량을 유지하거나 증가시키는 방향으로 식이 조절을 해야 합니다.

그중에서도 충분한 단백질 섭취가 필수입니다. 부상 초기 근육 위축을 막기 위해서 하루 최소 체중당 1.6~2.5g의 단백질(체중 70kg 선수, 112~175g)을 3~4시간에 나눠서 섭취하는 것이 좋습니다. 즉, 육류를 기준으로 약 1인분 양을 하루 4~6끼에 걸쳐 균등한 양으로 나눠서 섭취할 것을 권장합니다. 그중에서, 빨리 소화되면서 류신(luecine)이 풍부한 단백질 섭취가 매우 중요합니다. 필수 아미노산인 류신은 근육 내 단백질 합성을 가속시키고 분해를 억제하는 기능이 있기 때문이죠. 류신 함유가 풍부한 식품으로는 파마산 치즈를 비롯하여 소고기, 돼지고기, 닭 가슴살과 같은 육류가 있습니다. 참치나 문어 같은 해산물과 콩, 씨앗, 땅콩과 같은 견과류 등도 류신 함량이 높은 것으로 알려져 있어요.

- BCAA : 하루 11~50g씩
- 크레아틴: 첫 2주간 하루 10g씩, 이후 하루 5g씩
- 오메가3 : 하루 3g씩
- 비타민D: 하루 3,000~4,000IU

부상 중에 음식 형태로 단백질 섭취가 충분하지 않다면 영양 보조제 섭취가 도움이 됩니다. 우선적으로 소화 흡수가 좋고 류신 함량이 높은 유청단백질(whey protein) 형태의 보조제가 추천됩니다. 류신 대사물인 HMB를 하루 3g씩 섭취함으로써 단백질 합성을 증가시키고 단백질 분해는 낮출 수 있습니다. BCAA(하루 11~50g씩), 크레아틴(첫 2주간 하루 10g씩, 이후 하루 5g씩), 오메가3(하루 3g씩)를 장기간 섭취할 경우 근육 사용 제한으로 유발된 단백질 합성 내성을 완화시킬 수 있는 방법입니다.

부상 초기에는 수면 중에도 혈중 아미노산 농도를 지속적으로 유지하여 단백질 합성 반응을 높일 필요가 있습니다. 취침 전에 소화 속도가 느린 카세인 단백질 형태의 보조제 섭취가 필요한 이유입니다. 비타민D 섭취도 부상 후 근육 유지와 회복에 도움이 되는 것으로 알려져 있습니다. 최근 연구에 의하면, 하루 4,000IU 정도의 비타민D 섭취가 근육 합성을 촉진시키고 근력 향상에도 도움이 되는 것으로 보고되었습니다. 비타민D는 칼슘과 인을 뼛속으로 유입하여 뼈 생성을 돕기도 하기 때문에 장기간 체중 부하가 제한적일 때 나타나는 골질 소실 예방에도 효과적이죠.

부상 부위 주변 근육들은 통증, 부종 혹은 고정 장치 때문에 수축 시

간이 평소보다 감소되면서 장기간 비활성 상태에 놓일 수 있습니다. 비활성 상태로 오래 지속된 근육은 양이 줄고, 근력과 같은 질적인 면에서도 악영향을 받기 때문에 영양 섭취뿐만 아니라, 근육 활성을 최대한 유도하는 노력이 필요하죠. 통증이나 고정으로 인해 자의적으로 움직일 수 없는 부상 초기에는 '신경 근육 전기 자극기(neuromuscular electrical stimulator, NMES)'를 통해 인위적인 외부 전기 자극으로 근육을 수축시킴으로써 회복기 동안 근육 위축을 막을 수 있습니다. 시중에 판매되는 NMES 장비로 30분씩 하루 2회 정도 실시하면 주기적인 근육 수축을 유지함으로써, 근력 손실을 최소화할 수 있습니다. 근육 수축으로 인한 통증이 어느 정도 감소했다고 판단되면 되도록 빨리 수의적인 근육 수축을 시도해야 해요. 관절의 움직임 없이 근육에 힘을 주는 등척성 운동은 부상 초기 고정한 상태에서도 충분히 시도할 수 있습니다.

부상 후 경기 복귀까지의 시간을 최대한 단축시키기 위해서는 체계적인 재활 과정이 필수입니다. 특히 엘리트 선수들의 재활 단계는 고정 장치를 제거한 후나 수술 후 움직임이 가능한 회복 순간부터가 아니라, 손상당한 직후부터 이루어지는 모든 과정을 포함합니다. 따라서 심각한 부상으로 병상에 누워 있더라도 사소하지만 복귀를 단축시킬 수 있는 과학적인 노력을 다할 필요가 있습니다.

Part 4

축구 부상 예방하기

부상 후 경기 복귀까지의 시간을
최대한 단축시키기 위해서는
체계적인 재활과 컨디션 관리가 필수입니다.
특히 엘리트 선수들의 재활 단계는 손상당한 직후부터
이루어지는 모든 과정을 포함합니다.
따라서 심각한 부상으로
병상에 누워 있더라도 부상 부위는 안전하고 빠른 회복을 위해,
정상 부위는 부상 전보다 더 나은 컨디셔닝을
목표로 적극적이고 과학적인 노력이 필요합니다.

1. 축구화 고르기, 부상 예방을 위한 첫걸음

호날두 축구화를 신을까, 아니면 메시 축구화를 신을까? 유소년 선수들은 축구화에 관심이 많습니다. 당연한 일이기도 합니다. 축구화는 선수가 그라운드에서 착용할 수 있는 단 하나의 무기이고, 자신이 선택할 수 있는 단 하나의 장비이기 때문이죠. 축구화는 경기력에 직접적인 영향을 주는 데다 발에 맞지 않는 축구화를 신으면 부상을 입을 수도 있습니다. 그럼 축구화를 어떻게 골라야 할까요? 축구화를 고를 때 고려해야 할 몇 가지 사항을 정리해 봤습니다.

Case 1

김학범 감독이 이끄는 U-22 대표팀은 2019년 3월 22일부터 26일까지 캄보디아 프놈펜에서 AFC U-23 챔피언십 예선을 치렀습니다. 3경기를 치르는데 3경기 모두 천연 잔디가 아닌 인조 잔디 구장에서 열렸고, 이에 김 감독은 선수들에게 바깥창(outsole)이 고무 재질이고 스터드 숫자가 많은 축구화를 준비할 것을 주문했죠. 천연 잔디에서 신는 축구화는 바깥창이 딱딱하고 스터드 숫자가 적어 인조 잔디에서 신을 경우 부상의 위험이 커지기 때문입니다.

Case 2

벨기에 대표 출신 미드필더 마루안 펠라이니는 2017년 자신이 신던 축구화를 만드는 회사를 상대로 소송을 걸었습니다. 축구화가 불편해 발목에 상당한 손상을 입었다는 것이 펠라이니 측의 주장이었죠. K리그 모 선수는 축구화 브랜드를 바꾼 이후 부상이 눈에 띄게 줄었다며 이전 축구화에 대해 불평을 늘어놓기도 했습니다. 과거 K리그의 한 감독은 특정 브랜드 축구화의 갑피가 얇아 선수가 발을 밟혔을 때 큰 부상으로 이어질 수 있다며 선수들에게 해당 브랜드의 축구화를 가급적 신지 말 것을 당부하기도 했죠.

축구화는 선수들의 발과 그라운드를 이어 주는 매우 중요한 연결 고리입니다. 보고에 따르면, 축구 선수들은 현역에 있는 동안 경기와 훈련을 통해 30만 ㎞를 뛰며, 한 경기를 치르는 동안 많게는 12㎞까지 뛴다고 해요. 1㎞당 지면과 발이 500번씩 접촉하고, 경기당 300번 정도 볼 터치를 하는 것으로 알려져 있습니다. 따라서 축구 선수에게 축구화 선택은 굉장히 민감한 일이죠. 하지만 최근 선수들의 축구화 선호 추세를 보면,

자신의 발이나 신체적인 능력에 맞는 축구화를 선택하기보다는 다른 부분에 더 신경을 쓰고 있습니다. 프로 선수는 용품 제조사와 스폰서십에 따라 선택이 제한되기도 하고, 아마추어는 유행하는 디자인이나 브랜드에 따라 선택하는 경향이 있어요.

편안하게 잘 맞는가?

편안한 축구화를 선택하기 위해서 가장 먼저 고려해야 할 점은 자신의 발 형태를 파악하는 것입니다. 즉, 본인의 발의 길이뿐만 아니라, 발바닥 아치가 낮은지(pes planus), 높은지(pes cavus) 아니면 보통(neutral)인가, 또는 볼(너비)이 넓거나 좁은가를 정확히 알아야 하죠. 전형적으로 축구 선수들은 볼 컨트롤이나 볼 감각 때문에 실제 발 크기보다 작은 축구화를 선호하는 경향이 있지만, 자신의 가장 긴 발가락에서 5~10㎜가 남는 것이 이상적인 사이즈라 할 수 있습니다. 그렇다고 해서 발이 안에서 미끄러져 출발이나 정지 동작을 방해할 정도로 커서는 곤란하죠.

이외에도 뒤꿈치 부분(heel cup)이 너무 높아서 아킬레스건과 마찰하거나 압박하지 않아야 하며, 끈을 묶었을 경우에 편안하면서도 지지를 받는 느낌이 드는 축구화가 좋아요. 다음으로, 스터드(stud, 일명 뽕)의 수나 디자인, 위치, 길이, 재질에 따라서 느낌이 달라질 수 있으므로 이를 확인해 볼 필요가 있습니다. 스터드 위치는 발바닥의 압력을 결정하

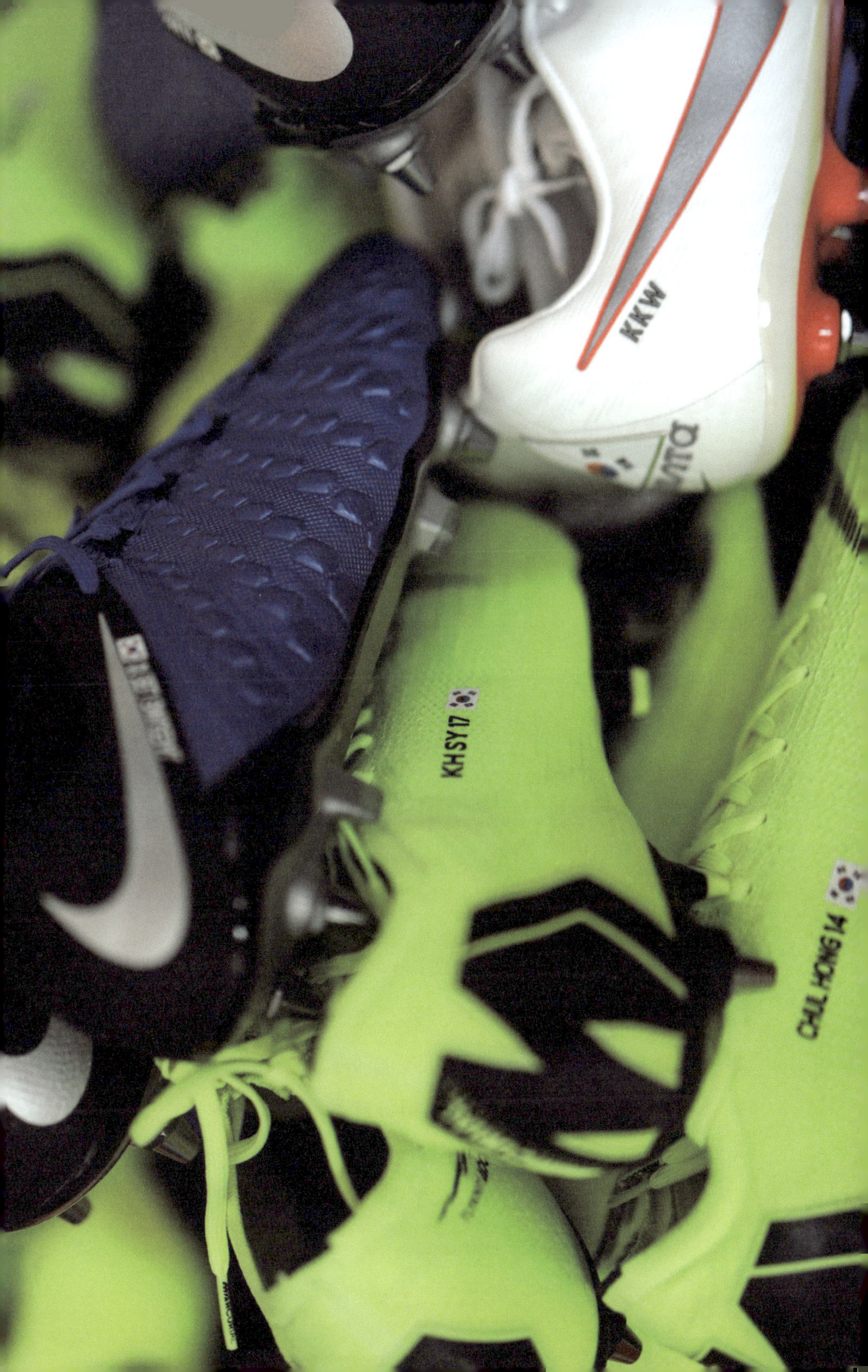
KKW
KHSY 17
CHUL HONG 14

는 역할을 하기 때문에, 종종 선수들이 이전과 다른 형태의 스터드를 가진 축구화로 교체하고 나서 발 통증을 호소하기도 합니다.

안정성은 있는가?

발은 지면과 접촉(heel contact)해서 떼어지는(propulsion) 과정 동안 축구화 내에서 연속적인 여러 움직임들을 가지는데, 특히 축구에서 디딤 발은 격렬한 순간 동작들을 수행하는 동안 선수들에게 안정된 기저부(base) 역할을 제공하게 됩니다. 발이 보다 안정된 기저부 역할을 하기 위해서 축구화는 내부에서의 발의 움직임을 효과적으로 제어해야 할 필요성이 있죠. 이러한 안정성은 착지나 가속 혹은 방향 전환 동작에 직접적으로 큰 영향을 줄 뿐만 아니라, 발 자체 및 무릎과 고관절 등의 부상과도 연관될 수 있습니다.

충격 흡수를 적절히 하는가?

발이 착지할 때마다 뒤꿈치에는 체중의 3배가 전달되며, 점프 후 착지하면 이보다 더 큰 힘이 실립니다. 따라서 축구화는 충격을 흡수하고, 그 부하를 적절히 분산시킬 수 있어야 해요. 특히 부상이나 수술한 후의 발과 같이 유연성이 떨어져 있을 때는 축구화가 충격을 흡수할 수 있을 정도로 쿠션의 질이 좋아야 합니다. 대부분의 축구화는 이 정도의 쿠션까지는 제공하지 않기 때문에 자신의 발이나 기호에 맞게 맞춤형 깔창으로 보완하는 것이 가장 좋습니다.

피치와의 견인력 혹은 마찰력은?

축구화의 스터드 형태와 바깥창(outsole)의 구성은 피치 혹은 그라운드와의 마찰력(friction)이나 견인력(traction force)을 높여 정지 동작은 물론 가속, 감속, 방향 전환과 같은 동작 수행을 향상시키고, 킥이나 슛 동작에서 디딤 발의 고정력을 높여 경기력에 직접 영향을 주기 때문에 매우 중요합니다. 그래서 운동장 종류(천연 잔디, 인조 잔디 혹은 맨땅)나 선수의 체중 등을 고려해서 스터드 타입과 바깥창을 신중히 선택해야 하죠. 앞서 말씀드린 김학범 감독의 요구는 이와 같은 사실을 경험적으로 반영한 결과입니다. 즉, 천연 잔디 구장과는 달리 잔디 길이가 짧고 미끄러운 인조 잔디 위에서는 짧고 숫자가 많은 스터드가 더 필요하겠죠. 칼날 형태의 스터드(blade-shaped stude)는 둥근 형태에 비해 디딤 발의 미끌림을 막아 킥의 안정성을 향상시키고, 런닝 중 방향 전환 능력이 향상됩니다.

부상 방지 혹은 보호 기능은 있는가?

축구화는 기본적으로 상대방의 태클이나 반복적인 볼과의 접촉으로

부터 발등을 보호하는 기능이 있는 것이 좋다고 할 수 있어요. 상대와 볼 경합과 태클 등 신체적 접촉이 많은 선수들의 경우, 무조건 가볍고 얇고 편한 합성 피혁이나 니트 재질보다는 약간 두꺼운 천연 가죽 제품이 더 낫다고 할 수 있습니다. 스터드의 모양과 수도 부상과 연관이 있습니다. 칼날 모양의 스터드는 과도한 견인력으로 인해 스터드가 잔디에 잡혀 잘 빠지지 않을 경우가 발생하기도 하죠. 그렇기 때문에 순간적인 동작 변환 중에 무릎 관절의 부하를 증가시켜 전방십자인대 부상의 위험을 높일 가능성도 있습니다. 또 날카롭게 잔디를 더 깊게 파고 들면서 발바닥이 받는 압력을 증가시키기 때문에 중족골의 피로 골절 발생 위험을 높일 수 있다는 우려도 있습니다. 결국 스터드의 형태에 따른 견인력과 마찰력의 차이는 경기력 향상에도 도움이 되지만, 경우에 따라서는 몇몇 부상의 위험을 높일 수도 있기 때문에, 부상 이력이 있는 선수들의 경우 부상 예방을 위해 스터드의 선택에 신중해야 합니다. 스터드 수는 적을수록 부상 위험이 커진다는 게 일반적인 견해입니다. 선수들이 부상과 관련해 축구화에 대해 불만과 불평을 하는 것은 충분한 이유가 있습니다.

이상으로 기본적인 축구화 선택 조건들을 살펴봤습니다. 물론, 선수마다 축구화의 사이즈, 외양, 기능적인 특징들에 대한 느낌이 모두 다르기 때문에, 위에서 이야기한 사항들이 모든 선수들에게 해당하는 공통적인 조건들이라고 할 수는 없습니다. 실제로 자신의 발 형태에 맞는 축구화를 선택했는데도 계속해서 불편함을 호소하는 경우가 흔하고, 양쪽

발에 차이가 나는 경우가 많기 때문이죠. 그래서 축구화 다음으로 신중하게 고려할 수 있는 옵션으로 각자의 발에 맞는 다양한 재질이나 경도(rigidity)로 제작된 교정형 깔창(custom-made corrective orthoses or insoles)을 맞추기도 합니다.

실제로 평발과 부주상골 증후군이 있는 선수들에게 깔창은 효과적인 치료 방편으로 처방될 수 있습니다. 이로써 축구화 자체의 편평한 표준형 기성 깔창(insole)이 제공해 주지 못하는 추가의 쿠션 기능이나 발바닥 아치를 지지하는 기능, 혹은 발이 축구화 내에서 이상적인 생체 역학적인 움직임을 가지도록 불필요한 움직임을 제어하는 효과를 기대해 볼 수 있죠. 교정형 깔창을 제작할 때는 되도록 얇으면서도 발의 움직임을 생체 역학적으로 제어해 줄 수 있고, 동시에 선수들의 운동 수행 기능이나 축구화 자체의 기능을 제한하지 않는 것을 선택하도록 전문가(재활의학과 혹은 정형외과 전문의)와 상의하는 것이 바람직합니다.

2. 프리시즌 중 골칫거리, 대퇴사두근 손상 예방 훈련

대퇴사두근 부상은 다른 근육에 비해 시즌을 준비하는 프리시즌 기간 중에 프로 축구 선수들에게 많이 발생합니다. 휴식을 취한 오프시즌 후 프리시즌에 돌입하면서 갑작스럽게 훈련의 양과 강도의 변화가 심해지고, 충분하지 않은 휴식으로 피로가 누적되면서 대퇴사두근 부상의 위험성을 증가시킵니다. 특히, 국내 유소년 선수들 중 골킥을 도맡아 하는 중앙 수비수에게서 흔히 발생합니다. 동계 전지 훈련 기간에 집중된 연습 경기나 스토브리그에서 과도한 킥에 대한 부하를 견디지 못하고 대퇴사두근이 파열되는 경우가 많습니다. 그뿐만 아니라, 성인 선수들도 월드컵이나 아시안컵 같은 토너먼트를 준비하는 캠프 기간에도 다칠 수 있기 때문에 예방이 중요합니다. 토너먼트에 돌입해서 당하는 근육 부상은 곧바로 대회에서 하차해야 할 가능성이 높을 정도로 치명적입니다. 2018년 러시아월드컵 본선 조별 1차전에서의 델리알리의 대퇴사두근 부상은 4강까지 진출한 잉글랜드 대표팀에게는 두고두고 아쉬운 장면으로 남게 되었죠.

대퇴사두근 손상은 전체 근육 손상 중 약 18% 정도를 차지합니다. 햄스트링과 엉덩이/내전근 손상 다음으로 많은 빈도입니다. 대퇴사두근(Quadriceps)은 말 그대로 넓적다리에 있는 네 갈래의 큰 근육으로 대퇴직근(Rectus Femoris), 중간광근(Vastus Intermedius), 내측광근(Vastus Medialis), 외측광근(Vastus Lateralis)으로 이뤄져 있습니다. 이 중 대퇴직근에서 약 88% 정도 발생하죠. 대퇴사두근은 주로 점프나 스프린트, 킥 같은 폭발적인 동작에 사용되는 매우 중요한 역할을 하기 때문에 부상도 주로 슛이나 킥과 관련한 동작에서 발생합니다. 경기 중 일어난 손상 비율이 훈련 때보다 4배 이상 높게 나타나고, 후반보다는 전반전에 더 흔하게 발생합니다.

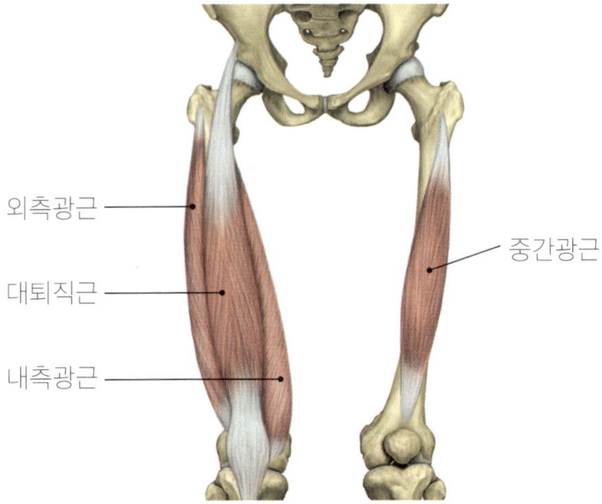

[그림 4-1] 대퇴사두근(quadriceps muscle) 해부학적 모형

축구 선수들의 대퇴사두근 부상은 타박상과 같은 접촉에 의한 손상이 흔합니다. 또한 롱 킥이나 슛 동작 중에 일어나는 비접촉성 손상도 많습니다. 접촉에 의한 타박성 근육 찢김은 훈련을 통해 예방할 수 없지만, 비접촉성 손상은 몇 가지 간단한 훈련으로 부상을 예방하는 효과를 기대할 수 있어요.

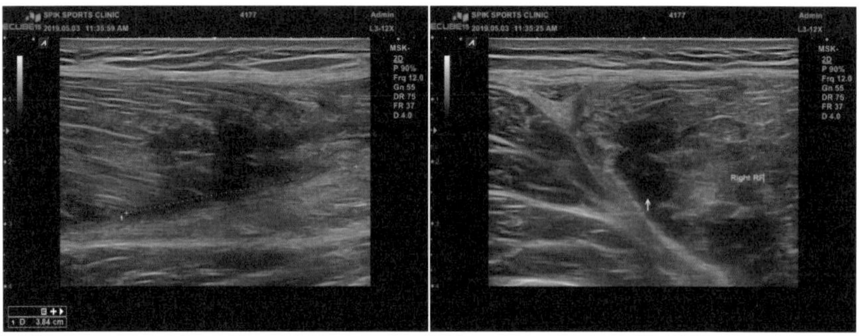

[그림 4-2] 대퇴사두근 중 대퇴직근(rectus femoris) 파열 초음파 사진

대퇴사두근 부상을 예방하기 위한 대표적인 훈련으로는 대퇴사두근의 신장성(eccentric) 수축을 유도하는 <리버스노르딕> 운동과 <디클라인스쿼트>가 있습니다. 이 훈련을 평소에 꾸준히 한다면 적어도 비접촉성 손상의 발생 가능성을 낮출 수 있습니다. 첫째 주에는 웜업 중에 시작해서 운동을 충분히 익힌 다음, 둘째 주부터는 본운동이 끝난 직후 근육이 피로한 상태에서 진행하면 실전과 유사한 상황을 대비한 예방 훈련이 됩니다. 한 가지 유의할 점은, 처음 시작하는 초보자의 경우 훈련을

시작하고 첫 2~3일은 평소보다 지연성 근육통이 심하게 나타날 수 있다는 점입니다. 하지만 이는 일시적인 현상이고, 훈련을 지속하면 첫 주 내에 증상이 모두 없어지므로 안심해도 됩니다.

운동 1. 리버스노르딕 운동 (Reverse Nordic Exercise)

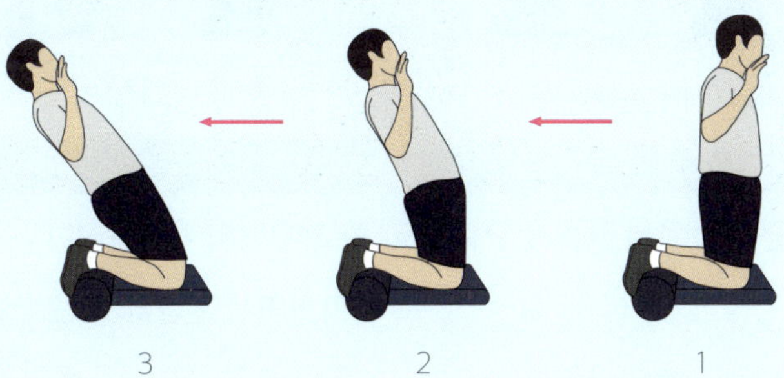

<운동 방법>

1. 무릎을 꿇고 엉덩이를 편 상태에서 시작하세요.
2. 엉덩이와 허리를 일직으로 유지하면서 그대로 뒤로 기대서 최대한 버텨 줍니다.
3. 이후 천천히 시작 자세로 돌아온 후 같은 동작을 반복하세요.

운동 2. 디클라인스쿼트 (Decline Squat)

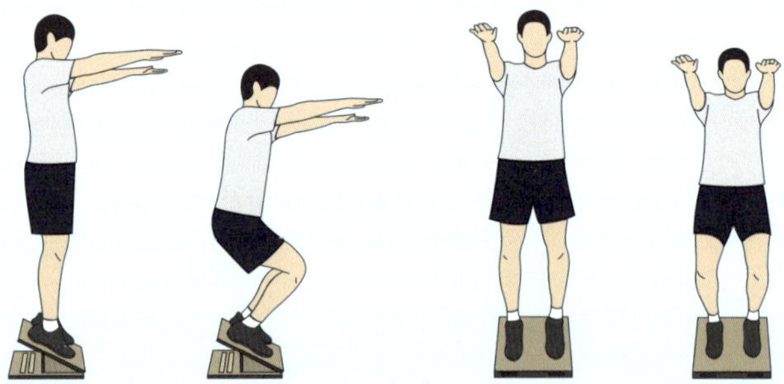

<운동 방법>

1. 경사판 위에 팔을 앞으로 뻗고 선 자세에서 시작합니다.
2. 엉덩이와 허리를 일직선으로 유지하면서 무릎을 90도 정도 구부려 스쿼트하세요.

   이때 무릎이 안쪽으로 쏠리지 않도록 주의해야 합니다.
3. 이후 원래 자세로 돌아온 후 같은 동작을 반복해 줍니다.

4주 훈련 프로그램					
	운동1 부하	운동2 부하	1회 반복 횟수	세트	주간 운동 빈도
1주차	체중만	체중만	5	2	5
2주차	5㎏	10㎏	6	2	5
3주차	5㎏	15㎏	8	3	5
4주차	10㎏	20㎏	6~8	3	5

3. 시즌 중 공포, 햄스트링 손상 예방 훈련

축구 선수가 아니라도 축구 혹은 스포츠를 좋아하는 사람이라면 햄스트링 부상을 알고 있을 겁니다. 앞서 통계를 봤지만, 햄스트링 부상은 축구 선수가 당할 수 있는 가장 흔한 근육 손상입니다. 포털 사이트 국내 축구나 해외 축구면을 보면 햄스트링 부상을 당한 선수에 관한 기사를 어렵지 않게 찾아볼 수 있습니다. 시즌 중 부상 소식이 대부분이죠.

먼저, 2019년 1월 아랍에미리트(UAE)에서 열린 '2019 아시아축구연맹(AFC) 아시안컵'에서는 국가 대표팀 주장 기성용이 필리핀과 한 조별리그 경기에서 햄스트링 부상을 당해 나머지 경기를 소화하지 못했습니다. 결국, 한국은 8강에서 카타르에 패하면서 59년 만에 우승컵을 되찾겠다는 목표 달성에는 실패했죠. 2020년 초에는 유럽 무대에서 뛰는 슈퍼스타들이 연달아 큰 햄스트링 부상을 당했습니다. 손흥민 팀 동료인 해리 케인은 1월 1일 사우샘프턴과 한 경기에서 왼쪽 햄스트링 부상을 당했고, 의료진 결정에 따라 케인은 결국 수술을 했습니다. FC바르셀로나에서 활약하는 우스만 뎀벨레는 2019년 말 오른쪽 햄스트링 부상으로 재활을 시작해, 2020년 2월 초 마지막 복귀 훈련을 하다 다시 한 번 햄스트링이 완전히 파열되는 재손상이 발생하고 말았습니다(손상 원인, 증상, 치료는 3.7장 참고).

손상 예방을 위해서는 햄스트링 근육군의 원심성 수축력을 강화하는 운동을 선택해야 합니다. 오늘 소개하는 〈노르딕 햄스트링 운동〉과 〈싱글레그 루마니안 데드 리프트〉가 대표적인 운동이라고 할 수 있죠. 아래 두 가지 운동을 평소에 꾸준히 한다면 햄스트링 부상 발생 가능성을 줄일 수 있을 겁니다. 위 두 가지 운동은 1~2주차에는 본훈련 전에 시행하고, 3~4주차부터는 훈련 직후 근육이 피로한 상태에서 시행하도록 합니다.

운동 1. 노르딕 햄스트링

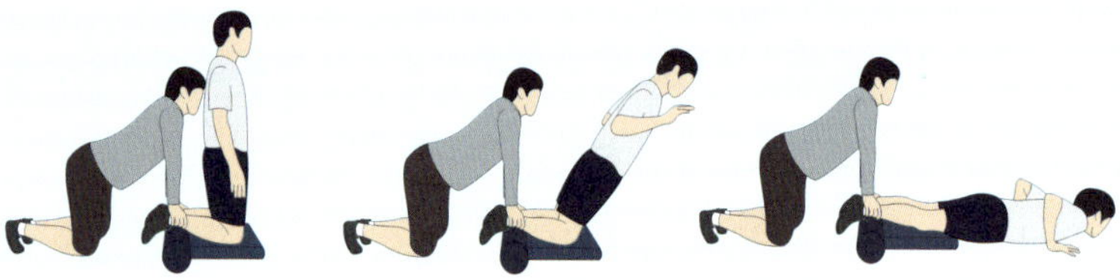

<훈련 방법>

1. 파트너가 뒤에서 발뒤꿈치를 누르며 잡아 줍니다.
2. 허리와 엉덩이가 일직선이 유지되는 상태에서 최대한 앞으로 기울여서 오래 버티세요.
3. 이후 앞쪽으로 손을 짚으며 자연스럽게 낙하합니다.

운동1 훈련 프로그램				
	부하	1회 반복 횟수	세트	주간 빈도
1주차	체중	5	2	3
2주차	체중	6	2	3
3주차	체중	6~8	3	3
4주차	체중	8~10	3	3

운동 2. 싱글 레그 루마니안 데드리프트

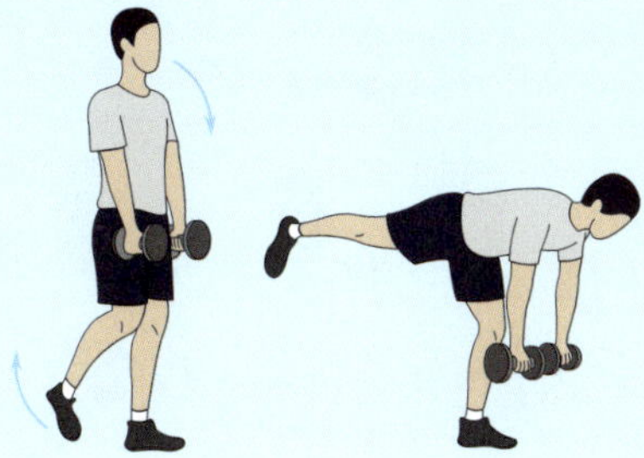

<훈련 방법>

1. 양손으로 덤벨을 들고 한쪽 다리로 섭니다.
2. 서 있는 다리를 살짝 구부리면서 반대쪽 다리를 뒤로 뻗어 엉덩이와 허리가 일직선을 유지하도록 합니다. 이때 몸통이 한쪽으로 기울어지거나 흔들리지 않도록 주의하세요.
3. 이후 처음 위치로 복귀합니다.

4. 지긋지긋한 재발, 내전근 손상 예방 훈련

네이마르는 브라질 대표팀과 파리생제르망에서 보여 준 엄청난 기량으로 리오넬 메시와 크리스티아누 호날두를 이어 세계 최고 선수가 될 가능성이 가장 큰 스타 플레이어로 인정받고 있지만, 계속해서 여러 부상에 시달리고 있습니다. 그중 내전근 부상도 네이마르를 괴롭히는 부상 중 하나입니다. 네이마르는 2018년 11월 A매치 기간 브라질 대표팀에서 내전근 부상을 당한 후 소속팀으로 돌아왔고, 이후 12월 소속팀 경기 도중 같은 부위 부상이 재발했죠. 첼시와 프랑스 대표팀에서 맹활약하는 은골로 캉테도 2019년 10월과 2020년 2월에 연달아 내전근 부상을 입었습니다.

대퇴내전근 손상은 주로 킥 동작이나 태클 동작 중에 '뚝'하는 느낌과 함께 발생합니다. 그런데 이 손상은 자각하기가 어려워서 더 큰 부상으로 이어질 때가 있습니다. 대퇴내전근 손상 후에도 조깅을 포함해 빨리 뛰는 동작에 무리가 없는 경우가 많기 때문입니다. 주로 킥이나 패스, 방향 전환과 같은 제한적인 상황에서 통증이 있기에 선수들은 평소와 다른 패턴으로 플레이하는 것으로 보상을 합니다. 결국 진단이 지체되고, 지속적인 내전근육의 수축과 이완으로 손상 부위가 더 악화되는 겁니다. 일단 초음파나 MRI 검사로 손상이 확인되면 재생 주사 치료와 재활이 필요합니다.

위에서 언급한 네이마르와 캉테 두 선수의 사례는 모두 내전근 손상 재발에 해당합니다. 한마디로 '지긋지긋한' 부상이죠. 사실, 재발률로 따지면 내전근은 약 29%로 햄스트링 손상의 재발률 30%에 버금갑니다. 그만큼 부상 후 재활도 중요하지만, 예방 훈련을 더 강조해야 하는 이유입니다. 예방 훈련은 대퇴사두근이나 햄스트링 근육과 마찬가지로 내전근을 신장성 근육 훈련으로 강화하는 것이 중요합니다. 기초적인 신장성 내전근 강화 훈련인 스모 스쿼트, 사이드 런지, 대각선 런지 등을 평소 꾸준히 시행한다면 내전근 손상을 예방할 수 있습니다. 이 운동들은 1~2주차에는 본훈련 전에 시행하고, 3~4주차부터는 훈련 직후 근육이 피로한 상태에서 시행하도록 합니다.

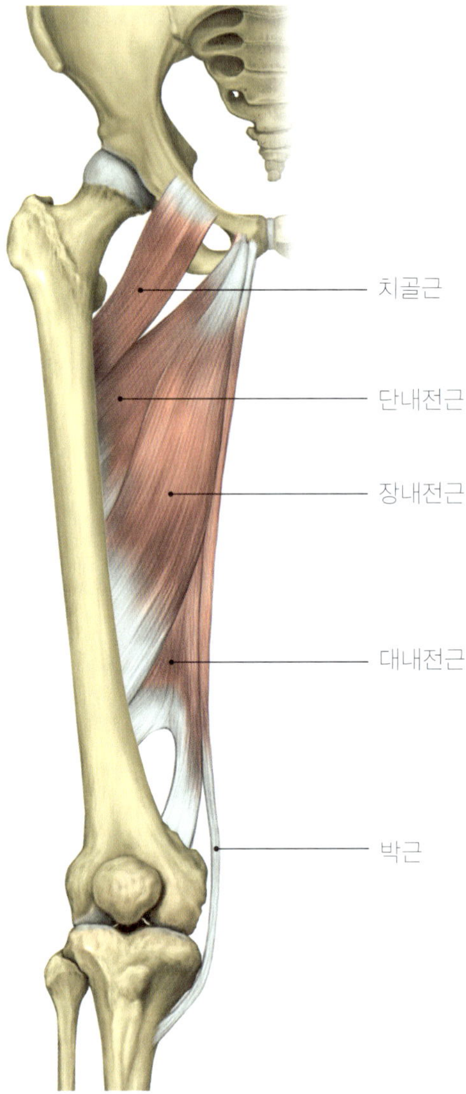

[그림 4-3] 대퇴내전근육군(Adductor Muscle Group) 해부학적 모식도

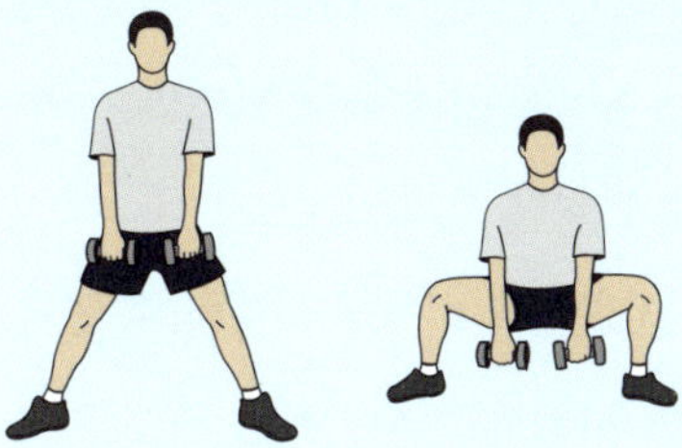

1. 스모스 쿼트(Sumo Squat)

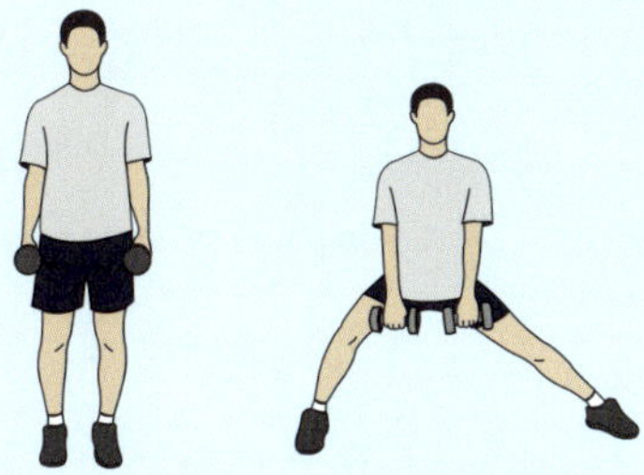

2. 사이드 런지(Side Lunge)

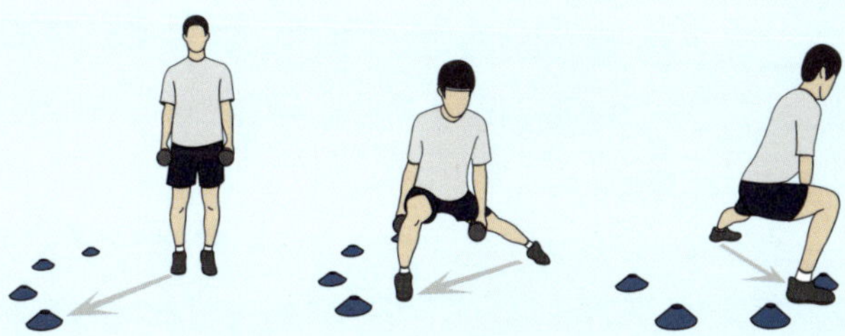

3. 대각선 런지(Diagonoal Lunge)

<훈련 방법>

1. 스모 스쿼트: 보폭을 어깨너비보다 넓게 벌리고, 엄지발가락이 약간 바깥쪽을 향하게 선 자세에서 시작합니다. 무릎을 90도로 구부리는 동작을 반복합니다.
2. 사이드 런지: 보폭을 어깨너비 정도로 벌리고 선 자세에서 시작합니다. 한쪽 발을 수평으로 벌리면서 무릎을 90도로 구부렸다가 원위치로 복귀하는 동작을 반복해 주세요.

3. 대각선 런지: 사이드 런지와 동일한 자세에서 시작합니다. 여러 각도에 놓인 콘을 향해 한쪽 발을 벌리면서 무릎을 90도로 구부렸다가 원위치로 복귀하는 동작을 반복해 주세요.
4. 위 세 가지 훈련은 모두 덤벨 대신 바벨을 이용해 시행할 수 있습니다. 또한 초보자는 본훈련 전에 시행하고, 숙련자는 본훈련 직후 이 동작을 시행할 것을 추천합니다.
5. 아래는 4주 훈련 프로그램을 기준으로 한 내전근 훈련의 운동 부하 및 시행 횟수입니다. 개인의 체력에 따라 부하 및 횟수를 조정하는 것은 무방합니다.

4주 훈련 프로그램

		부하	1회 반복 횟수	세트	주간 빈도
1주차	스모 스쿼트	10㎏	10	3	3
2주차	사이드 런지	10㎏	8~15	3	3
3주차	대각선 런지	15㎏	10~15	3	3
4주차		20㎏	6~8	3	3

5. 노장 선수의 적, 종아리 손상 예방 훈련

가레스 베일은 2020년 당시 레알마드리드에서 가장 뜨거운 감자였습니다. 유벤투스로 떠난 크리스티아누 호날두를 이을 에이스로 평가받았지만, 부상과 부진 그리고 감독과의 불화로 여전히 애매한 위치에 있습니다. 무엇보다도 베일은 잦은 부상으로 어려움을 겪었습니다. 부상 없이 제 기량을 발휘했다면 아마 그러한 평가와 기대는 현실이 됐을지도 모릅니다. 베일을 가장 괴롭힌 부상은 종아리 부상입니다. 베일은 2019년 1월과 10월에 연달아 종아리 부상을 당했습니다. 팀을 위해 뛰어야 할 때 당한 부상 때문에 지네딘 지단 감독의 눈 밖에 날 수밖에 없었죠. 베일은 토트넘홋스퍼에 있을 때 같은 부위에 부상을 당했습니다. 레알마드리드에서 부상을 당한 이후에 전에 자신을 치료한 의사를 만나려고 영국 런던으로 날아가기도 했습니다.

하대성(현 강원FC 코치)은 2019 시즌을 끝으로 FC서울에서 은퇴했습니다. 그 이유는 바로 고질적으로 변한 종아리 부상 때문이었죠. 뛰어난 실력과 감각을 지녔으나 좌·우측 종아리에 번갈아 가면서 당한 부상으로 예상보다 이른 시기에 선수 생활을 마감할 수밖에 없었습니다. 하대성은 "축구를 그만하고 싶어서 그만하는 게 아니라 종아리가 낫질 않는다."라며 "치료하려고 모든 방법을 다 써 봤으나 종아리 부상을 완벽하게 잡지 못했다."라고 아쉬워했습니다.

종아리 근육군은 크게 비복근(Gastrocnemius)과 가자미근(Soleus)으로 이뤄져 있습니다. 종아리 근육군은 발바닥으로 지면을 밀면서 고속으로 달리기 위한 추진력을 만드는 역할을 합니다. 또한 점프 동작에서 폭발적인 파워 생성에 기여하기 때문에 축구 선수들에게는 상당히 중요한 구조물이라고 할 수 있죠. 종아리 근육 손상도 다른 근육 손상과 마찬가지로 거의 대부분 비접촉성으로 일어납니다. 특히 스프린트 동작을 할 때 '뚝' 하는 느낌이 종아리에서 난다면 근육 파열로 진단될 확률이 매우 높습니다. 종아리 근육 손상은 축구 선수들의 전체 근육 손상 중 약 13% 정도를 차지하는데, 일단 부상을 당하면 최소 2주 이상 결장이 불가피하게 되죠.

초음파에서 부분 파열로 진단되면 복귀까지 보통 6주 이상의 재활 기간이 필요합니다. 완전히 회복하기도 전에 무리해서 복귀하면 재발성 부상을 당하기 쉽고, 재발한 부상은 회복까지 1개월 이상이 더 필요할 수도 있어요. 종아리 근육 손상은 특이하게도 후반 종료 전에 발생할 위험이 2배까지 증가합니다. 그리고 특히 30대 이상 노장 축구 선수들에게서 젊은 선수들에 비해 약 2배 정도 높은 발생률을 보입니다. 가레스 베일과 하대성의 경우처럼 유독 베테랑 노장 선수들이 후반 중반 이후에는 교체가 필요한 이유가 되는 거죠. 특히, 종아리 부상 이력이 있는 노장 선수라면 부상 예방을 위해 선발 로테이션 시스템은 필수라고 할 수 있습니다.

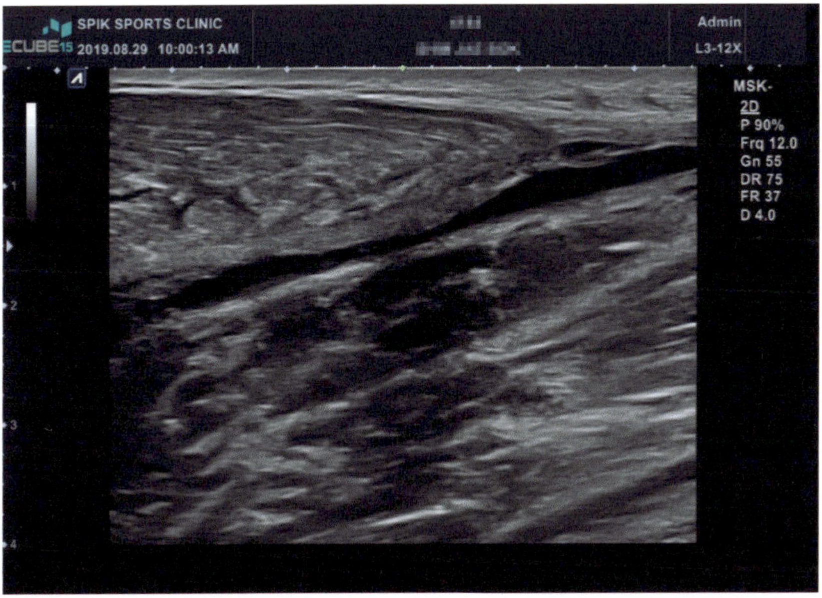

[그림 4-4] 종아리 근육 파열 초음파 사진

가레스 베일과 하대성 사례에서 보듯이, 노장 선수들에게 종아리 근육 부상은 반복되면 될수록 선수 커리어를 위협할 수 있기 때문에 치료보다는 손상 예방이 더 중요합니다. 종아리 근육 손상 예방을 위해서 근육군을 고루 발전시키는 기초 근력 운동과 함께, 종아리 근육군이 장력에 저항성을 높이는 원심성 훈련을 시행해야 합니다. 아래 소개할 기초 근력 운동인 〈카프레이즈〉 운동과 신장성 근력 운동인 〈카프다운〉 운동이 대표적인 종아리 근육 손상에 대비한 예방 훈련이라고 할 수 있습니다.

운동 1. 카프레이즈 3종(Calf Raise Exercises)

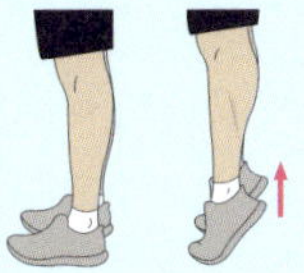

기본 카프레이즈

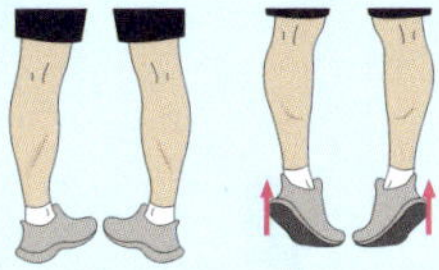

외측 카프레이즈

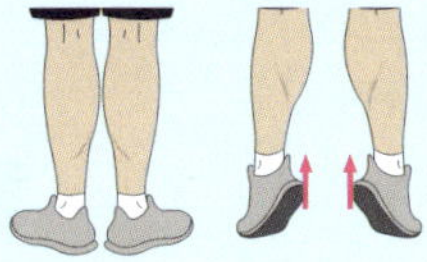

내측 카프레이즈

<훈련 방법>

1. 발을 11자로 정렬하고 선 상태에서 발뒤꿈치를 올렸다가 내립니다.
2. 발끝을 모으고, 뒤꿈치를 벌리고 선 자세에서 발뒤꿈치를 올렸다가 내립니다.
3. 발끝을 벌리고 뒤꿈치를 붙이고 선 자세에서 발뒤꿈치를 올렸다가 내립니다.

카프레이즈 3종 훈련 프로그램				
	부하	1회 반복 횟수	세트	주간 빈도
1주차	체중	20	2	3
2주차	10㎏	20	2	3
3주차	20㎏	15	3	3
4주차	20㎏	15	3	3

운동 2. 경사판 카프다운 (decline calf down)

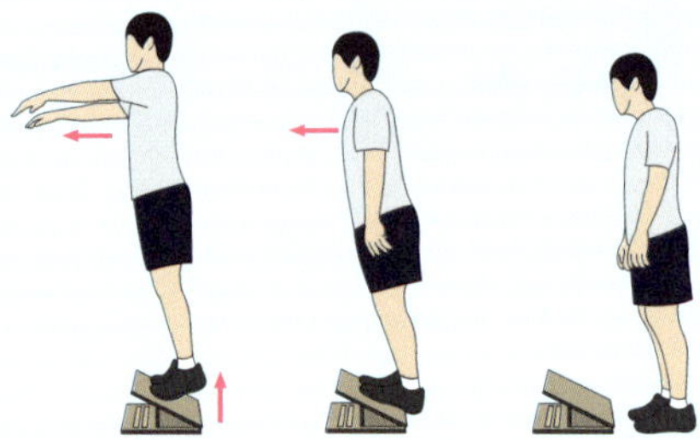

<훈련 방법>

1. 경사판 위에 뒤꿈치를 들고 올라선 채 팔을 앞으로 뻗은 자세로 시작합니다.
2. 뒤꿈치가 경사판에 닿도록 서서히 내린 후 바닥에 내려서는 동작을 반복합니다.

경사판 카프다운 훈련프로그램				
	부하	1회 반복 횟수	세트	주간 빈도
1주차	체중	5	2	5
2주차	체중	6	2	5
3주차	체중	6~8	3	5
4주차	체중	8~10	3	5

Tips: 운동 1,2 모두 1~2주차에는 본 훈련 전에 시행하고, 3~4주차부터는 훈련 직후 근육이 피로한 상태에서 실시합니다.

6. 유소년 선수의 생명을 위협하는 과사용 손상 예방하기

축구 경기는 성장기 동안에도 성인과 유사한 패턴으로 스프린트, 조깅, 방향 전환 헤더, 슛, 태클 등과 같은 고강도 활동이 비순환적으로 일어나는 간헐적 운동입니다. 유소년 경기도 고강도 활동이 필요하기 때문에 성인만큼 훈련이 중요합니다. 경기나 훈련 과정에서 부상을 피할 수 없는 이유죠. 유·청소년기 축구 선수 부상 중 60~90%는 외상성으로 발생하고, 10~40%는 과사용 손상으로 인해 발생한다고 보고됐습니다.

과사용 부상은 명확한 외상의 원인 없이 발생하는 신체 부위의 손상을 말합니다. 여자 축구 선수들에 비해 남자 선수들은 나이가 들면서 더 많아지는 경향이 있습니다. 과사용 부상은 12~14세 선수들은 주로 무릎이나 사타구니, 허리 부위, 9~11세 선수들은 발뒤꿈치에서 주로 나타납니다. 왜냐하면, 유·청소년기 축구 선수들의 근골격계의 성숙 상태가 부상 위험 요인으로 작용하기 때문입니다. 뼈와 물렁뼈(연골), 골단 등의 구조는 신체 부위에 따라 성숙 시점에 차이가 있고, 미성숙 단계에서 지속적으로 과부하에 노출되면서 자극될 때 부상 위험이 증가하죠. 예를 들어, 발뒤꿈치 종골의 성숙은 다리뼈보다 이른 시점에 발생하기 때문에 쎄브씨 질환(Severe's disease)은 9~11세 선수들에게 많은 반면, 오스굿-쉘레트 질환(Osgood-Schlatter's disease)은 12~14세 선수들에게 많이 발생합니다.

성숙 패턴에 따라서도 부상의 차이를 보입니다. 지연 성숙(late mature) 패턴을 보이는 선수들의 경우 발과 발목 및 하지 부상이 조기 성숙(early mature) 선수들보다 많다고 알려져 있습니다. 또, 골연골성 질환(osteochondral disorder)은 지연 성숙 선수들에게 더 많고, 힘줄염은 조기 성숙 선수들에게 더 많이 발생합니다. 성장의 자체적인 요인과 함께 급격한 훈련 양의 증가나, 장비 상태 불량 혹은 비정상적인 인체 역학 등과 같은 명확한 위험 요인들도 있는 반면, 불편한 훈련 환경, 근육 불균

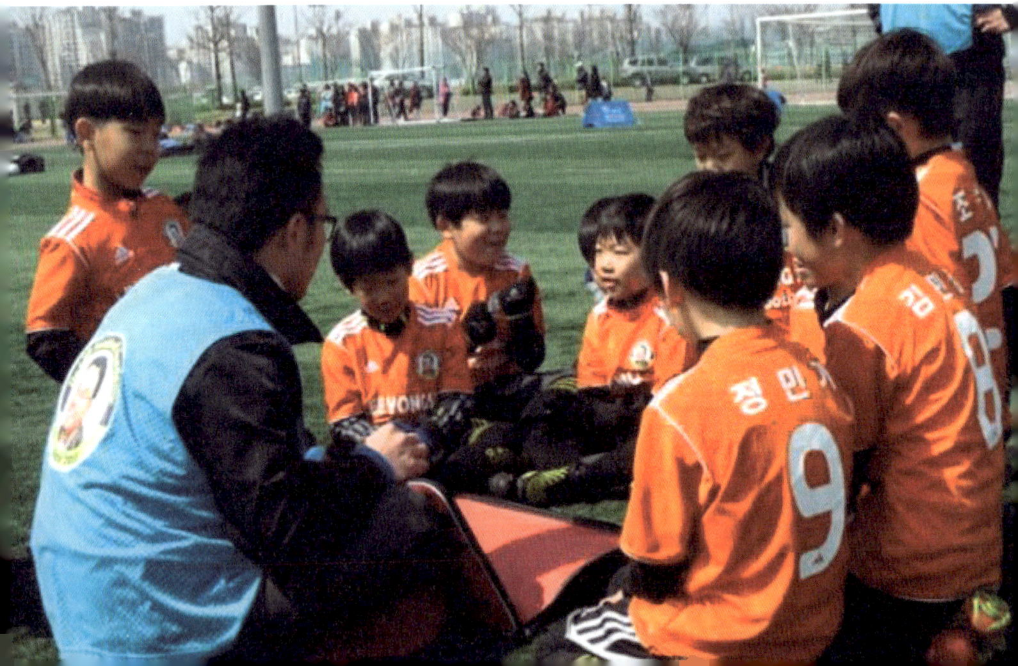

형, 하지 길이 차이 등과 같은 다소 모호한 원인도 있습니다. 이런 이유들 때문에 과사용 부상을 예방하기 위해서는 선수, 학부모와 지도자 모두의 노력이 매우 중요합니다.

선수의 노력

선수들은 과사용 부상 예방을 위해 운동 전후 자신의 몸 관리에 철저해야 합니다. 우선 남자 선수들에겐 철저한 스트레칭이 필요합니다. 남자의 경우, 유연성은 8세쯤부터 감소하기 시작해 11세경에 최저점에 이르게 됩니다. 근육과 힘줄이 뼈의 성장을 따라가지 못하는 성장 속도 불일치 때문에 유연성이 급격히 감소하는 것이죠. 게다가 훈련과 게임으로 인한 운동 때문에 근육과 힘줄의 긴장도 함께 증가하는 현상도 발생해서 힘줄이 뼈에 부착하는 부위에 부상 발생 위험성이 높아지는 겁니다. 그래서 웜업이나 쿨다운뿐만 아니라 평소에도 종아리와 허벅지를 비롯해 허리 등 주요 부위의 스트레칭을 반드시 습관화해야 합니다. 또한 스스로 느낄 수 있는 신체의 변화나 이상을 감지해서 부모나 지도자와 상의하고 능동적으로 대처해야 심각한 부상을 예방할 수 있습니다.

부모의 관리

부모들은 자녀 선수들에게 휴식과 함께 충분한 수분과 영양 섭취를 보장해 줘야 합니다. 어린 선수들이 주중 팀 훈련 후 주말 개인 레슨으로 이어지는 무리한 일정은 근육, 힘줄, 뼈 등 신체 부위는 물론, 심리적 피로감을 누적시켜 결국 과사용 손상으로 이어질 수 있기 때문이죠. 부족한 체수분과 영양 상태는 회복을 방해하고, 운동 중 집중력을 떨어트려 결국 부상으로 이어질 수도 있습니다. 또한, 부모들은 선수들이 말로 표현하는 통증이나 피로감, 심리적 변화를 적극적으로 수용하고, 급격한 체중 감소와 수면 부족 등과 같은 신체적인 신호를 잘 살펴야 과사용 부상으로의 진행을 막을 수 있습니다. 어린 선수일수록 자신의 신체 상태에 관한 표현이 미숙하고, 감정을 자제하지 못해 좋아하는 자극에 쉽게 몰입하는 경향이 있습니다. 자녀들이 축구를 중단 없이 오랫동안 건강하게 즐기게 하기 위해서는 결국 부모님들의 적절한 조절과 관리가 반드시 필요합니다.

지도자(감독이나 코치)의 역할

사실 지도자는 훈련 강도와 시간을 계획하기 때문에 과사용 부상 예방을 위해서 그 역할이 절대적이라고 할 수 있습니다. 훈련 효과가 나타나려면 훈련 자극은 당연히 생리적 한계치까지 부하돼야 합니다. 그래야 인체는 효율적으로 근육이 발달하고, 신체적 협응 능력이 좋아지고, 지구력도 향상되는 등 훈련 적응 효과가 나타나죠. 다만 성장기에 있는 어린 선수들은 성별, 연령, 성숙 정도, 훈련 경력 등에 따라서 훈련 시간과 강도, 프로그램 등을 개별화(individualization)할 필요가 있습니다. 특히, 통증을 가진 부위가 있는 선수라면 더 안전하고 효과적으로 관리할 필요가 있습니다. 그렇다고 훈련을 무조건 약하게 혹은 적게 해야 한다는 말은 아닙니다. 능동적으로 선수에게 맞춘 변형된 훈련이 필요합니다. 예를 들어, 뒤꿈치 통증이나 무릎 통증이 있는 선수라면 일단 충분한 치료 시간을 보장해야겠지요. 그리고 치료 기간 동안에는 경기 출전이나 훈련 시간을 줄이고, 부상 부위에 자극이 심하게 전달되지 않도록 점프나 스피드 훈련을 제한하면서 좀 더 기술적인 기본기 훈련에 집중하도록 한다면 충분히 선수를 보호할 수 있습니다.

어린 선수들의 육성 단계에서 무작정 길고 많은 훈련 시간이 성공을 담보하지는 않습니다. 전체적인 훈련 시간(양)과 훈련 빈도는 코칭 스타일, 플레이 스타일, 전술, 환경 등을 포함하는 전반적인 축구 문화에 따라 다릅니다. 최근 대한축구협회가 조사한 내용을 보면, 국내 유·청소년 축구 선수들은 U15, U18세 선수들은 대체로 세션당 120분 정도의 훈련을 하루 1~2회씩, 주 5~6회 훈련을 하고, 주당 1~2일간 휴식을 취하고 있습니다. 하지만, 수많은 스타들을 육성해 온 유럽의 선진 축구클럽 아카데미는 U9~U12 선수들의 경우 하루 90분씩 주당 2~3회, U13-U15 선수들은 하루 90~120분씩 주당 5~7회, U16-U19 선수들은 하루 90~120분씩 주당 5~10회 훈련 정도로 제한하고 있습니다. 아래 표를 보면 유소년 시스템을 잘 갖춘 세계적인 구단들이 어떻게 유소년을 훈련하고 있는지 볼 수 있습니다. 한국보다는 훈련 시간이 확연히 적은 것을 알 수 있어요.

FC바르셀로나(BARCELONA) 유스아카데미 훈련 시간

연령대별 그룹	훈련 세션	주당 훈련 시간	연간 훈련 시간
U9-U11	3X1.5hr	4.5hr	180hr
U12-U14	4X1.5hr	6hr	240hr
U15-U17	5X1.5hr	7.5hr	300hr
U18-U19	5X1.5hr	7.5hr	300hr

아약스(AJAX) 유스아카데미 훈련 시간

연령대별 그룹	훈련 세션	주당 훈련 시간	연간 훈련 시간
U9-U12	3X1.5hr	4.5hr	180hr
U13-U115	7X1.5hr	10.5hr	420hr
U16-U19	10X1.5hr	15hr	420hr

바이에른레버쿠젠(BAYERN LEVERKUSEN) 유스아카데미 훈련 시간

연령대별 그룹	훈련 세션	주당 훈련 시간	연간 훈련 시간
U9-U11	3X1.5hr	4.5hr	180hr
U12-U16	5X2hr	10hr	400hr
U17-U19	5X2hr + 2X1hr	12hr	480hr

잘 알려진 것처럼, 유·청소년 선수들이 성인 수준의 기술과 전술, 체력 훈련을 따라 하는 것은 효율적이지 못합니다. 과훈련으로 인해 부상 등과 같은 심각한 후유증을 초래할 수 있기 때문입니다. 그래서 유럽의 클럽들은 긴 훈련 시간보다는 각 클럽의 고유한 육성 철학에 맞춰 연령대별로 육성 단계에 따라 우선적으로 집중해야 할 단계적 훈련 프로그램을 마련하고 있습니다. 연령별 훈련 방법에 관한 모범 답안은 없

지만, 유럽 클럽들은 대체로 장기 선수 육성 모델(Long-term athelete development model, LTADM)에 따른 선수 육성 단계에 따라 명확한 목적을 제시하고 있습니다. 육성 연령에 따라 기초 훈련기 (fundamental, 5~11세), 훈련을 위한 훈련기(training to train, 11~14세), 경쟁을 위한 훈련기(training to compete, 14~16세), 승리를 위한 훈련기(training to win, 16~18세)로 나눠 훈련 프로그램을 진행하는 것이죠. 즉, 성장기에 따라 점진적으로 훈련 강도와 양을 늘려 가면서 '재미' 위주의 기초 단계에서 고도화된 전문적인 심화 단계로 적용시키는 방법입니다. 이와 같은 단계적 육성 전략은 이른 나이에 과도하게 전문화된 반복 훈련에 의한 번아웃(burn out) 현상이나 과사용 부상을 예방할 수 있고 선수 경력이 조기에 단절 되는 것을 막아 줍니다.

지도자들은 과사용 부상을 낮추기 위해서는 연령에 따른 체력 훈련에도 신경을 써야 합니다. 적응 민감 시기(sensitive period)에 따라 특정 체력을 타깃으로 훈련 효율성을 높여야 하죠. 골든에이지라고 불리는 12세 전후 육성 단계에서는 기술, 유연성, 스피드(보폭 수) 훈련에 민감하게 반응합니다. 이 시기의 축구 기본 기술 훈련은 근육과 신경계의 협응능력 향상은 물론, 관련 근육군의 운동 패턴 효율성을 높여 근력과 파워, 스피드가 향상됩니다. 또, 어린 연령대 경기에서는 상대적으로 짧고 폭발적인 고강도 활동이 많고, 신체적으로 근육 내 속근섬유의 비율이 높기 때문에 스피드 훈련에 유리합니다. 사춘기 전후 시기에는 남성 호르몬의 영향으로 근육 양이 증가해 근육 훈련의 효율성이 높은 편입니다.

사춘기 이후부터 유산소 지구력, 무산소 지구력은 성인과 비슷한 훈련 반응을 보이기 때문에, 그 시기 전에는 과도한 전문적인 유산소 및 무산소 지구력 훈련은 효율성이 낮아 피하는 것이 좋습니다. 결론적으로 연령에 맞게 체력 훈련에 집중하고, 효율성이 떨어지는 불필요한 체력 훈련을 제한한다면 과사용 부상을 줄일 수 있습니다.

어린 선수들을 육성하는 단계에서 선수의 재능과 함께 각 부분별 훈련은 핵심 요소입니다. 하지만, 육성 단계에서 과도한 훈련에 의한 부상으로 생기는 훈련 공백과 경기 결장은 선수들의 성장 기회에 절대적인 악영향을 미치게 되죠. 이 시기에 부상 예방이 중요한 이유입니다. 뛰어난 재능을 가진 어린 선수들이 더 건강한 몸으로 성장해 좋은 경기력을 선보이기 위해선 선수, 부모, 지도자 모두 각자의 영역에서 노력이 필요합니다.

7. 헤딩 제한, 유소년 선수의 뇌 건강을 지키는 규정

2020년 2월, 잉글랜드축구협회(FA)는 스코틀랜드FA, 아일랜드FA와 공동으로 '헤딩 가이드라인(Heading Guidance)'을 발표했습니다. "11세 이하 선수들은 훈련 중 헤딩 연습을 금지하고, 이후부터 18세까지는 연습 중 헤딩을 단계적으로 노출시켜 불필요한 헤더를 제한한다."는 것이 주요 내용입니다. 가이드라인을 세부적으로 살펴보면, 연령대별로 구체적인 안을 제시하고 있습니다. 우선 11세 이하 선수들은 훈련 중 헤딩을 완전히 금지하고 경기 중에만 자연스런 헤딩을 허용하고 있어요. 12세 선수들의 경우 최대 5회 헤딩을 월 1회에 한해 허용하고, 13세 선수들은 최대 5회씩 주 1회 연습, 14~16세 선수들은 최대 10회씩 주 1회 훈련하도록 했습니다. 이후 18세까지도 가능한 한 헤딩 노출을 최소화하도록 권고하고 있습니다. 미국축구협회는 2015년부터 훈련뿐만 아니라 경기 중에도 헤딩을 자체 규정으로 강력하게 금지하고 있어요.

FA, Scotish FA, Irish FA 가이드라인
• 11세 이하 선수들은 훈련 중 헤더 금지하고, 경기 중에는 허용
• 12~18세 선수들에게는 헤더를 훈련 중 우선순위를 낮게 단계적으로 노출
• 12세 선수들 = 월 1회 × 최대 5회 헤더
• 13세 선수들 = 주 1회 × 최대 5회 헤더
• 14~16세 선수들 = 주 1회 × 최대 10회 헤더

FA가 헤딩 가이드라인 발표 이후, 헤딩을 제한하는 권고안의 배경에 관심이 쏠리고 있습니다. 근거는 확실합니다. 성장기 선수는 10~11세경에 뇌를 포함한 신경계의 약 90% 정도가 성숙하지만, 근육과 골격계는 이 시기까지 미성숙된 단계에 해당합니다. 머리는 몸통에 비해 상대적으로 크지만, 머리를 지탱하는 목 주변 부위 근육과 근력은 완전히 발달하지 않은 상태이죠. 성장기에는 성인에 비해 충분하지 못한 목 주변 근력 때문에 볼에 의한 충격으로 머리가 순간적으로 가속되는 현상을 충분히 제어하지 못해 두개골로 둘러싸인 뇌가 흔들리고, 이로 인해 외상성 뇌 손상이 더 쉽게 일어날 수 있습니다.

강한 충격에 의해 일시적인 두통, 어지럼증, 메스꺼움, 의식 저하, 기억력 소실 등이 발생하면 뇌진탕이라고 진단하고 엄격한 관리가 요구됩니다. 하지만, 훈련 중 헤딩을 한다고 뇌진탕이 발생하는 것은 아니기 때문에 대수롭지 않게 넘어갈 수도 있습니다. 어린 나이에 헤딩을 반복적으로 지속하면 증상이 드러나지 않는 미세한 뇌 손상이 누적되는 것을 우려해야 합니다. 이후 성인으로 성장한 후에도 강한 충격에 빈번하게 노출이 되면 장년기와 노년기에 심각한 후유증을 겪을 위험성이 높아지기 때문입니다.

2019년 글래스고대학 연구팀은 전직 프로 축구 선수들이 은퇴 후 노년에 치매와 같은 심각한 신경학적 뇌질환으로 앓게 될 위험성이 일반인에 비해 약 3.5배 높다는 연구 결과를 발표했습니다. 이 연구팀은 2018년부터 잉글랜드FA와 프로선수협회(PFA) 지원으로 1900년~1976년 출생한 전직 프로 축구 선수 7,676명의 사망 원인을 조사해서 같은 기간 출생한 일반인과 비교하는 일명 "필드스터디 (FIELD, football's influence on lifelong health and dementia risk study)"를 진행했어요. 이 연구에서는 전직 프로 축구 선수 출신들이 평균 수명이 3.25년 길었고, 암이나 심장 질환, 폐질환에 의한 사망 위험성은 더 낮게 보고된 반면, 전반적으로 퇴행성 뇌질환으로 인한 사망은 프로 축구 선수 출신이 약 11%로 일반인 3%에 비해 약 3.5배 높은 것으로 나타났습니다. 이 중에 알츠하이머 질환 5배, 운동 신경성 질환 4배, 파킨슨병이 2배가량 상대적으로 높은 위험성을 보였습니다. 잉글랜드FA는 이 결과를 정리하고 발전시켜 헤딩 가이드라인을 발표한 것이죠.

축구를 포함한 미식축구, 럭비, 아이스하키 등과 같은 접촉성 스포츠 활동을 하는 선수들에게서 반복적인 뇌손상이 충분히 회복되지 못한 채 지속되면 뇌 백색질의 퇴행성 변화를 동반하는 만성 외상성 뇌질환(CTE, chronic traumatic encephalopathy)이 발생할 가능성이 높다는 가설은 꾸준히 다른 연구들에서도 제기돼 왔습니다. 잉글랜드 대표 선수 출신으로 웨스트브롬위치알비온 레전드인 제프 애슬(Jeff Astle)과 1958년 월드컵의 브라질 대표팀 주장이었던 벨리니 등이 사망 직전 퇴행성 뇌질환을 앓았던 대표적인 사례이지만, 축구가 원인이라는 직접적인 근거를 마련하지는 못했습니다. 이 연구 역시 축구 선수들의 뇌진탕 혹은 관련 처치, 헤딩, 플레이 스타일, 라이프 스타일 등과 퇴행성 뇌질환과의 구체적인 인과 관계는 규명하지 못했고, 추가 연구를 위해 FIFA와 UEFA에 연구 제안서가 제출된 상태라고 알려져 있습니다.

축구에서 헤딩을 전적으로 제외할 수 있는 가능성은 현실적으로 희박해 보입니다. 하지만, 헤딩이 축구 선수들의 노년기 퇴행성 뇌질환의 위험성을 높일 수 있고 유·청소년기에도 뇌손상을 초래할 위험성이 크다면, 우리 축구계도 적극적인 공론화를 통해 위험성에 대한 불필요한 노출을 최대한 제한하는 정책 도입을 고민해 볼 필요가 있다고 생각해 봅니다.

8. 축구를 멈추게 한 바이러스 감염, 예방 수칙

2019년 말부터 시작해 2020년 상반기에 본격적으로 진행된 COVID-19 팬데믹은 그 후 2년 넘게 전 세계를 바이러스 감염증에 대한 공포와 우려로 몰아넣었습니다. 그동안 전 세계 국가들은 WHO(세계보건기구)의 권고에 따라 3차, 4차 예방 접종을 통해 시민들의 면역력을 높이는 방향으로 대응하고 있지만, 바이러스 감염으로 인한 사망자 수는 그 어떤 재해보다 심각합니다. 잠시 사라지는가 싶다가도 재확산이 반복되면서, 이제는 마치 독감과 같은 패턴으로 풍토병으로 자리 잡아 가는 추세로 받아들여지고 있습니다.

사회 안에 있는 축구도 그동안 COVID-19 팬더믹 상황을 걱정할 수밖에 없었습니다. 2020년에는 아시아축구연맹(AFC)에서 개최하는 '2020 도쿄올림픽 여자 축구 아시아 최종 예선', 'AFC 챔피언스리그', 국가 대표팀들의 A 매치 등을 포함한 주요 대회들의 일정이 변경되기도 했습니다. 물론 한국, 일본, 중국 등 자국 내 리그 일정도 연기되거나 파행적으로 운영되기도 했으니까요. 특히, 한국프로축구연맹은 의무위원회를 중심으로 경기장을 출입하는 발열 환자 선별은 물론, 관중을 위한 위생 정책을 강화했습니다. 특히, 프로팀 내 선수들을 포함한 구성원들의 감염자 및 접촉자 관리를 위해 상황에 따른 가이드라인을 만들어 세밀한 예방 정책을 펼치기도 했습니다. 무엇보다 합숙 생활을 중시하는 한국 축구 문화에서는 집단 감염의 위험성이 상당히 높기 때문에 선수들의 감염예방이 중요하지요.

축구 선수들을 포함한 운동선수들은 신체적으로 건강하기 때문에 감기 등과 같은 바이러스 감염에 쉽게 걸리지 않을 것으로 생각하기 쉽습니다. 하지만, 선수들은 시합이나 고강도 훈련 후에는 전체적으로 인체 면역 기능이 감소해 일시적인 면역 억제 상태가 됩니다. 각종 면역 세포들의 기능과 숫자가 급격히 감소하고, 항체 형성 능력도 떨어지게 되죠. 운동 강도가 높을수록 선수들은 주로 입을 통해 호흡을 하기 때문에, 일단 코 점막을 통해 걸러져야 할 유해한 공기 입자들이 입을 통해 곧바로 폐 깊은 곳까지 도달할 수 있는 확률이 그만큼 높아집니다. 또, 코를 거치지 않고 입을 통해 바로 유입되는 공기는 호흡기 점막을 냉각·건조시켜 기도에 붙어 빗자루 역할을 하는 섬모들의 운동(ciliary movement)을 느리게 만들어요. 당연히 점액질 분비물(가래)은 점도가 높아져 배출되지 않고 쌓이는 양이 많아집니다.

만약 장거리 비행이 겹쳐 호흡기 점막이 기내의 건조한 공기에 장시간 노출된다면 호흡기 면역 상태는 최악이 될 수 있습니다. 일시적인 면역 억제 상태는 경기 후 2~3일간 지속되어 이 시기에 바이러스에 감염될 확률이 상대적으로 상당히 높아요. 주로 인플루엔자 등 호흡기 감염을 비롯해, 설사와 구토를 동반하는 급성 장염을 유발하는 노로바이러스 등에 의한 소화기 감염이 흔하게 발생합니다. 피부에 작은 수포들이 생기고 신경통을 동반하는 대상 포진도 젊은 선수들에게 종종 나타나기도 합니다. 입술 주위에 물집이 잡히는 단순 포진은 축구 선수에게 가장 흔히 발생하는 바이러스성 피부 병변 중 하나죠.

바이러스성 감염을 예방하기 위해서는 우선 철저한 개인위생 관리가 무엇보다 중요합니다. 손 씻기(흐르는 물에 30초) 등과 같은 기본적인 개인위생 유지는 물론, 씻지 않은 손으로 눈·코·입을 만져서는 안 되죠. 만약 기침이 난다면 반드시 휴지나 팔로 입과 코를 가리도록 하고, 사용한 휴지는 쓰레기통에 버리고 곧바로 손을 씻어야 합니다. 초등학생 때나 들어 봤을 선생님 혹은 부모님 잔소리 정도의 당부 같지만, 대부분의 감염은 이 정도 수준의 생활 습관을 지키는 것만으로 충분히 예방할 수 있습니다. 독감이 유행할 때 이를 치료하는 병원에서 일하는 의사나 간호사 같은 직업인들이 감염되지 않고 건강을 유지하는 것이 단적인 예라고 할 수 있습니다. 혹시나 열이 나거나 호흡기 증상이 있을 때는 주위 동료들과 접촉을 피해야 하며, 수건, 치약, 물병, 샤워 용품 등은 개인 전용 물품을 사용해야 합니다. 발열이나 호흡기 증상이 지속되면 즉시 병원을 방문해야 하고요. 결국 개별 선수의 문제가 선수단 전체로 확대되지 않도록 팀을 위한 의식을 가지는 것이 중요합니다.

팀이나 클럽은 선수들의 건강 상태를 주기적으로 확인해야 합니다. 특히, 코로나19 바이러스는 물론이고, 메르스나 독감과 같은 전염성 감염병이 유행할 경우 매일 체온을 측정하는 것이 중요합니다. 기침이나 호흡 곤란 등 호흡기 증상 여부를 정기적으로 확인할 필요가 있고, 구토나 설사 등을 포함한 소화기 증상도 꼼꼼히 체크해야 합니다. 독감이나 메르스처럼 전염력이 높은 바이러스성 질환의 경우, 가능하다면 클럽하우스 내부를 하루 1번 정도는 철저히 소독하는 것이 집단 발병 가능성을 낮출 수 있습니다. 이외에도 팀이 익숙하지 않은 국가로 장기간 원정 계획을 세웠다면, 무엇보다 팀 주치의를 포함한 메디컬 스태프를 통한 개인 및 팀 위생을 위한 교육의 기회를 마련하는 것이 중요하고요. 이를 통해 해당 국가의 말라리아, 황열 등과 같은 감염성 풍토병이나, 여행 일정 중 유행하고 있는 바이러스성 질환에 관한 정확한 정보를 파악하고, 이와 동시에 예방 백신 접종 등을 포함한 예방 수칙을 반드시 제공해야 합니다.

전쟁 중에도 축구 경기는 중단되지 않고 열렸던 적이 많습니다만, 전염성 높은 바이러스 감염의 유행 때문에 K리그 개막이 연기되었고, AFC 챔피언스리그 일부 경기와 도쿄 올림픽 남녀 예선전도 영향을 받았습니다. 하지만, 우리가 좋아하는 축구가 지속되려면 선수 자신은 물론 모든 사람들이 기본적인 예방 수칙을 철저히 지키는 것이 중요합니다. 가장 중요한 손 씻기와 기침 예절 지키기부터 시작해 보는 건 어떨까요?

9. 경기 중 교체 요청 신호, 쥐(근육 경련) 예방법

운동 중 갑자기 '쥐'가 난다고 말하는 증상은 정확히 말하면 근육 경련(muscle cramp or spasm)입니다. 대개 장시간 운동을 하거나, 갑작스런 동작 수행 중에 발생하죠. 물론 편안하게 수면하는 중이나 일상생활이나 업무 중에 발생하기도 합니다. 근육 경련은 하나 이상의 근육이 의도하지 않게 불수의적(involuntary)으로 수축하는 현상으로, 주로 하지(하체)에 많이 발생해요. 흔히 근육이 딱딱해지고, 극심한 통증을 동반하죠.

운동 중 발생하는 근육 경련은 탈수(dehydration)와 함께 동반되는 전해질 소실이 가장 흔한 원인입니다. 더운 날씨에 운동을 하거나 긴 시간 격렬한 운동을 하는 중에 땀으로 체내 수분이 빠져나가면서 염분과 마그네슘, 칼륨(포타슘) 등과 같은 전해질도 함께 소실됩니다. 근육의 수축과 이완에 필요한 역할을 하는 전해질이 감소하면서 비정상적인 경련이 발생하게 되는 것이죠. 탈수로 인해 근육으로 가는 혈류 감소도 근육 경련을 일으키는 원인이라 할 수 있습니다. 잘 훈련받은 축구 국가 대표 선수들이 경기 후반에 종아리나 허벅지에 '쥐'가 나는 현상은, 체력이 약해서가 아니라 급격한 탈수로 인한 전형적인 예라고 할 수 있습니다.

일상생활 중에 발생하는 근육 경련도 평소 수분 섭취가 부족하거나, 약물 복용 중에 나타나는 전해질 부족 등으로 발생할 수 있습니다. 혈압약으로 쓰이는 이뇨제 등이 그 대표적인 예입니다. 혈압약 중 칼슘 길항제 등을 복용해도 근육 경련이 발생하기도 하죠. 이 밖에도, 치매 치료제, 파킨슨병 치료제, 천식 치료제, 고지혈증 치료제 등의 일부 약제가 근육 경련을 유발한다고 알려져 있습니다.

일단 근육 경련이 발생하면, 딱딱해진 근육을 스트레칭하려고 노력해야 통증을 완화할 수 있습니다. 경련이 난 종아리나 허벅지 근육을 마사지 등으로 이완해 주는 것도 좋습니다. 또, 경련 부위에 아이싱을 하거나 콜드 스프레이를 뿌리면 근육의 스트레치 반사를 증가시켜 근육을 빨리 이완시킬 수 있습니다. 그래서 경기를 하다가 선수들이 근육 경련으로 쓰러지면 곧바로 팀의 의료진이 달려 나와 경련 부위를 마사지나 스트레칭하면서 냉각 스프레이를 뿌려 주는 것이죠. 이때 사용되는 스프레이에는 대부분 기화되면서 순간적으로 주변 온도를 낮추는 '에틸클로라이드' 성분이 포함되어 있습니다.

운동 중 근육 경련을 예방하려면, 운동 전에 충분한 수분 섭취가 가장 효과적입니다. 운동 중에도 주기적으로 수분 섭취를 해 줘야 하는데요, 이때 전해질이 포함된 스포츠 음료를 마시면 더 좋습니다. 운동 후에도 충분한 휴식과 지속적인 수분 보충이 이루어진다면 더할 나위가 없습니다. 평소에도 적극적으로 근육 경련 예방을 하면서 훈련 중에도 최선을 다해 임해야 실전 상황에서 근육 경련에 대한 내성을 가질 수 있습니다. 마그네슘이 포함된 보충제 복용도 추천합니다. 마그네슘은 근육 경련 예방 효과와 함께 운동 중 근육에서 쓰이는 에너지 생성에도 관여하며 뼈의 원료로 이용되기 때문에 여러 효과를 한 번에 누릴 수 있습니다. 그래도 계속 경련이 일어난다면, 전문 클리닉을 찾아 원인을 알아볼 필요가 있습니다. 만약 전해질이나 마그네슘을 보충해 줘야 한다면 수액 형태의 주사를 이용할 수도 있습니다.

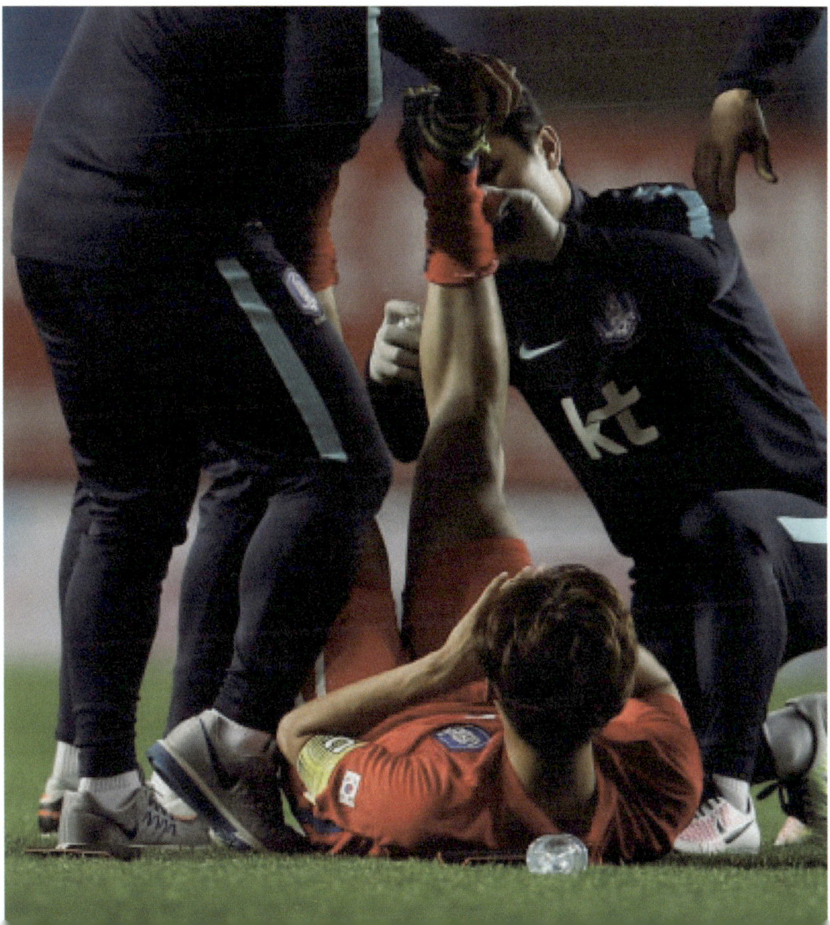

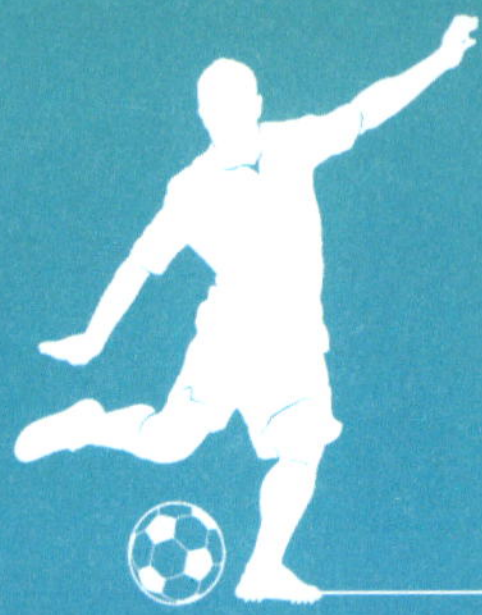

부록

읽을거리

1. 이적을 위한 마지막 관문, 메디컬 테스트

'작은 황새'로 불린 스트라이커 조재진을 기억하시는 분이 계실 겁니다. 조재진은 '2004 아테네 올림픽'과 '2006 독일 월드컵'에서 맹활약하며 팬들에게 깊은 인상을 남겼습니다. 월드컵을 마친 후 2007년에는 잉글리시 프리미어리그 뉴캐슬 이적설이 제기됐지만 메디컬 테스트를 통과하지 못해 입단이 무산된 바 있죠. 그리고 2011년 만 30세 나이로 돌연 은퇴를 선언합니다. 당시 미스터리였던 조재진의 뉴캐슬행 무산은 그의 2011년 은퇴 기자 회견을 통해 실체가 드러났습니다.

조재진은 은퇴 기자 회견에서 '선천성 고관절 이형성증'을 앓았다고 고백했습니다. 그는 만 22세 때 첫 통증을 느껴 약물 치료로 견뎌 왔지만, 이후 증상이 계속 악화돼 은퇴를 선언할 당시에는 약도 소용이 없는 상태가 됐다고 했습니다. 축구 선수 생활을 하면서 관절을 많이 쓰다 보니 골반에 뼛조각이 돌아다니고, 약 기운이 떨어질 때면 "뼈를 돌로 긁는 느낌에 잠도 못 잘 정도였다."고 밝혔습니다. 결국 그는 선수 생활을 지속하기 어렵다고 판단해 은퇴를 결심한 거죠. 뉴캐슬행이 무산된 것도 바로 이 '선천성 고관절 이형성증' 때문이었습니다. 조재진의 사례처럼 축구 선수들의 이적이 입단 메디컬 테스트 단계에서 무산되는 경우를 심심치 않게 찾아볼 수 있습니다. 그래서 선수 이적의 마지막 관문인 메디컬 테스트에 대해 자세히 알아보겠습니다.

시즌이 끝나고 선수들이 휴가에 들어가는 겨울에 축구판은 마치 '일시 정지' 모드가 된 것처럼 조용해 보이지만, 선수들과 그들의 대리인들은 마냥 조용히 비켜나 있지만은 않습니다. 선수 입장에선 이때가 다음 시즌을 위한 재계약 혹은 이적을 결정해야 하는 중요한 단계이기 때문입니다. 대리인을 통해 물밑에서 몸값과 계약 기간에 대한 세부 조율이 끝나면 계약서 작성 전에 선수들은 마지막 관문을 거칩니다. 바로 메디컬 테스트를 받아야 합니다. 몸값 높은 외국인, 신인, 고참 선수 할 것 없이 메디컬 테스트를 통과해야 비로소 계약서에 사인할 수 있는 최고의 순간이 찾아옵니다.

프로 구단 입장에서 메디컬 테스트는 두 가지 분명한 목적을 갖고 있습니다. 먼저, 구단은 영입할 선수의 몸 상태를 파악해서 잠재적 부상이나 질환으로 인한 위험한 계약을 피하기 위해 테스트를 진행합니다. 실제로 K리그에서 뛰던 A선수는 중동 팀과 이적을 앞두고 메디컬 테스트에서 심장 이상 소견을 받아 계약이 무산된 적이 있고, B선수의 경우 무릎의 연골 연화증으로 중국슈퍼리그 이적이 불발되기도 했죠. 치료 중인 피로골절 부상을 숨긴 채 이적할 팀의 동계 훈련에 참가했던 K리거 C선수도 이적이 취소됐습니다.

두 번째, 구단은 메디컬 테스트를 이적 협상에서 몸값을 낮추려는 수단의 하나로 활용하기도 합니다. 테스트 결과 드러나는 약간의 문제만으로도 얼마든지 이적료를 줄일 수 있어요. 예를 들면, 모 구단이 영입한 특급 외국인 D선수는 메디컬 테스트에서 발견된 '추간판 탈출증' 때문에 연봉과 이적료가 조정됐습니다. 당시 계약서에는 '이로 인한 일정 기간 이상의 결장은 계약 해지 사유가 된다'라는 특약 문구(FIFA 규정에 위배되긴 했지만)까지 삽입돼 잠재된 부상 위험성이 직접적으로 몸값에 반영되기도 했습니다.

메디컬 테스트는 이학적 검사를 포함한 근골격계 검진과 기초 체력 테스트 두 가지로 나눠서 진행합니다. 이학적 검사는 선수에게 현재 호소하는 증상(symptom)부터 그간 수술과 부상을 포함한 병력을 묻고 듣는 문진으로 시작합니다. 특히, 직전 시즌 공식 경기 출전 시간과 최근 마지막 풀 타임으로 뛴 경기 날짜에 대한 정보는 대략적으로 선수의 몸 상태를 가늠해 볼 수 있는 매우 중요한 정보이기 때문에 필자는 선수들에게 항상 위와 관련된 질문을 합니다. 그다음에는 머리부터 발끝까지 주요 관절과 근육, 인대를 중심으로 신체적 이상이 있을 때 특별히 나타나는 객관적 징후(sign)를 찾기 위한 이학적 검사(physical examination)를 시행합니다. 예를 들면, 다리를 편 상태에서 수직으로 드는 과정 중에 저린 증상이 나타나면 허리 디스크를 의심하는 식입니다. 대체로 장기 결장으로 이어질 수 있는 주요 구조물들의 부상을 미리 검진하는 이학적 검사 방법이 하나 이상씩은 있습니다. 특히, 수술한 흔

적은 반드시 짚고 넘어가야 할 부분입니다. 외국인 선수들의 경우 대부분 대형 계약이지만, 문진을 통한 병력을 전적으로 신뢰할 수 없기 때문에 수술 자국이 있는 부위는 CT나 MRI 촬영을 통해 확인하기도 합니다. 축구 선수들에게 부상이 많은 무릎, 발목, 허리 등이 주요 촬영 부위에 해당됩니다.

간혹 전혀 예상하지 못한 부위에서도 부상이 발견되기 때문에 다른 부위도 꼼꼼히 살펴야 할 때도 있습니다. 테스트 도중 국소적으로 복통을 호소한 K리거 E선수는 초음파 검사에서 '복직근 파열'로 진단된 적이 있었습니다. 이와 더불어 혈액 검사를 통한 기저 질환을 검사하기도 하는데, 축구가 단체 종목이고 접촉성 운동이기 때문에 체액을 통한 전염성 질환들(간염, 매독, 에이즈 등)에 관련된 검사도 포함되어 있습니다. 특히, 외국인 선수들은 에이즈 검사에서 반드시 음성 반응이 나와야 취

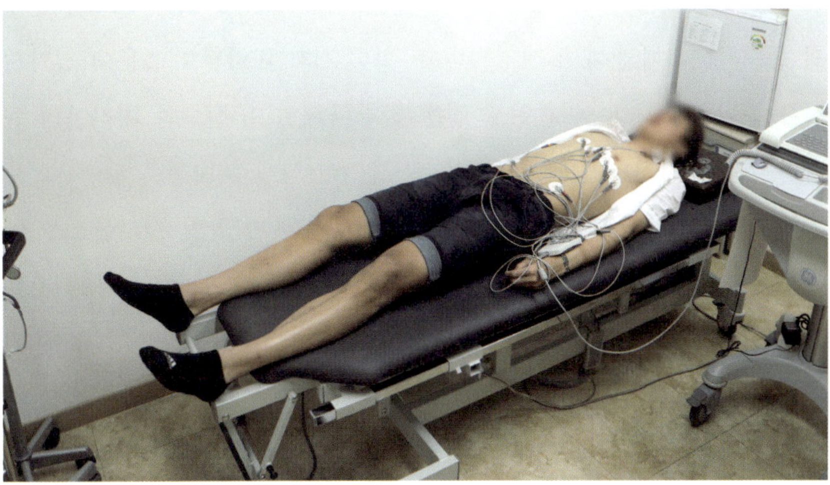

업 비자를 받을 수 있습니다. 국내 젊은 선수들의 경우도 성병에서 안심할 수 없습니다. 국내 선수 F의 경우 매독에 감염돼 항원 양성 반응을 나타낸 경우도 있었습니다.

기초 체력 테스트는 근력, 유무 산소성 능력 등을 평가하기 위해 시행합니다. 신체적으로 문제 있는 선수는 테스트 도중 비정상적인 모습을 보이기 때문에 숨겨진 부상을 찾기 위한 목적으로도 활용될 수 있습니다. 축구 선수들의 경우 주로 등속성 장비를 이용한 무릎 관절 근육들(대퇴사두근, 햄스트링)의 근력을 측정합니다. 다양한 각속도에서 최대근력, 근지구력 등을 측정하여 앞뒤·좌우 비율을 평가하고 있습니다. 또한, 한 발 호핑과 같은 기능적 동작들을 평가하여 전신 파워를 테스트하기도 합니다. 실제로 문진과 이학적 검진에서 특별한 이상이 발견되지 않은 외국인 선수 G는 좌우 대퇴사두근 근력에서 30% 이상의 차이가 발견되어 무릎 MRI 촬영 후 이상 소견이 없어 계약에 성공했지만, 결국 동계 훈련에서 근육에 문제가 생겼습니다. 확인 결과 메디컬 테스트 직전까지 재활 중이었던 근육 부상을 숨겼던 것이 밝혀졌고, 선수와 대리인의 윤리적 문제로 이어지기도 했습니다.

트레드밀(러닝머신) 위에서 뛰면서 시행하는 다양한 유무 산소성 능력 테스트는 최대 산소 섭취량이나 젖산 역치 등을 포함한 유용한 정보를 제공합니다. 이외에도 만약 선수가 테스트가 진행되는 약 15~20분 동안 뛰지 못하는 상황이 관찰되면 이를 통해 간접적으로 잠재적 부상 부위를 찾아낼 수 있기 때문에 매우 중요한 수단이 됩니다. 실제로 이를 통해 심장의 이상 소견을 포함하여, 간접적으로는 하지 피로 골절, 발목 및 무릎 관절 이상, 근육 이상 등이 나타나기도 합니다. 하지만, 대부분 국내 구단의 경우 비용과 시간상 문제로 체력 테스트를 생략하는 경우가 많기 때문에 정작 선수가 뛰는 모습은 직접 보지 못한 채 계약에 임하고 있는 실정입니다.

메디컬 테스트 결과들은 곧바로 정리되어 종합적인 평가와 함께 구단에 보고되지만, 심각한 이상이 발견되지 않는 이상 메디컬 테스트 결과로 인한 계약 불발 상황은 드뭅니다. 무엇보다 중요한 것은 현재 선수의 몸 상태가 계약 기간 동안 그 선수의 가치 평가에 반영되기 때문에 이적을 위한 메디컬 테스트에 적극적으로 최선을 다해 임하는 것이 좋습니다. 특히, 과거 심각한 부상을 당했거나 현재 의학적으로 문제가 있는 선수들의 경우, 이를 숨기기보다는 소속팀 주치의로부터 공식 소견서를 준비하거나 공식 출전 기록 등을 활용해 자신의 운동 수행 가용성(availability)을 입증하는 것이 더 좋은 결과를 이끌어 낼 수도 있습니다.

2 메디컬백, 뭐가 들었을까?

지난 2019년 3월 26일, 서울월드컵경기장에서 열린 대한민국과 콜롬비아의 A매치 경기에서는 볼썽사나운 추태가 나왔습니다. 바로 콜롬비아 공격수 팔카오(갈라타사라이)가 대한민국 대표팀 의무진이 들고 온 '구급통'을 그라운드 밖으로 내던진 일입니다. 국내뿐만 아니라 외신에서도 팔카오의 매너 없는 행동을 지적하는 기사가 쏟아졌어요. 영국『데일리메일』은 27일 팔카오의 추태를 보도하면서 "구급상자를 집어 던진 팔카오의 행동은 냉정을 잃었다고 봐야 한다."고 비판했습니다. 영국『더 선』은 그의 이름과 놀랍다는 의미의 'WOW'를 합성해 'FALC-WOW'라고 표현하며 팔카오의 매너 없는 플레이를 지적하기도 했습니다.

사실 이날 팔카오가 집어 던진 '구급상자'로 알려진 장비는 대표팀 의무진이 그라운드로 가지고 들어온 흰색 뚜껑이 달린 파란색 '통'이었습니다. 이 통은 외신에 알려진 것처럼 구급상자는 아니고, 의무진이 그라운드로 들어올 때 선수들을 위해서 챙기는 음료수와 물 및 아이스팩 등을 담는 '물통 혹은 얼음통'이라고 할 수 있습니다. 그렇다면 의무진이 가지고 다니는 구급상자 혹은 구급 가방은 어떻게 구성되었는지 알아보겠습니다.

대표팀 경기뿐만 아니라 K리그, EPL 할 것 없이 축구 경기 중 그라운드에 선수가 쓰러져 있고, 주심이 허락하면 쏜살같이 의료 스태프가 투입되는 모습이 자주 보입니다. 이때 의료진의 손에는 어김없이 큼지막한 가방이 들려 있죠. 국내에서는 선수 트레이너(Athletic Trainer) 영문 약자를 사용해 흔히 'AT 백'이라고 부르는 응급 메디컬 키트 백(Emergency Medical Kit Bag)입니다. 허리춤에 매고 다니는 작은 사이즈에서부터, EPL 응급 구조사들이 매고 있는 등산 배낭만큼 큰 사이즈까지 담고 있는 내용물에 따라 다양합니다. 먼저, 프로팀 의료진들이 그라운드로 뛰어나가면서 들고 나가는 가방에는 기본적으로 다음과 같은 물품이 들어 있습니다.

인공호흡 마스크, 멸균 봉합 밴드(Steri Strip), 생리 식염수, 콜드 스프레이(순간 냉각제), 물(생수), 가위(의료용, 테이프용), 의료용 장갑, 아이스팩, 각종 스포츠 테이프, 삼각건, 각종 거즈 및 붕대, 탄력 붕대 등.

이 중 인공호흡 마스크는 의식을 잃은 선수가 호흡이 멈췄다고 판단되면 즉각 시행하는 구강 대 구강 인공호흡을 위해 사용됩니다. 구급대의 인공호흡 장비가 도착할 때까지 효과적인 인공호흡을 유지할 뿐만 아니라, 시술자의 안전을 위한 필수 장비입니다. 찢어진 상처는 생리 식염수로 세척한 후 크기와 깊이를 확인하고 거즈를 이용해 지혈을 합니다. 멸균 봉합 밴드는 깊지 않게 찢어진 피부를 임시로 봉합해 바로 뛸 수 있게 해 줍니다. 가장 많이 사용되는 콜드 스프레이는 에틸클로라이드(Ethylchloride) 성분으로 제품 종류가 다양합니다. 근육이나 힘줄의 타박상, 인대 염좌 등의 부상 후에 발생하는 급성 통증의 경우 피부를 급속 냉각시켜 통증을 감소시켜 주기 때문에 진통 효과가 큽니다. 경련(쥐)이 발생한 근육에 분사하면 스트레치 반사를 증가시켜 근육 경련을 빠르게 해소시켜 줍니다. 가위는 스타킹이나 테이핑으로 싸여 있는 부상 부위를 급하게 확인해야 할 때 필요해요. 각종 테이프와 붕대는 응급 부위에 따라 다양한 종류가 사용됩니다. 머리 부위를 감싸기 위해 양파 망처럼 생긴 붕대는 여러분도 자주 목격했을 것입니다. 생수나 스포츠 음료도 한

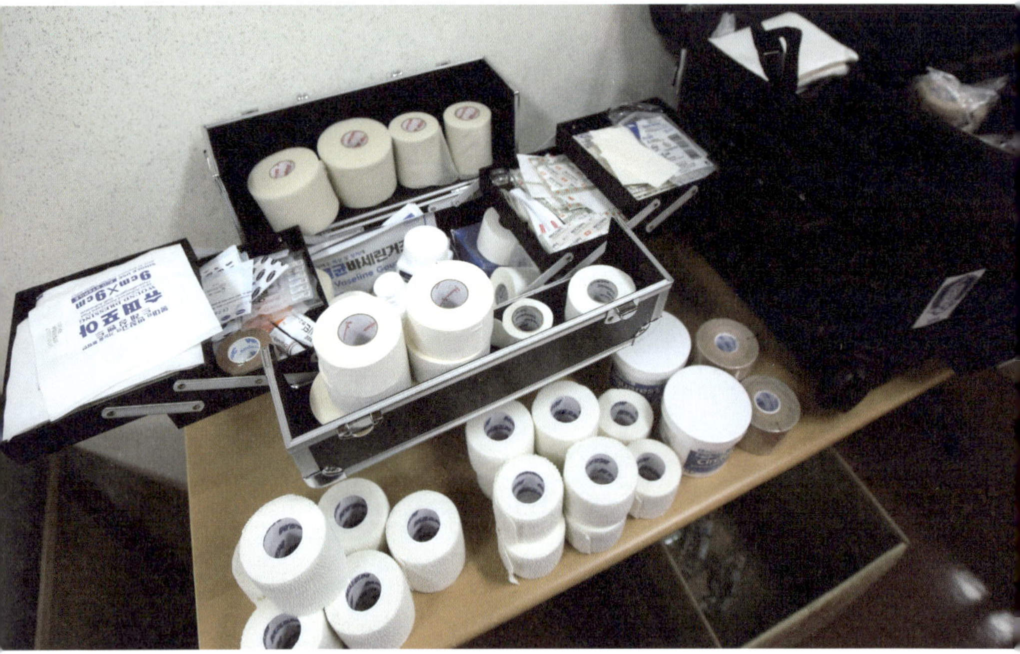

두 병 정도는 의료진의 가방에 담겨 있습니다. 경기 중 수분 섭취를 도울 목적도 있지만, 심하지 않은 타박상의 경우 시원한 생수를 타박 부위에 붓기만 해도 넘어진 선수들이 벌떡 일어나기 때문이죠.

선발대로 그라운드에 나간 의료진들이 심각한 부상이라고 판단되면 추가적으로 다음과 같은 좀 더 전문적인 의료 장비 투입을 요청하기도 합니다. 자동 제세동기(AED), 엠부백(Ambu bag, 수동 인공호흡기), 넥칼라(Neck Collar), 에어 스플린트(Air Splint) 등과 같이 응급 상황이거나 좀 더 세밀한 처치가 필요할 때 쓰이는 장비들입니다.

이런 장비들은 K리그의 경우 팀 의료진들이 직접 보유하고 있는 경우도 있지만, 그라운드 응급 구조 팀에 의해 지원됩니다. EPL에서는 응급 구조사들(시청 중에 간혹 보이는 초록색 옷을 입고 있는 분들)이 어깨에 매고 있는 큰 배낭에 들어 있죠. 자동 제세동기는 심장이 정지하는 상황에서 심폐 소생술을 위한 필수 장비입니다. K리그는 프로 연맹에서 각 구단에게 자동 제세동기를 포함한 응급 구조 장비를 일괄 지급해 경기 중 만일의 사태에 대비하고 있습니다. 넥칼라의 경우 상대방과 충돌 등에 의한 목 부위 손상이 의심될 때 2차 손상 예방을 위한 부상 부위 고정에 이용됩니다. 팔이나 다리 부위 골절이 의심되는 경우도 동일한 목적으로 공기 주입으로 부목 역할을 하는 에어 스플린트가 유용하게 사용됩니다.

이 밖에도 팀 내에는 또 다른 형태의 의료진 가방이 있습니다. 각종 구급 의약품이나 젤, 연고 등을 수납하기 위한 약품 가방도 있고, 경기 전

선수들의 요구에 맞는 테이핑을 위한 각종 스포츠 테이프를 수납하는 가방도 있습니다. 의료진은 편하게 이동하기 위해 큼지막한 캐리어에 모두 담아 놓기도 합니다.

경기장에서 일어나는 응급 상황에 적절히 대비하기 위해서는 지금까지 살펴본 메디컬 백에 채워진 각종 장비도 필요하지만, 가장 중요한 것은 응급 상황에 맞게 어떤 장비와 물품을 사용할지 판단하고 행동하는 메디컬 스태프의 전문성과 숙련도임을 명심해야 합니다. 장비보다 사람에 대한 투자가 먼저인 이유입니다.

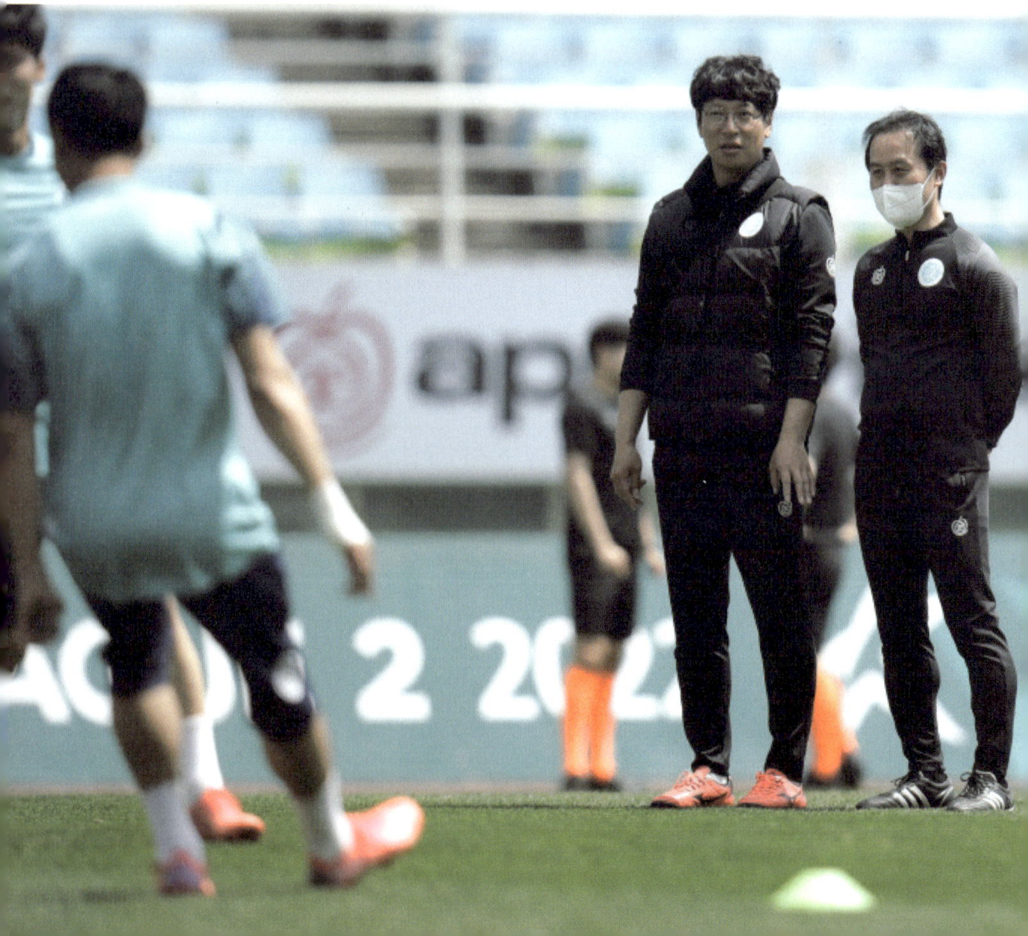

3. 축구 선수의 재능, 타고날까? 육성될까?

스포츠 학계에서 지난 수십 년간 논란이 되는 주제 중 하나가 재능(talent)을 천부적으로 타고나는 것(nature)인지, 아니면 체계적으로 육성되는 것(nurture)인가에 관한 것입니다. 천부적인 재능을 타고났더라도 육성 단계에서 사라지는 선수들도 있고, 타고난 재능보다는 본인의 노력과 환경적인 뒷받침으로 성공한 선수들도 있기 때문입니다. 축구계에서도 매년 수많은 재능 있는 선수들이 등장하기도 하고 사라지는 현상이 반복되고 있습니다. 뛰어난 스타 선수로 성장시키기 위해서는 타고난 재능을 발굴하는 '스카우트 시스템'도 중요하고, 그 재능을 발전시키는 '육성 시스템'도 간과할 수 없는 이유입니다.

리버풀에서 유학하던 시절, 스포츠서울 통신원으로 EPL 경기를 취재한 적이 있었습니다. 주로 리버풀에서 가까운 지역에서 뛰던 박지성 선수(맨체스터 Utd.)와 이청용 선수(볼턴 원드러스FC) 경기를 쫓아 다녔는데, 인생에서 가장 행복한 시절이기도 했습니다. 당시 두 선수들은 최고의 폼을 보여 주던 최전성기였기 때문에 모든 면에서 큰 관심을 받았습니다.

이청용 선수는 K리그 FC서울에서 EPL 1부 리그로 최초로 직행했고, 볼턴에서 성공적인 이적 스토리를 만들었습니다. 영리하면서 창의적인 플레이 덕분에 아시아 선수로서는 비교적 순조롭게 EPL에 적응했다는 평가를 받았습니다. 특유의 부드럽고 창의적이면서 빠르고 기술적인 드리블을 구사하던 이청용 선수는, 먼저 EPL에 진출해서 활약하던 박지성 선수와는 분명 다른 유형의 선수였습니다. 입단하자마자 '볼턴 최고의 테크니션'이라 불리던 당시,

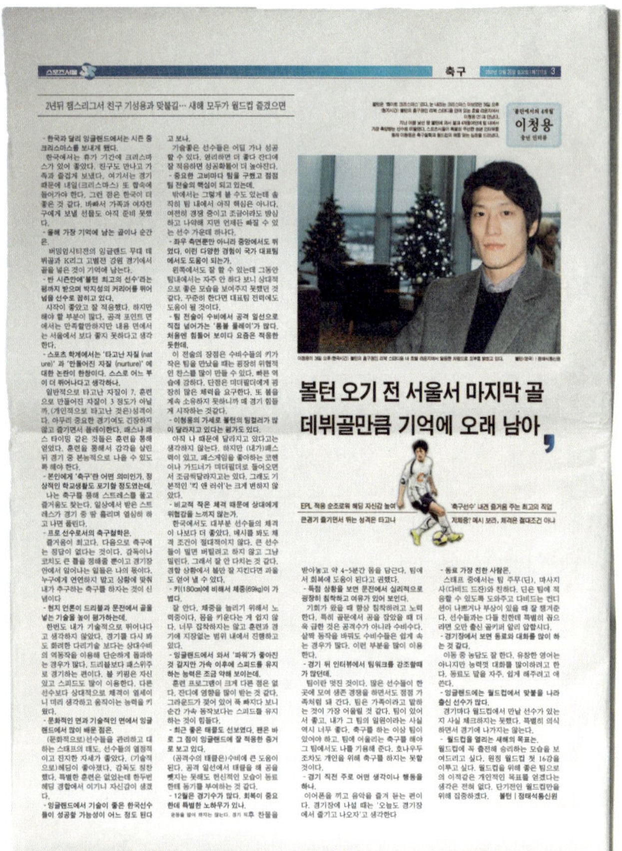

축구

2년뒤 챔스리그서 친구 기성용과 맞붙길… 새해 모두가 월드컵 즐겼으면

이청용

볼턴 오기 전 서울서 마지막 골 데뷔골만큼 기억에 오래 남아

인터뷰에서 축구 선수로서 본인의 재능을 '타고난 자질과 훈련으로 만든 자질을 각각 7:3' 정도로 평가했죠. 특히, 중요한 경기에서도 긴장하지 않고 축구를 즐기는 '성격'을 타고난 재능으로 꼽았습니다. 반면, 패스나 패스 타이밍 같은 능력들은 훈련을 통해 얻었다는 이야기를 들려줬습니다. 그렇다고, 타고난 재능만 믿고 훈련과 몸 관리를 게을리 한 것은 절대 아니었습니다. 볼턴 데뷔 당시 신체 프로필은 키 180Cm, 체중 69Kg 정도로, 당시 EPL 등록 선수 평균 키 180Cm, 체중 80Kg에 비해 다소 왜소해 보여 몸싸움에 밀리는 감도 있었지만, 이후 훈련을 통해 근육량을 늘려 경쟁력을 높였던 걸 보면 알 수 있죠.

당시 박지성 선수는 '산소탱크', '파워엔진', '세개의 폐를 지닌 선수'라고 표현될 만큼 지치지 않는 지구력으로 90분 내내 그라운드를 누비고 있었습니다. 특히, 2009/10 시즌 UEFA 챔피언스리그 16강 1차전에서 피를로와의 대결에서 유럽 축구사에 남을 정도의 맨마킹을 보여 주며 뛰어난 체력과 정신력은 물론, 탁월한 팀 전술 수행력을 인정받았습니다. 하지만, 당시 인터뷰에서 본인 스스로는 "타고난 부분은 0%라고 생각한다"고 말하면서. 경기장에서 보여 주는 경기력은 끊임없는 훈련과 노력에 의해 만들어진 부분이 더 많다고 밝혔습니다. 특히, 타고났다고 여겨질 만큼 세계적으로 찬사를 받았던 지구력은 부단한 훈련으로 '만들어진 자질'이라고 거듭 강조하기도 했습니다. 유럽 선수들에 비해 크지 않은 키 (178Cm)와 평발과 같은 신체 조건을 극복하고 맨체스터

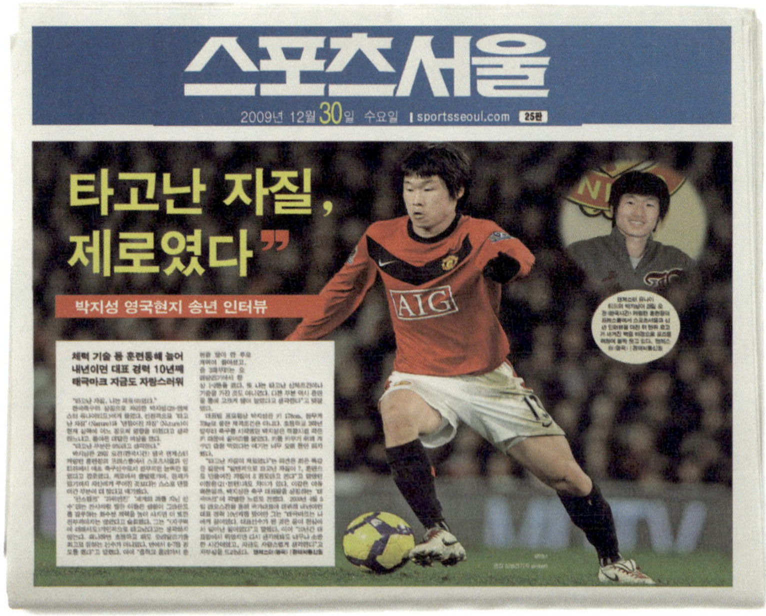

스포츠서울

2009년 12월 30일 수요일 | sportsseoul.com 25판

타고난 자질, 제로였다”

박지성 영국현지 송년 인터뷰

체력 기술 등 훈련통해 늘어
내년이면 대표 경력 10년째
태극마크 지금도 자랑스러워

유나이티드의 레전드로 추앙받게 된 것도 지독한 훈련과 노력의 결과일 것입니다.

사실 이청용, 박지성 두 스타 선수들 각각의 견해에서 보듯, 축구 선수의 재능은 타고나는지 혹은 육성되는 것인지는 영원히 논란거리로 남아 있을 겁니다. 하지만, 분명한 것은 타고난 특출한 자질은 훈련을 통해 더 발전할 수 있고, 경기장에서 팀과 함께 훌륭한 경기력으로 보여 줄 수 있어야 스타가 될 수 있습니다. 그러기 위해서는 신체적으로 건강한 몸을 가지는 것이 필수입니다.

4. 유스 선수들을 위한 기초 근력 훈련 프로그램

1. 연간 근력 훈련 프로그램

프리시즌		토너먼트	리그 시즌	토너먼트	리그 시즌	오프 시즌
12월	1월	2월	3-7월	8월	9-10월	11월
기초 근력 훈련 단계	근력 강화 훈련 단계	최대 근력 유지 단계				이행기

2. 프리시즌-기초 근력 훈련 프로그램 (4주)

주간 훈련 프로그램 (상체/하체 구분)

	월	화	수	목	금	토	일
1주	하체	상체1		하체	상체2		
2주	하체	상체1		하체	상체2		
3주	하체	상체2	하체	상체1		상체2	
4주	하체	상체2	하체	상체1		상체2	

상체 1 (가슴과 어깨)	1RM (Kg)	1~2주차				3~4주차			
		강도 (%1RM)	반복 횟수	반복 세트	주간 빈도	강도 (%1RM)	반복 횟수	반복 세트	주간 빈도
1. 푸쉬업		BW	8	3	1				
2. 벤치 프레스(D/B)		60%	12	7	1	70%	10	8	1
3. 벤치 플라이(D)		40%	10	5	1				
4. 인클라인 프레스 (D/B)						70%	8	6	1
5. 숄더 프레스 (D/B)		60%	8	4	1	70%	8	5	1
6. 업라이트로우 (B)		40%	10	5	1	50%	7	5	1
7. 사이드 레이즈 (D)						40%	10	4	1
8. 플라이오 푸쉬업	NA	BW	10	2	1	BW	10	2	1

* 1 RM= 한 번에 정확한 자세에서 가능한 최대 무게 ** D=덤벨, B=바벨, **BW=체중

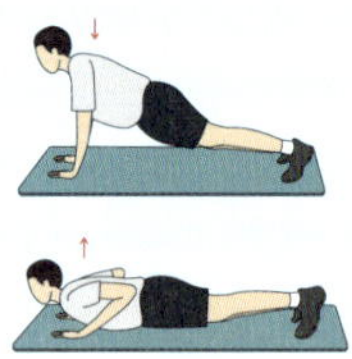

1. 푸쉬업

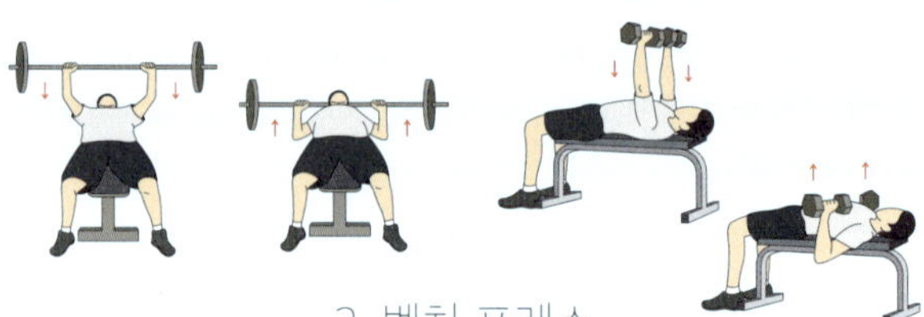

2. 벤치 프레스

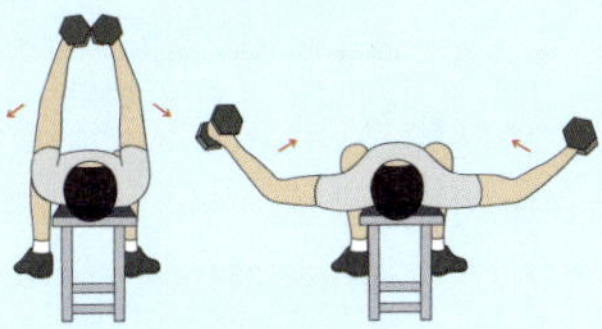

3. 벤치 플라이

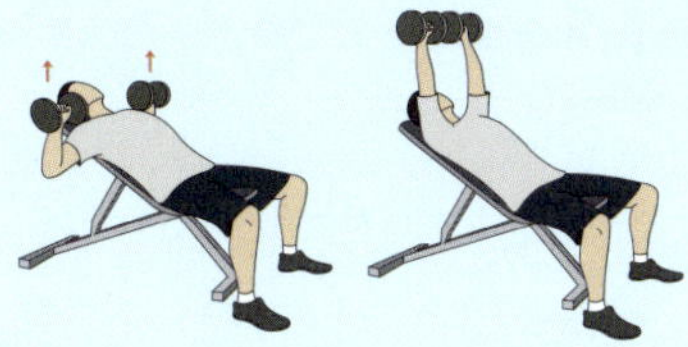

4. 인클라인 프레스

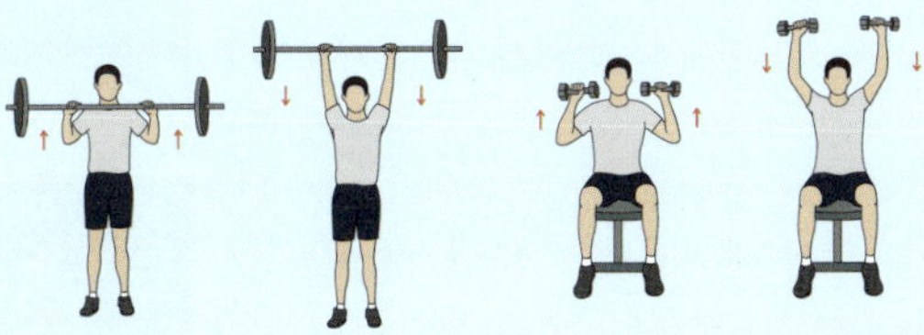

5. 숄더 프레스

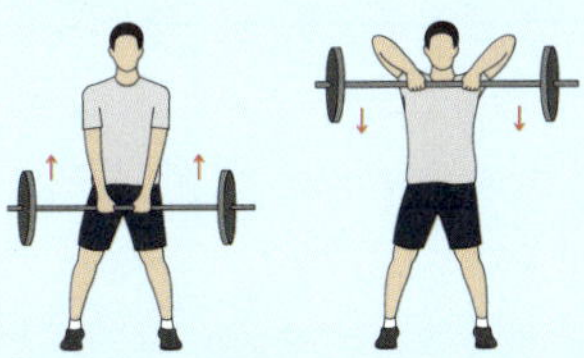

6. 업라이트로우

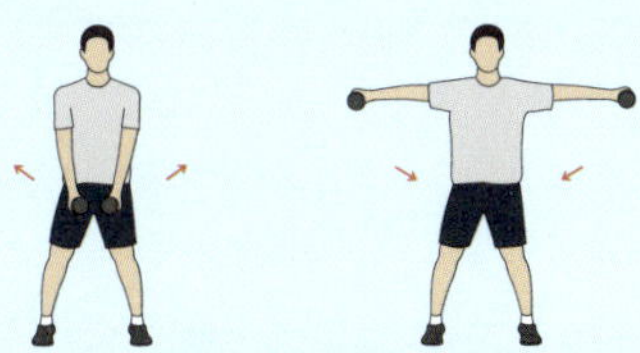

7. 사이드 레이즈

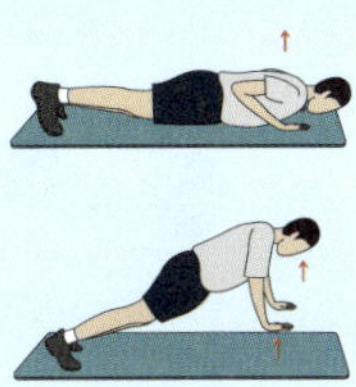

8. 플라이오 푸쉬업

상체2 (등과 어깨)	1RM (Kg)	1~2주차				3~4주차			
		강도 (%1RM)	반복 횟수	반복 세트	주간 빈도	강도 (%1RM)	반복 횟수	반복 세트	주간 빈도
1. 풀업		BW	5	7	1				
2. 데드리프트 (B)		60%	8	6	1	70%	6	7	2
3. 벤트오버로우(D/B)		50%	8	6	1	60%	6	7	2
4. 원암로우 (D)		50%	10	4	1	60%	8	6	2
5. 숄더 프레스 (D/B)		50%	10	4	1	60%	7	4	2
6. 업라이트로우 (B)		50%	10	4	1				
7. 와이 레이즈 (D)		50%	8	2	1	60%	8	2	2
8. 컬 (D/B)						30%	10	5	2
9. 킥백 (D)						30%	10	5	2

** 1 RM= 한 번에 정확한 자세에서 가능한 최대 무게 ** D=덤벨, B=바벨, **BW=체중

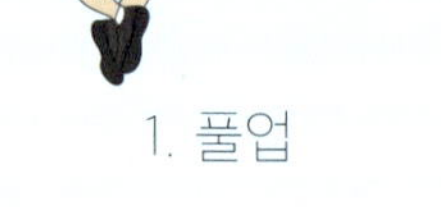

1. 풀업

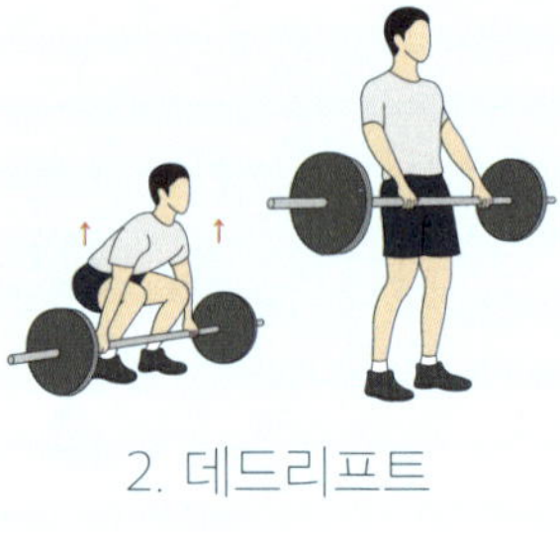

2. 데드리프트

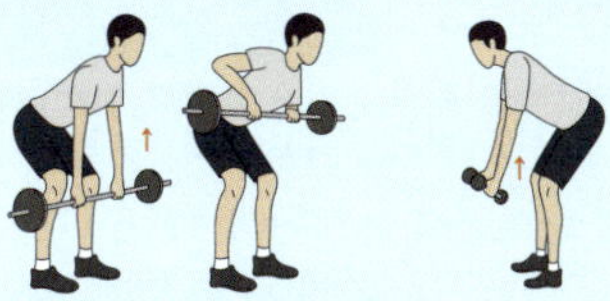

3. 벤트오버로우

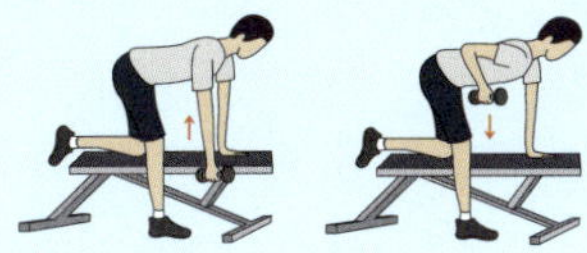

4. 원암로우

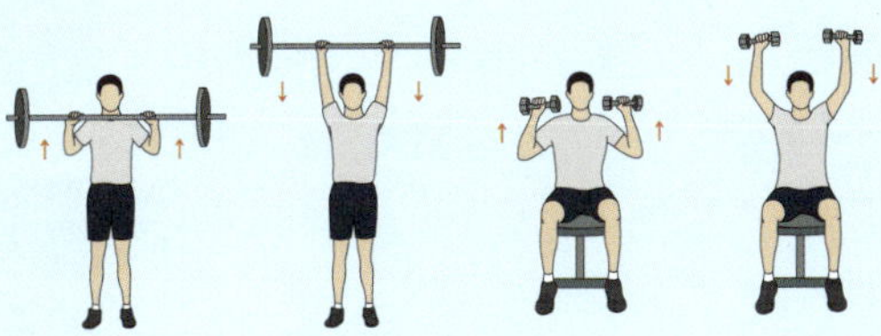

5. 숄더 프레스

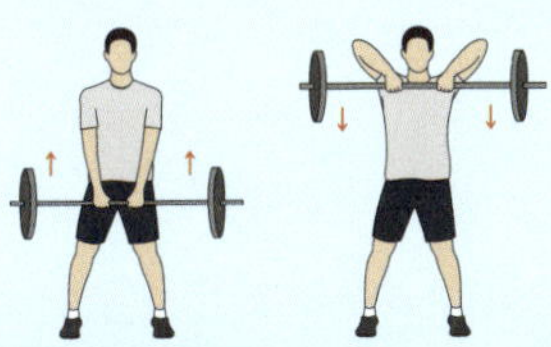

6. 업라이트로우

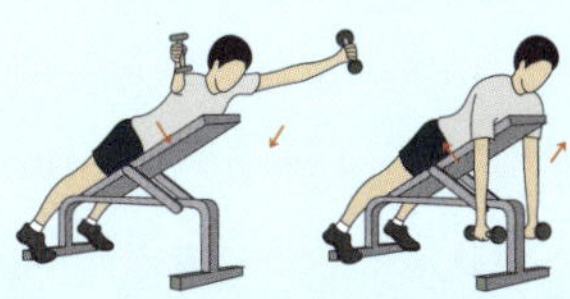

7. 와이 레이즈

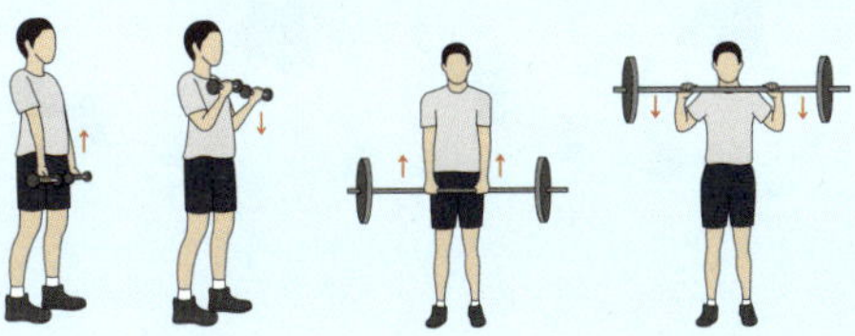

8. 컬

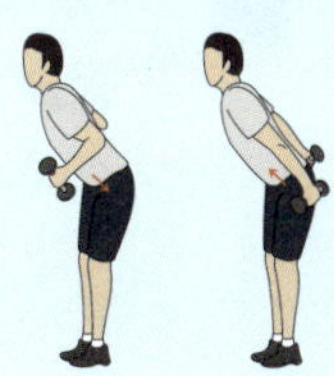

9. 킥백

하체	1RM (Kg)	1~2주차				3~4주차			
		강도 (%1RM)	반복 횟수	반복 세트	주간 빈도	강도 (%1RM)	반복 횟수	반복 세트	주간 빈도
1. 스쿼트 (D/B)		50%	8	7	2	60%	10	4	2
2. 제자리 런지 (D/B)		40%	10	6	2	50%	8	4	2
3. 사이드 런지(D/B)		40%	12	6	2	50%	10	5	2
4. 대각선 런지 (D/B)		30%	10	4	2	60%	10	5	2
5. 스모 스쿼트 (D/B)		50%	10	4	2	50%	10	4	2
6. 루마니안 데드리프트 (D)		40%	8	4	2				
7. 싱글레그 루마니안 데드리프트(D/B)		BW	10	2	2	30%	8	6	2
8. 스쿼트 점프		BW	10		2	BW	10	4	2
9. 하이풀 (B)		30%	10		2	60%	8	6	2

** 1 RM= 한 번에 정확한 자세에서 가능한 최대 무게 ** D=덤벨, B=바벨, **BW=체중

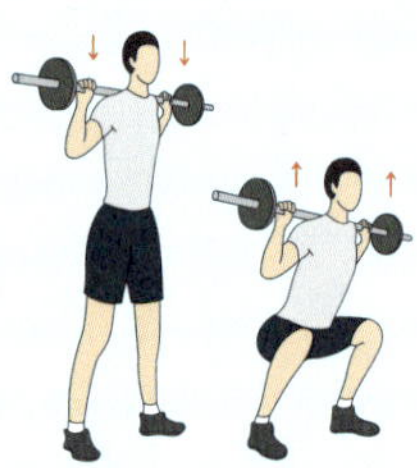

1. 스쿼트

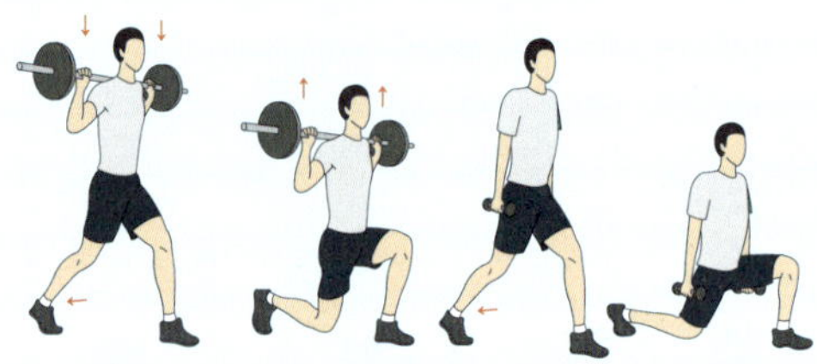

2. 제자리 런지

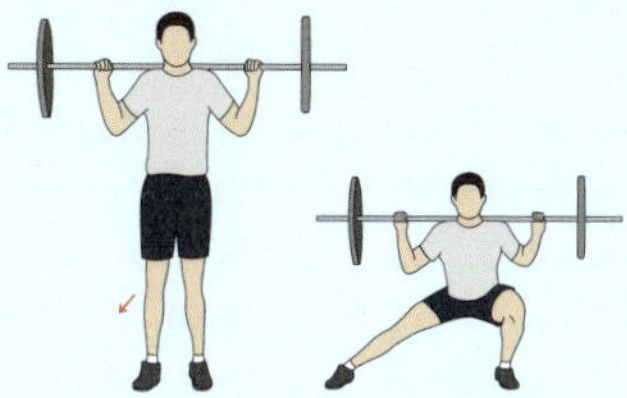

3. 사이드 런지

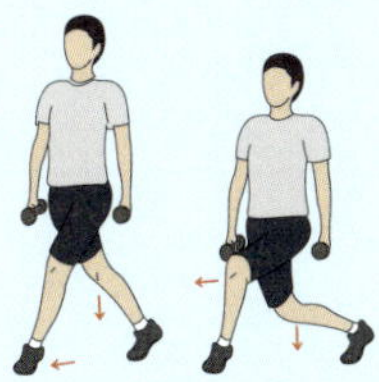

4. 대각선 런지

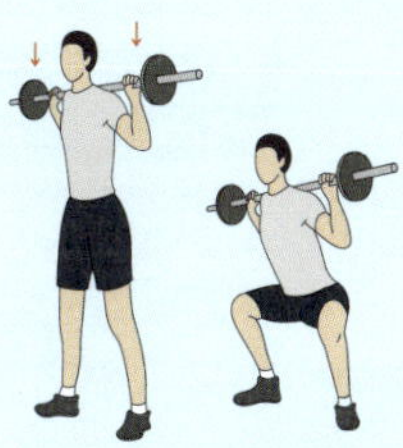

5. 스모 스쿼트

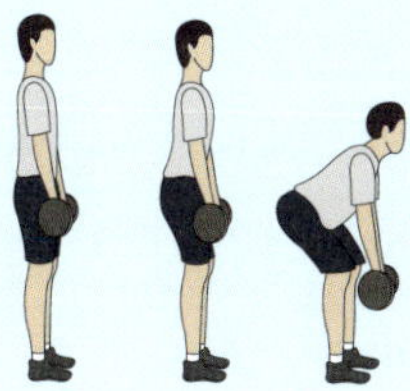

6. 루마니안 데드리프트

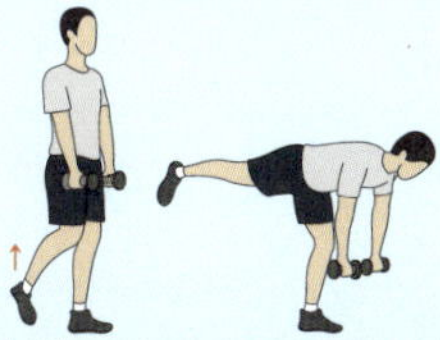

7. 싱글레그 루마니안 데드리프트

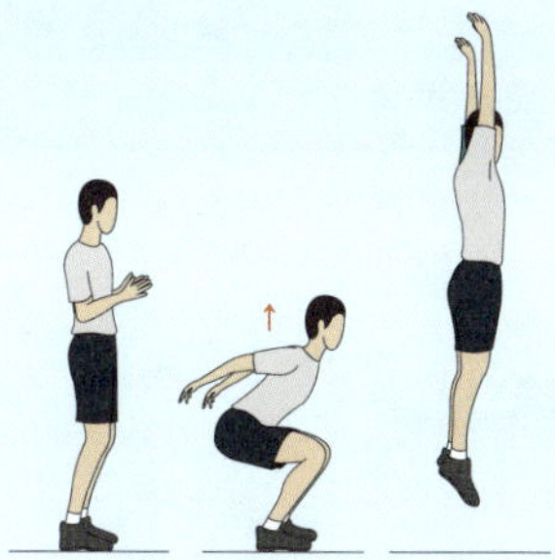

8. 스쿼트 점프

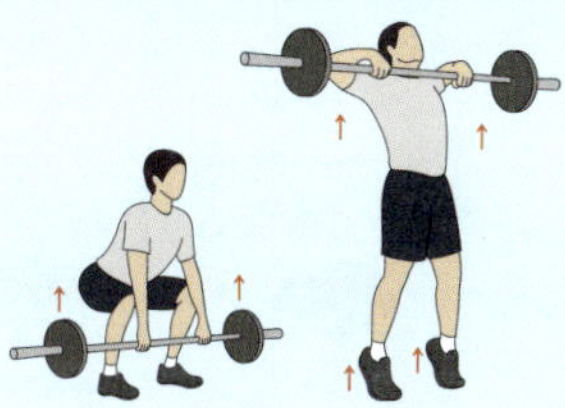

9. 하이풀

3. 프리시즌-근력 향상 훈련 프로그램 (4주)

주간 훈련 프로그램 (상체/하체 구분))

	월	화	수	목	금	토	일
1주	상체1	하체	상체2	하체	상체2		
2주	상체1	하체	상체2	하체	상체2		
3주	상체2	하체	상체1	하체	상체2	하체	
4주	상체2	하체	상체1	하체	상체2	하체	

상체 1 (가슴과 어깨)	1RM (Kg)	1~2주차				3~4주차			
		강도 (%1RM)	반복 횟수	반복 세트	주간 빈도	강도 (%1RM)	반복 횟수	반복 세트	주간 빈도
1. 벤치 프레스(D/B)		70%	8	7	1	80%	7	8	1
2. 벤치 플라이(D)		50%	10	5	1				
3. 인클라인 프레스 (D/B)		70%	8	4	1	80%	10	6	1
4. 숄더 프레스 (D/B)		60%	8	5	1	70%	8	5	1
5. 업라이트로우 (B)		50%	10	5	1	70%	7	5	1
6. 사이드 레이즈 (D)						50%	7	4	1
7. 플라이오 푸쉬업		BW	10	2	1	BW	15	2	1

** 1 RM= 한 번에 정확한 자세에서 가능한 최대 무게 ** D=덤벨, B=바벨, **BW=체중

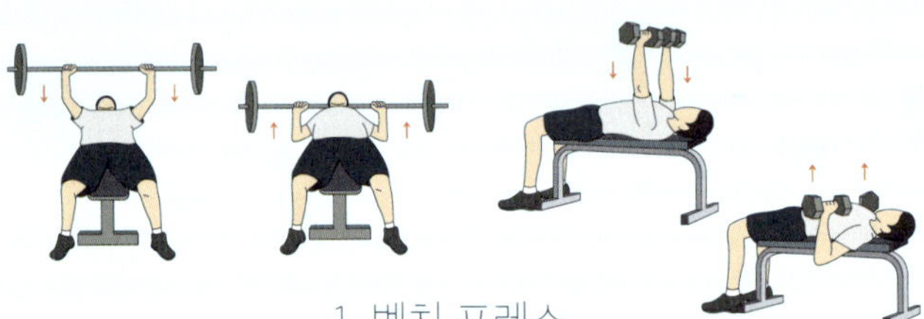

1. 벤치 프레스

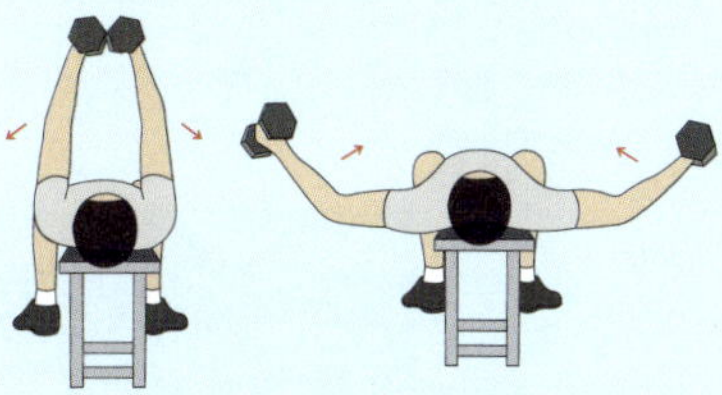

2. 벤치 플라이

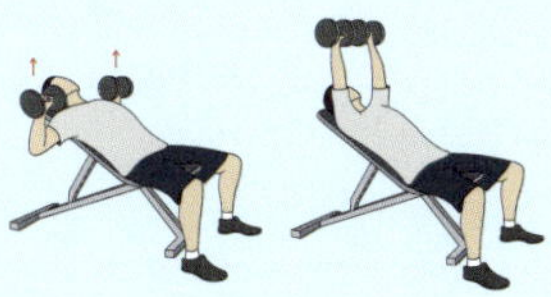

3. 인클라인 프레스

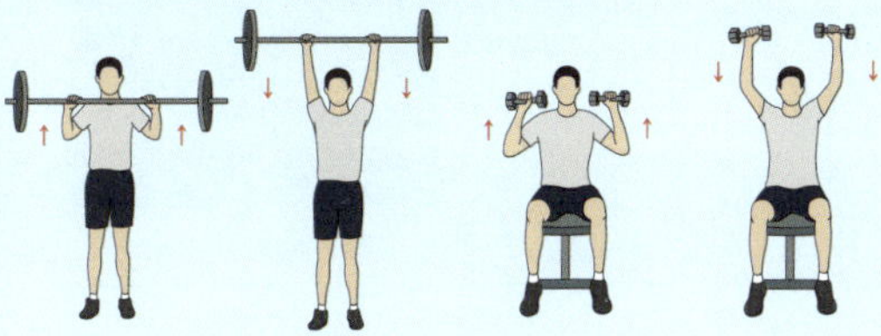

4. 숄더 프레스

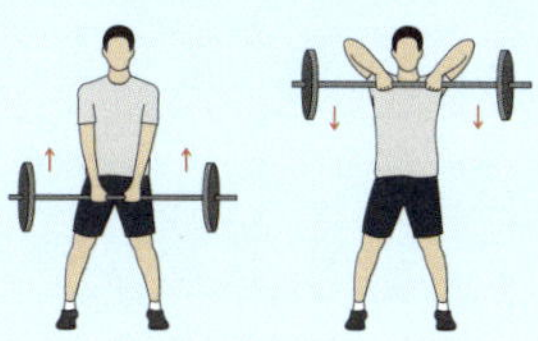

5. 업라이트로우

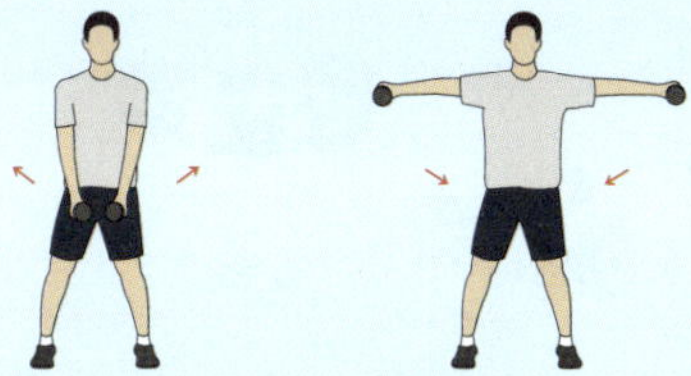

6. 사이드 레이즈

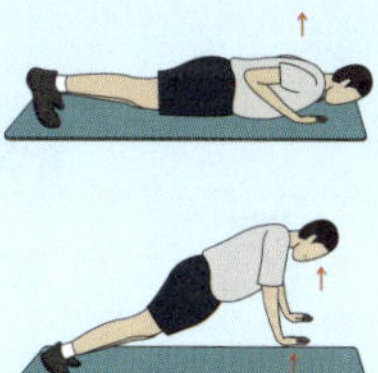

7. 플라이오 푸쉬업

상체2 (등과 어깨)	1RM (Kg)	1~2주차				3~4주차			
		강도 (%1RM)	반복 횟수	반복 세트	주간 빈도	강도 (%1RM)	반복 횟수	반복 세트	주간 빈도
1. 풀업		BW	5	5	2				
2. 데드리프트 (B)		70%	6	6	2	80%	6	7	2
3. 벤트오버로우(D/B)		70%	6	6	2	80%	6	7	2
4. 원암로우 (D)		70%	8	6	2	80%	8	6	2
5. 숄더 프레스 (D/B)		80%	7	4	2	90%	7	4	2
6. 업라이트로우 (B)		60%	10	4	2				
7. 와이 레이즈 (D)		60%	8	2	2	70%	8	2	2
8. 바이셉스 컬 (D/B)						40%	10	5	2
9. 킥백 (D)						40%	10	5	2

** 1 RM= 한 번에 정확한 자세에서 가능한 최대 무게 ** D=덤벨, B=바벨, **BW=체중

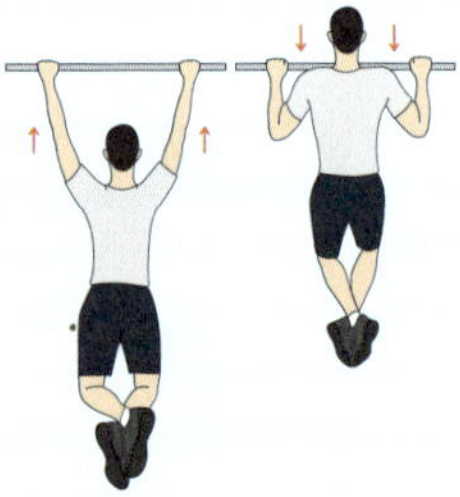

1. 풀업

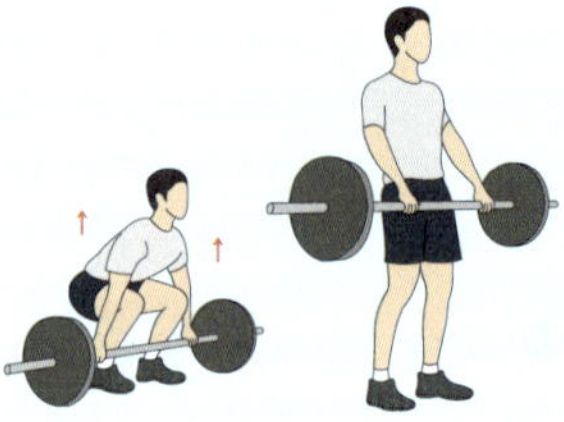

2. 데드리프트

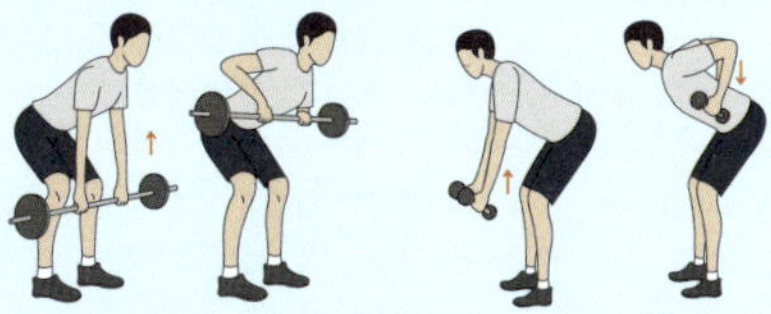

3. 벤트오버로우

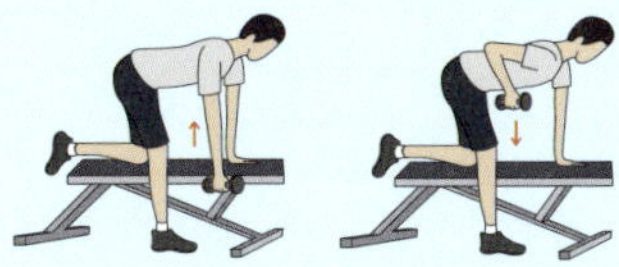

4. 원암로우

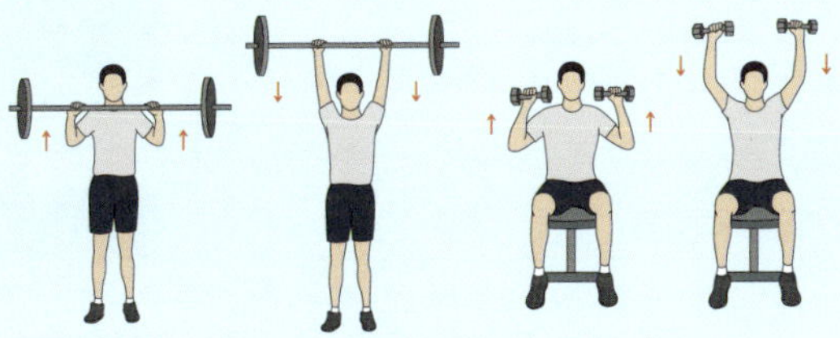

5. 숄더 프레스

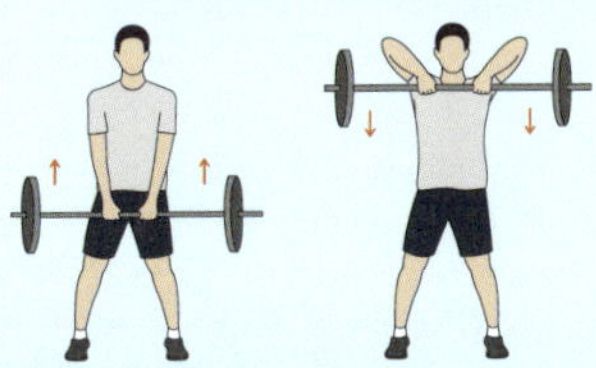

6. 업라이트로우

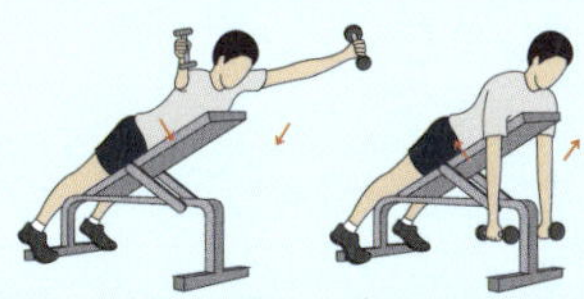

7. 와이 레이즈

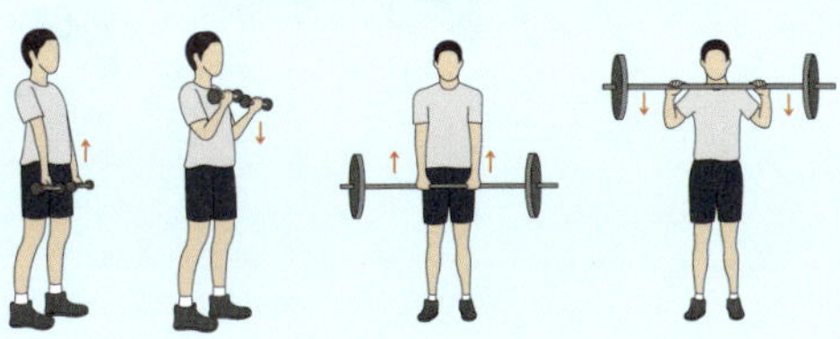

8. 바이셉스 컬

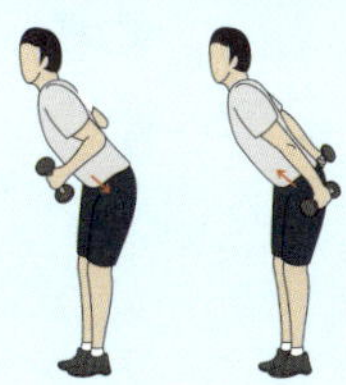

9. 킥백

하체	1RM (Kg)	1~2주차				3~4주차			
		강도 (%1RM)	반복 횟수	반복 세트	주간 빈도	강도 (%1RM)	반복 횟수	반복 세트	주간 빈도
1. 스쿼트 (D/B)		60%	10	4	2	80%	10	4	2
2. 제자리 런지 (D/B)		50%	8	4	2	70%	8	4	2
3. 사이드 런지(D/B)		50%	10	5	2	60%	10	5	2
4. 대각선 런지 (D/B)						70%	10	5	2
5. 스모 스쿼트 (D/B)		50%	10	4	2	60%	10	4	2
6. 루마니안 데드리프트 (B)		40%	8	3	2				
7. 싱글레그 루마니안 데드리프트(D/B)		30%	8	6	2	30%	8	6	2
8. 하이풀 (B)		60%	8	4	2				
9. 파워클린 (B)		40%	8	4	2	60%	8	6	2

** 1 RM= 한 번에 정확한 자세에서 가능한 최대 무게 ** D=덤벨, B=바벨, **BW=체중

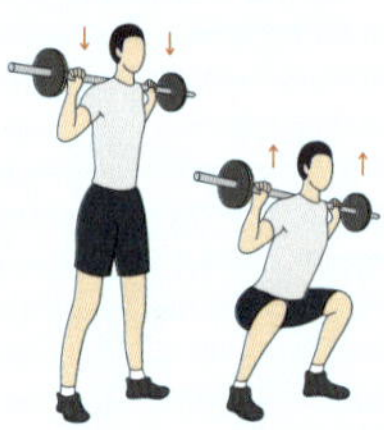

1. 스쿼트

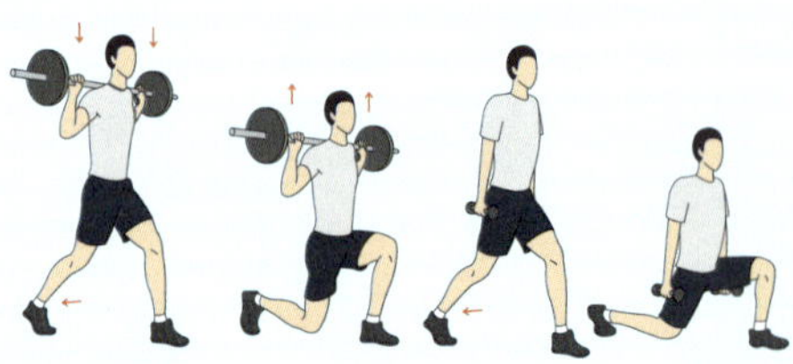

2. 제자리 런지

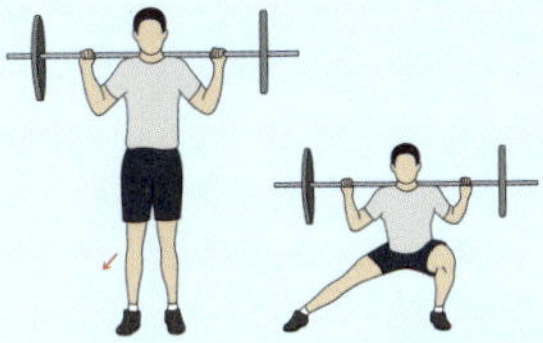

3. 사이드 런지

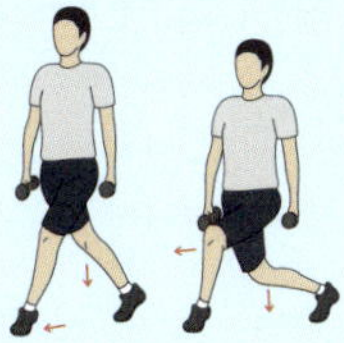

4. 대각선 런지

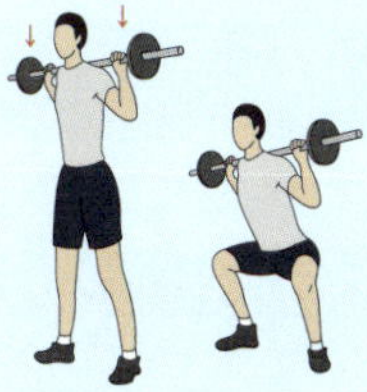

5. 스모 스쿼트

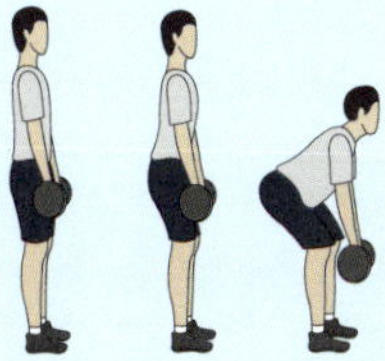

6. 루마니안 데드리프트

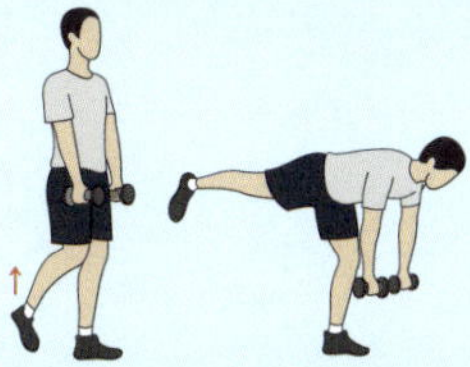

7. 싱글레그 루마니안 데드리프트

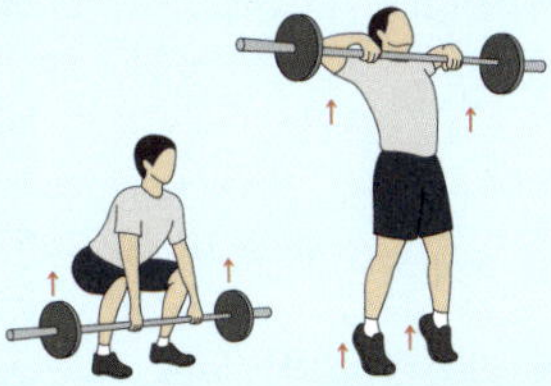

8. 하이풀

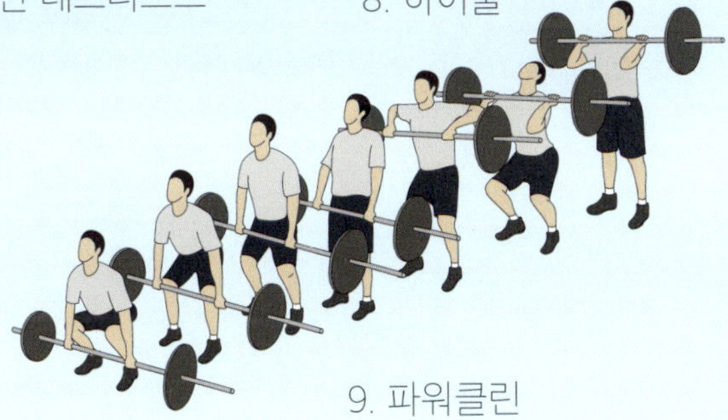

9. 파워클린

4. 시즌 중 최대 근력 유지 프로그램

주간 훈련 프로그램

	월	화	수	목	금	토	일
리그 경기 있는 주						경기	
리그 경기 없는 주							

상체와 하체	1RM (Kg)	매주			
		강도 (%1RM)	반복 횟수	반복 세트	주간 빈도
1. 하이풀 (B)		60%	5	3	2-3
2. 파워클린 (B)		60%	5	3	2-3
3. 벤치 프레스(D/B)		90-100%	1-3	2-3	2-3
4 대각선 런지 (D/B)		80%	8	3	2-3
5. 벤트오버로우(D/B)		90-100%	1-3	2-3	2-3
6. 스쿼트 (D/B)		90-100%	1-3	2-3	2-3
7. 숄더 프레스 (D/B)		80%	5	3	2-3
8. 싱글레그 루마니안 데드리프트(D/B)		40%	8	3	2-3
9. 업라이트로우 (B)		90-100%	1-3	2-3	2-3

** 1 RM= 한 번에 정확한 자세에서 가능한 최대 무게 ** D=덤벨, B=바벨, **BW=체중
**그림은 전 단계 참조

에필로그

2007년 9월, 편도 비행 티켓으로 세 번의 경유지를 거쳐 두 살 아들과 아내와 함께 바람 불던 리버풀(Liverpool)에 막 도착했을 때가 기억난다. 축구(과학)에 대한 열정으로 두근거리는 가슴을 안고 그곳에서 찾으려 했던 무언가들이 『닥터풋볼』을 쓰면서 이제서야 조금 정리되는 기분이다.

축구와 문화의 도시, 리버풀에서 보고 배운 내용들과 귀국해서 여러 현장(팀)들과 대한축구협회(KFA) 기술위원회, K리그 의무위원회 등에서 다른 전문가들과 일한 경험들, 한국축구과학회와 대한스포츠의학회 등과 같은 컨퍼런스에서 발표했던 자료들, 스피크 진료실에서 만난 부상 선수들의 이야기를 엮었다. 짧게 쓰고 묵혀 뒀던 흩어진 원고들을 모아 스토리를 만드는 작업이 쉽지 않았지만, 원고 정리와 책 구성에 큰 도움을 준 류청 기자님께 진심으로 감사를 전한다. 또, 이 책이 나오기까지 격려와 지원을 아끼지 않은 영창출판사 한동훈 대표님께 감사드린다.

스포츠 의학자, 축구 과학자로서 보낸 약 15년을 돌아보면 보람과 아쉬움이 공존한다. KFA기술위원회와 미래전략기획단에 속했던 기간에는 이용수, 황보관, 조영증, 최순호, 장외룡, 김학범, 김남표, 안익수, 최영준, 정정용, 최인철, 신재흠, 최수용 등 한국 축구계의 '레전드'들과 함께 일한 행운을 누렸다. 대표팀을 비롯한 프로팀 등에서 함께한 故 이광종 감독을 비롯해, 정정용, 송경섭, 김길식 등과 같은 지도자들도 축구 현장을 이해하는 데 큰 도움을 주었다. 그중 이용수, 윤영길 교수님 등, 뜻있는 분들과 함께 '한국축구과학회(KSSF)'를 창립하고, 유럽의 최신 축구 과학 정보들을 국내에 소개해 왔고, 국내 축구 과학 분야의 발전을 위해 노력하고 있다. 또 국내에서 처음으로 'KFA 피지컬코칭 강습회'를 통해 역량 있는 피지컬 코치들을 양성한 보람도 있었다. 황지환(FC서울), 박성준(수원FC), 장석민(제주 Utd.), 심정현(김천상무FC), 김형록(부천FC), 정훈기(FC서울), 최준혁(부산아이파크), 김철준(수원삼성 U15), 이거성(U20 남자 국가 대표팀), 황보수(U20 여자 국가 대표팀), 박넝쿨(현대제철 엔젤스FC), 노영철(한수원 FC), 이기남(전 하노이FC), 김기중(KSA 스파르탄즈) 등이 강습회를 통해 배출되어 현재 K리그, WK리그, 국가 대표팀 등을 비롯한 다양한 곳에서 맹활약 중이다. 이들을 비롯해, 주창화 교수, 김주영 교수, 이재홍 코치, 오지우 코치 등과 함께 2020년 설립한 '대한축구피지컬코치협회(KFPF)'를 통해 과학적인 훈련법과 회복법의 개발, 혁신 테크놀로지 적용, 효율적인 데이터의 활용을 통한 '축구의 과학화' 도전에 초대 회장으로 힘을 보태고 있다.

스포츠 의학 및 재활 의학 전문의로서 K리그 의무위원회와 함께 프로축구계의 의료 환경 개선에 참여하고 있다. '미세먼지 대응 메뉴얼', 'COVID-19 감염병 대응 메뉴얼', '리그 주치의 세미나' 등 의미 있는 정책 개발과 교육 등을 함께 하고 있다. 그리고 성남FC 주치의로 AFC 챔피언스리그 16강까지 홈 및 원정 전 경기에 참여했던 경험은 무엇과도 바꿀 수 없는 소중한 자산이 되었다. 최근 2시즌 동안 맡고 있는 안산그리너스 FC 주치의 역할은, 단순한 주치의로서의 경험이라기보다 K2 리그 현실 속에서 스포츠 의학과 과학의 발전 방향을 고민하는 계기가 되고 있다.

진료실에서의 소중한 일상도 진행형이다. 부상의 안타까움과 좌절, 희망이 공존하는 스피크 진료실은 축구의 또 다른 최일선 현장이라고 할 수 있다. 그 일상에서 매번 강조하고 있는 점은 바로 '몸이 보내는 신호'의 중요성이다. 비정상적인 상황에 노출될 때 발생하는 인체의 각 부위가 보내는 신호들 중에 일시적이지 않고 반복되는 '통증', '붓기' 등과 같은 것들은 절대 무시하지 않기를 꼭 당부하고 있다. 이런 신호들을 신속하게 감지해서 적절한 의학적 처치를 해 주는 것만으로도 대부분 큰 부상으로의 진행을 막을 수 있기 때문이다. 어린 선수일수록 몸이 보내는 신호를 더 예민하게 관리할 것을 강조하는 이유이기도 하다.

마지막으로, 아빠를 따라 리버풀에 갔던 2살 꼬맹이가 벌써 17살 청년이 되었다. 리버풀에서 처음 축구를 시작했고, 물론 지금도 선수 생활을 하고 있다. 그동안 다른 선수들 못지않은 무수히 많은 난관들(?)을 겪었다. 예를 들어, 발가락 골절, 발목인대 손상, 근육 파열, 더딘 키 성장, 방출, 이적 등등. 그럼에도 여전히 축구를 사랑하고 축구로 더 큰 꿈을 키우는 청년으로 성장하고 있어 대견하다. 그의 엄마는 또 어떤가? 아들과 함께 뛰고 환호하고 때론 슬퍼하면서, 나름 '입 축구'(?) 전문가 반열까지 올랐다. 또 7살 차이 나는 둘째도 축구를 시작했다가 일찌감치 접은 아픔도 겪였다. 비단 우리 가족만의 이야기는 아닐 것이다. 그래서 이 책은 우리 가족을 포함해 축구 선수를 돌보는 모든 가족들에게 바친다.

2022. 11